症状 ─ 観察項目 ─ 看護ケア を見わたす

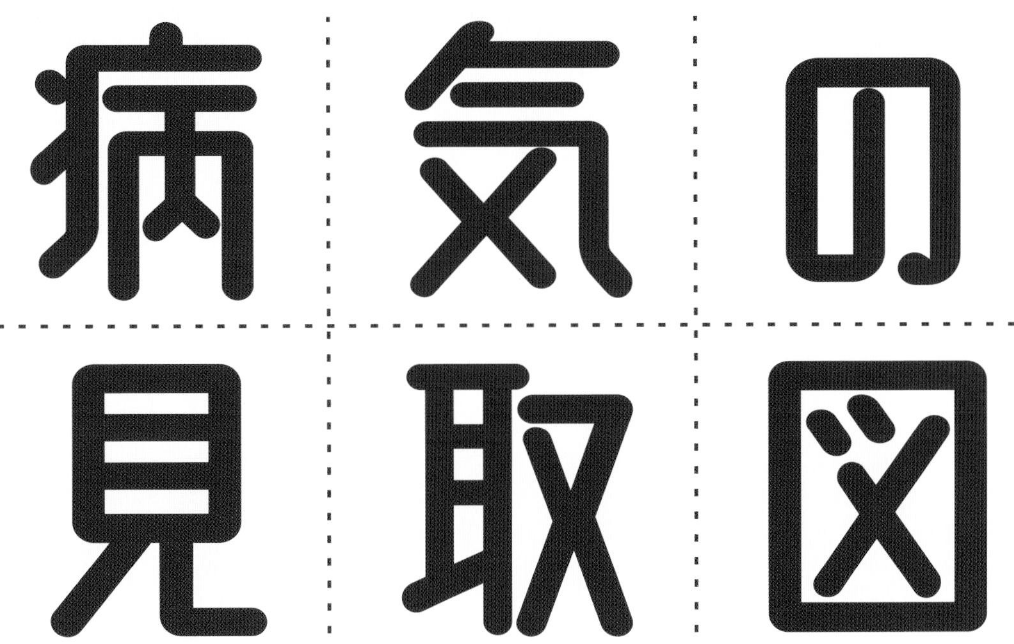

病気の見取図

監修　西口 幸雄　　編集　堀井 小百合

照林社

病棟で遭遇する あらゆる病気の対応策を１冊に

入院患者さんは、よく急変します。当院では、ほとんどの患者さんに対しクリニカルパスに則って治療・看護ケアを行いますが、それでも急変が起こります。大腸ESD（内視鏡的粘膜下層剥離術）を受ける患者さんが胸痛を起こしたり、腸閉塞になったりします。そんなとき、あなたは対応できますか？

「そんなとき」の例を挙げることが難しいくらい、今はあらゆる場面が想定されます。さまざまな併存疾患をもっている患者さんが多く、その併存疾患も治療途中である場合が多いからです。また併存疾患がなくても、例えば大腸ESDの前処置で下剤が投与されますが、患者さんの胃腸の状態によっては腹痛や腸閉塞が起こります。そんなとき、あなたはどうしますか？

現代の看護師には、異常な症状をすぐに察知し、手当てをし、症状に応じて医師に連絡するといった、危機管理能力が求められています。看護師は誰よりも患者さんに近く、しかも長時間接しています。あなたが第１発見者でなくてはなりません。

入院患者さんはますます高齢化し、患者さんの病気は非常に多様化しています。併存疾患のない患者さんを探すほうが難しいくらいです。消化器病棟でも心疾患、呼吸器疾患を併存している患者さんも入院してきます。「消化器病棟なので心臓のことはわかりません」では済まないのです。

本書は病棟で遭遇する、あらゆる疾患を取り上げて、ポイントを図示しました。起こりうる症状、確認すべき点、処置やケア、医師に報告すべき内容やタイミングを簡潔にまとめています。実際看護にあたっている看護師が執筆し、医師が協力して完成した、まさに“病気の見取図”です。こんな症状のときはここをみる、こう考える、医師に報告する、いや医師に報告するまでもない、などがわかります。医師だってそうですが、看護師がすべての病気と症状、処置を覚えることは不可能です。しかし患者さんは多様で、あらゆる症状が起こります。「そんなとき」この本をめくってみてください。

経験は積まなければ培われません。しかし、知識は努力によって備えることができます。まだ経験が少ない新人ナースはもちろん、いまさら恥ずかしくて人には聞けないベテランナースの支えにもなるでしょう。本書が患者さんの日々のケアに役立てば、うれしく思います。

2022年２月

大阪市立十三市民病院 病院長

西口幸雄

患者さんに必要な看護は何か？をわかりやすく

目まぐるしく進歩する医療の現場に、新型コロナウイルス感染症の猛威が直撃しました。看護学生は臨床での実習が困難な状況となり、実習時間は最小限に削られました。そのため、就職して患者さんを目の前にして戸惑いを覚えた１～２年目の看護師も少なくありません。また、病床確保と人員確保のために、職場異動を急に命じられ、慣れない環境で看護にあたることになった看護師もたくさんいます。さらには、以前のように長く同じ職場で働き続けるというよりは、個々のライフスタイルに合った働き方を選ぶ看護師も増えています。臨床現場では、短い時間で患者さんの状態を把握し適切な看護を提供できる看護師が求められています。

また、高齢患者が増えるなか、基礎疾患をもちながら別の病気で入院してくる患者さんは少なくありません。看護師には、診療科に特化した知識だけでなく、多くの疾患に対して幅広い知識が求められます。入院期間の短縮や医療の効率化、標準化で毎日が目まぐるしく過ぎるなか、患者さんのために“今、必要な看護は何か”を素早く判断して実践していく力も必要です。

今回、16診療科の疾患別・治療別の看護をまとめた本をつくる機会をいただきました。この１冊で多くの疾患の知識が得られるようになっています。コンセプトは「ひと目で見える」「わかりやすい」です。経験豊富な先輩ナースたちにとって、知識と経験を紙面に収めることは大変難しいことでした。疾患の症状、観察項目、看護ケアを効果的に皆さんにお示しするにはどのように表現するべきか悩みました。医学監修を担当してくださった先生方にたくさん相談しご協力を得ながら、何とか皆さんの手に取っていただけるものに仕上げました。

この本にはこんな特徴が盛り込まれています。

・疾患の特徴や注意点が診療科の医師により端的に書かれている。
・特徴的な症状（訴え）から、観察すべきことがわかる。
・症状をふまえたうえで適切な看護の提供ができるようになる。
・「ドクターコール」のタイミングがわかる。
・先輩ナースたちが学び、経験してきたこと、看護のコツがわかる。

この本を手に取ってくださった皆さんが、「この本があって助かった」と思ってくださることを心から願っています。

2022年２月

大阪市立十三市民病院 副看護部長

堀井小百合

編著者一覧

監修

西口幸雄　大阪市立十三市民病院 病院長

編集

堀井小百合　大阪市立十三市民病院 副看護部長

執筆（執筆順）

大阪市立十三市民病院 看護部

阪本敦子　6階病棟　慢性呼吸器疾患看護認定看護師
伊吹由香　6階病棟　摂食・嚥下障害看護認定看護師
木下　彩　外来
熊谷　彩　外来
中村みどり　外来
髙橋美沙　6階病棟
福井八重子　8階病棟
藤井恵美　7階病棟
大久保沙耶　6階病棟
小山眞規子　外来
北村恵理　6階病棟
中野　遥　看護部
氏原千穂　地域連携
森脇恵美子　外来　糖尿病看護認定看護師
津田真弥子　4階病棟
大本真紀子　7階病棟　認知症看護認定看護師
井関恵理　5階病棟
古森美岐　地域連携
井上靖子　8階病棟
久下由紀子　外来
堀井小百合　副看護部長
伏見湧一　5階病棟
谷尾　敬　5階病棟
間中麻衣子　5階病棟
越場夏実　5階病棟
山中友恵　5階病棟
奥田典代　医療安全管理部　皮膚・排泄ケア認定看護師
向井基貴　5階病棟
岡　千奈美　地域連携　緩和ケア認定看護師
坂本陽子　外来　がん化学療法看護認定看護師

大阪市立総合医療センター 看護部

野間由美	桜12階病棟
池田しのぶ	外来 摂食・嚥下障害看護認定看護師
山西美和子	外来化学療法室 がん化学療法看護認定看護師
岩藤春絵	桜11階病棟
飯野明日香	元・桜11階病棟

医学監修（五十音順）

愛場庸雅	大阪市立十三市民病院耳鼻咽喉科 部長
安達高久	大阪市立十三市民病院泌尿器科 部長
井上　学	大阪府済生会中津病院脳神経内科 部長
岩井謙育	社会医療法人寿会富永病院脳神経外科 部長／ ガンマナイフセンターセンター長
金本巨哲	大阪市立総合医療センター内分泌内科 部長
倉井　修	大阪市立十三市民病院 副院長
康　文豪	大阪市立十三市民病院産婦人科 主任部長
後藤哲志	大阪市立十三市民病院感染症内科 部長
小西啓夫	大阪市立総合医療センター腎臓・高血圧内科 部長
小松龍士	大阪市立十三市民病院循環器内科 部長
坂和　明	大阪市立十三市民病院整形外科 部長
白石　訓	大阪市立十三市民病院呼吸器内科 部長
谷川徹也	大阪市立十三市民病院消化器内科 部長
塚本忠司	大阪市立十三市民病院消化器外科 担当部長
豊永公司	大阪市立総合医療センター 総括産業医／大阪市立十三市民病院 産業医
西口幸雄	大阪市立十三市民病院 病院長
日浦義和	大阪市立十三市民病院糖尿病内分泌内科 部長
平林　円	大阪市立十三市民病院小児科 部長
松村泰宏	王子公園まつむら皮フ科 院長／大阪市立十三市民病院皮膚科
森脇光康	大阪市立十三市民病院眼科 部長
山根孝久	大阪市立総合医療センター血液内科 部長／副院長

（2022年１月現在）

目次

各項目の★マークは（急変・重症化リスク）のめやすを示しています

★★★ 病気自体、あるいは処置（手術など）により、しばしば重篤になる
★★☆ 病気自体、あるいは処置（手術など）により、ときどき重篤になる
★☆☆ 病気自体、あるいは処置（手術など）により、まれに重篤になる

※診療科や患者さんの病状、治療内容、急性期～慢性期などによって差があり、あくまで「めやすの１つ」としてください。
急変の予兆や対応の難しさも考慮したうえで★マークを設定した疾患もあります。

● 執筆　◆ 医学監修

● 本書の内容は、執筆者が臨床例をもとに解説しています。実践により得られた方法を普遍化すべく努力しておりますが、万一本書の記載内容によって不測の事故等が起こった場合、著者、出版社はその責を負いかねますことをご了承ください。
● 各疾患の診療に関しては、常に学会ガイドライン等、最新の情報をご参照ください。また治療や看護実践にあたっては、自施設の方針・取り決めをご確認ください。
● 本書に記載している薬剤等の情報は、2022年１月現在のものです。薬剤等の使用にあたっては、個々の添付文書を参照し、適応・用量等は常にご確認ください。

装丁・本文デザイン・本文イラスト：熊アート　DTP制作：明昌堂、熊アート

『病気の見取図』の説明書

- 16領域・136疾患・150項目について、看護を実践するうえで大事な視点、特徴的なことを中心に記載しています。
- 疾患発症または入院２～３日を想定して記載しています。
- 患者さんには「どんな病態・症状が起こりうる？」「それに対し、何を確認する？」「看護師は何をする？」の全体像をとらえることを目的にしています。

※できるだけ簡潔に疾患と看護のポイントを理解できるよう、検査や治療、それに伴う合併症、副作用については深くふれていません。各疾患の詳細は専門書などをご確認ください。

症状

緊急性の高い症状・状態
ドクターコール

手術などの治療により二次的に生じる症状（合併症）

- 特徴的なものを中心に、起こっている病態から患者さんが訴える症状を記載しています。
- 出現する症状は患者さんごとに異なり、また病態の進行状況などによっても異なりますのでご留意ください。
- 「不安」は、どの疾患、どの治療においても多かれ少なかれ患者さんが抱える問題であり、p.334で看護のポイントを解説しています。その他、治療に伴う「せん妄」「化学療法の副作用」「ステロイド療法の副作用」についても、p.335～339をご参照ください。

観察項目

- 基本であるバイタルサイン（体温、脈拍、血圧、呼吸数）は必ず観察することを前提に、症状がなぜ起こっているか知るうえで必要な観察項目を列記しています。
- 基本的に、検査が行われれば結果の情報を得ることになります。
- 各疾患の特徴と関連し、特に注意して確認してほしい内容を観察項目に入れています。

看護ケア

- 看護ケアは、患者さんの状態をしっかり観察、アセスメントしたうえで行うべき看護を中心に記載しています。例えば、患者指導、退院支援は入院時から視野に入れて行います。
- その他、入院に伴う環境の変化から起こりうる転倒やせん妄に対する予防策についても同様です。各項目に記載がないから不要というわけではありません。
- 治療にかかわる処置も記載していますが、例えば薬剤の使用や酸素投与などはすべて医師の指示に基づき行われます。

1 全体を見わたす

2 つながりを見る

1 どんな症状が起こる？

2 患者さんの何を確認する？

3 医師に報告するのはどんなとき？

4 看護師はまず何をする？

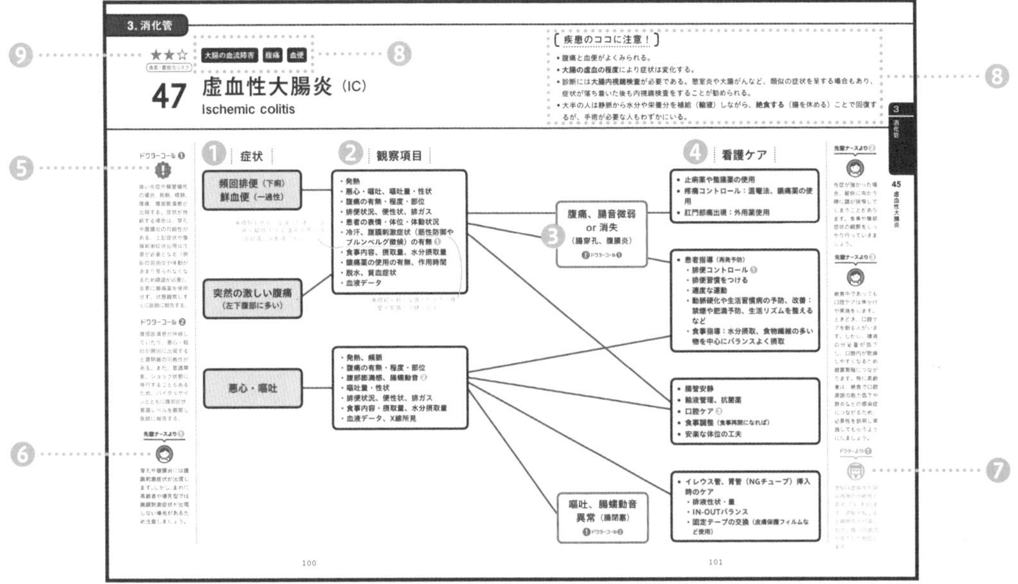

3 ポイントや補足を見る

ドクターコール

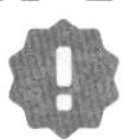

先輩ナースより

ドクターより

5 緊急を要する症状・病態としてとらえ、観察と並行して医師への連絡を実施する必要があります。

6 臨床経験に基づく看護のポイントや注意点、学習を深めたい点、など。

7 医師の視点や治療の考え方、最新の知見、看護師に伝えたいこと、など。

8 医学監修を担当した各診療科の医師が、疾患のキーワードと注意点を挙げています。本書では疾患の病態や検査・治療について深くふれていませんが、知識としておさえておきましょう。

9 急変・重症化リスクを３つのレベルに分類

患者さんの全体像をシンプルにとらえる

3ステップ

1

呼吸器

❗ ここが大事！

呼吸器の疾患や症状を理解するためには、解剖生理の理解が重要です。

酸素は生体活動に必要です。ガス交換をする肺は、血液が豊富なため循環器とも密接にかかわっています。また、呼吸は無意識に行われていますが、意識することも可能なため、呼吸数は１分間きちんと測定する習慣をつけましょう。呼吸数の変動は急変察知の指標にもなります。

呼吸器疾患の患者像

特徴	看護のポイント
肺がんや気胸などの周術期、肺炎や急性呼吸窮迫症候群（ARDS）の急性期、慢性閉塞性肺疾患（COPD）や間質性肺炎など慢性呼吸器疾患の急性増悪期は、異常の早期発見が重要	●全身状態を観察し、急性増悪、異常の早期発見に努めます。 ●周術期はどのような経過をたどるのかを理解し、回復へ向けたケアを行いましょう。 ●創部痛で痰を出すことができないと、無気肺になってしまいます。痛みの緩和と早期離床が重要です。 ●ARDSは酸素投与による低酸素血症が改善しない場合人工呼吸器管理が必要となります。人工呼吸器の役割、鎮痛や鎮静などのケアと観察点を理解しておきましょう。 ●急性増悪時にはCO_2の貯留などで非侵襲的陽圧換気（NPPV）を使用することがあります。導入やマスクフィッティングなどのケアが重要です。
COPDや間質性肺炎などの慢性呼吸器疾患はセルフマネジメントが重要	●疾患とともに生活をしていることの理解が大切です。日常生活の中でセルフマネジメントができるよう支援しましょう。 ●息苦しさでADLやQOLが低下することが多いため、多職種で協力して、包括的なリハビリテーションを行います。 ●気管支拡張薬などの吸入療法は、定期的に吸入手技を確認する必要があります。
終末期は症状緩和が中心となる	●息苦しさは死を連想させ、恐怖を感じさせます。患者さんだけでなく、家族の精神的ケアも重要です。 ●在宅酸素療法や在宅人工呼吸療法の患者さんは、自分なりの症状緩和や動作方法など、工夫しながら生活しています。患者さんが「大切にしたいこと」を意識してケアを行いましょう。 ●早期からアドバンス・ケア・プランニング（ACP）を始め、患者さんにとって最善となる意思決定支援をめざします。

★★☆ 急変・重症化リスク

呼吸数　誤嚥　敗血症性ショック

1 肺炎

ドクターコール

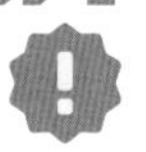

発熱・頻呼吸・頻脈・血圧低下・意識レベルの低下は、敗血症性ショックの可能性がある。ショックの5P（顔面蒼白・虚脱・冷汗・脈拍微弱・不十分な呼吸）とwarm shockも観察し、ショック徴候があれば応援要請と医師への報告を行う。

症状	観察項目
咳嗽 喀痰 呼吸困難	・呼吸数 ・呼吸音（副雑音・減弱・左右差の有無） ・努力呼吸の有無 ・SpO_2値 ・喀痰の性状・量 ・胸痛の有無
合併症 呼吸困難 （無気肺）	・呼吸数 ・呼吸音（副雑音・減弱・左右差の有無） ・努力呼吸の有無 ・SpO_2値 ・喀痰の性状・量 ・胸痛の有無 ・血液ガスデータ（PaO_2・$PaCO_2$） ・チアノーゼの有無 ・血液データ（WBC・CRP・好中球・電解質・Alb） ・胸部X線所見
合併症 発熱 咳 （胸膜炎）	・血液データ（WBC・CRP・好中球・電解質・Alb） ・胸部X線所見
全身倦怠感 食欲不振	・食事摂取量 ・脱水症状の有無 ・気分不良の有無 ・ADL ・ふらつきの有無
発熱 頭痛	・呼吸数 ・脈拍 ・血圧 ・意識レベル ・悪寒の有無 ・関節痛の有無

ドクターより❶

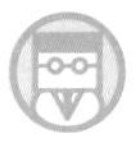

誤嚥性肺炎の治療には、多職種による包括的な摂食嚥下チームの介入が有効であり、2020年より摂食嚥下支援加算が算定できるようになりました。

疾患のココに注意！

- 肺炎は肺実質に起こった**感染による炎症**である。
- 肺炎診療にあたっては原因微生物を**定型（細菌性病原体）**、**非定型（細菌性病原体以外）**に区別することが有用である。定型肺炎は膿性痰を伴い、非定型肺炎は乾性咳嗽のことが多い。抗菌薬も異なる。
- 定型病原体には、肺炎球菌、インフルエンザ菌、肺炎桿菌、緑膿菌などがある。
- 非定型病原体には、肺炎マイコプラズマ、クラミジア属、レジオネラ属、呼吸器ウイルスなどがある。

看護ケア

- 呼吸が楽にできる体位の工夫
  （起座位・側臥位・ギャッジアップ座位など）❶
- 去痰困難時は吸引、去痰薬（内服薬・吸入薬）を考慮
- 痛みの増強時は鎮痛薬を使用
- 不安の軽減

- 酸素投与 ❷

- 確実な抗菌薬の投与
- 胸腔穿刺時の介助

★胸水貯留時は胸水の排液を行うこともある

- 食事の調整 ❶
  - 消化がよく食べやすい形態
  - 栄養状態の評価
- むせの有無を観察 ❸
- 日常生活援助
- 転倒転落予防
  - 離床時の見守り
  - 環境整備
    （ベッドの位置、ポータブルトイレの設置など）

★脱水症状があれば補液・輸液管理

頻呼吸
頻脈
血圧低下
意識レベルの低下
ドクターコール

- 安静保持
- 解熱の援助
  - 冷罨法・解熱薬の使用
  - 発汗時は清拭・更衣
- 悪寒時は保温
- 痛みの増強時は鎮痛薬を使用

先輩ナースより ❶

喀痰や胸水貯留、心負荷など原因によって楽に感じる体位は異なります。患者さんが安楽に感じる体位を聞きながら整えましょう。

先輩ナースより ❷

血液ガスデータでⅠ型呼吸不全、Ⅱ型呼吸不全の鑑別が必要です。COPD（慢性閉塞性肺疾患）の増悪による肺炎では、慢性Ⅱ型呼吸不全となっている場合が多く、CO_2ナルコーシスの可能性も考慮して、酸素投与の調整が必要です。

先輩ナースより ❸

高齢者の場合、誤嚥性肺炎の可能性があります。不顕性誤嚥が多いため、口腔内の清潔を保持し、臥床時には頭部のギャッジアップをしましょう。

★★☆
急変・重症化リスク

喀血 抗結核薬 服薬支援（DOTS）

2 肺結核

ドクターコール ❶

2～4週の経過で発熱、頭痛、嘔吐、意識障害、項部硬直などが出現したときは、結核性髄膜炎の可能性がある。安易に解熱薬を使用せず、症状を観察して医師に報告する。

ドクターコール ❷

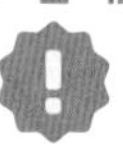

喀出内容の確認、喀出量の把握、バイタルサインの確認など、患者の状態のアセスメントを行い、迅速に医師に報告する。

先輩ナースより ❶

多くの場合、第1発見者は看護師となります。緊急性が高い状態ですが落ち着いて行動しましょう。また動脈性の喀血は喀血量も多く、患者さんの不安は増強するため精神的な介入も必要です。

症状	観察項目
発熱 （3週間以上続き、夕方にみられることが多い） 全身倦怠感 体重減少	• 熱型・期間 • 関節痛・頭痛・発汗などの随伴症状の有無 • 食事・水分摂取量 • 血液データ • 睡眠状況 • ふらつきの有無 • ADL
	急激な発熱や頭痛 ドクターコール❶
咳嗽 （3週間以上持続） 喀痰 （空洞がある場合、多量の膿性痰） 胸痛 呼吸困難・息切れ	• 咳嗽の頻度・期間 • 乾性咳嗽・湿性咳嗽 • 胸部X線所見 • 呼吸音 • 睡眠状況 • 喀痰の量・性状 • 喀痰塗抹検査結果 • 痛みの程度 • 吸気時の痛み増強の有無 • SpO_2値
血痰 喀血	• 血痰・喀血の量 • 血圧低下・意識レベル • SpO_2値
	大量の喀血 ❶ ドクターコール❷

疾患のココに注意！

- 日本の結核は高齢者結核が多く、若年者では外国出生者の結核が多い。
- ９割の人は結核菌感染が成立しても発病しないが、**糖尿病、珪肺、胃切除の既往、ステロイド・抗がん薬・免疫抑制薬の使用、悪性腫瘍、人工透析、高齢、HIV感染などが発病のリスク因子となる。**
- 肺結核の治療は抗結核薬の服用の長期間継続が必要である。
- 抗結核薬の勝手な中断と再開は、薬剤耐性結核の高いリスクとなる。

看護ケア

- 発熱時の援助
  - 解熱鎮痛薬の使用
  - 冷罨法
  - 転倒転落予防についての説明
- 随伴症状緩和に向けた援助
  - 鎮痛薬の使用
- 栄養に対する援助
  - 栄養評価（BMIや血液データの確認）
  - 患者の嗜好に合わせた栄養価の高い食事の提供
  - 水分補給
- 睡眠への援助

★抗結核薬の効果に支障がないよう薬物の指示を受ける

- 咳嗽への援助
  - 鎮咳薬の使用
- 排痰への援助
  - 気道クリアランス法（排痰手技や呼吸法、吸入、体位ドレナージなど）の実施
- 感染予防対策
  - マスクの着用・手洗い・口腔ケア
  - 肺結核に対する知識の確認
- 抗結核薬の確実な与薬 ❶❷
  - 抗結核薬の服用を継続するための支援
- 長期入院に伴うストレス緩和
- 呼吸困難への援助
  - 各種スケールを用いた呼吸困難の評価
  - 低酸素時の酸素投与
  - 換気障害時の呼吸法や動作の工夫の説明
  - 不安の軽減

★安易な鎮咳薬の使用は異物や分泌物の除去を抑制するため注意

- 血痰・喀血時の対応
  - 十分な酸素化の確保
  - 確実な気道確保
  - 体位の調整
- 不安の軽減
- 感染予防対策
  - 血液曝露するため看護師自身の感染予防対策

★大量喀血の際は出血が疑われる側の肺を下にした側臥位をとる

ドクターより❶

抗結核薬の種類が比較的少なく限りがあるため、薬剤の副作用対策が重要です。また、長期間の内服継続が必要なため、退院後の治療は保健所との連携が必須です。

先輩ナースより❷

抗結核薬の薬剤耐性の原因として不規則な内服が挙げられます。このため服用の際は、第三者の監視により不規則な投与や中断を防ぐ直接服薬確認療法（DOTS）を行います。看護師はこのDOTSにかかわるため非常に重要です。

MEMO

抗結核薬の主な副作用

- 肝機能障害
- 腎機能障害
- 末梢神経炎
- 皮疹
- 視神経障害
- 第Ⅷ脳神経障害　など

★☆☆
急変・重症化リスク

アスペルギルス　血痰　抗真菌薬の副作用

3 肺真菌症（肺アスペルギルス症）

ドクターコール❶

慢性肺アスペルギルス症では発熱がほぼないのに対し、侵襲性肺アスペルギルス症では急激な発熱や呼吸困難など全身症状および呼吸器症状の出現があり、急速に増悪する。症状を観察し、必要時医師に報告する。

ドクターコール❷

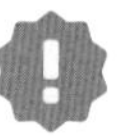

アレルギー性気管支肺アスペルギルス症では重症の気管支喘息を合併することがある。症状を観察し、医師に報告する。

症状

観察項目

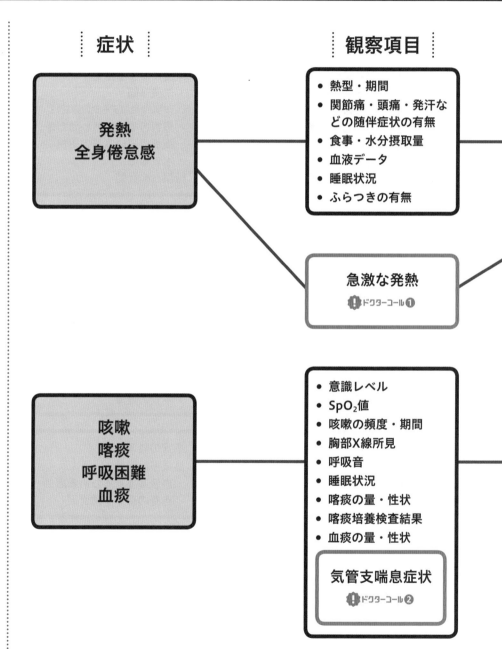

**発熱
全身倦怠感**

- 熱型・期間
- 関節痛・頭痛・発汗などの随伴症状の有無
- 食事・水分摂取量
- 血液データ
- 睡眠状況
- ふらつきの有無

急激な発熱
ドクターコール❶

**咳嗽
喀痰
呼吸困難
血痰**

- 意識レベル
- SpO_2値
- 咳嗽の頻度・期間
- 胸部X線所見
- 呼吸音
- 睡眠状況
- 喀痰の量・性状
- 喀痰培養検査結果
- 血痰の量・性状

気管支喘息症状
ドクターコール❷

疾患のココに注意！

- 肺真菌症のほとんどは**肺アスペルギルス症**と**肺クリプトコックス症**である。
- 肺アスペルギルス症は、侵襲性肺アスペルギルス症、慢性肺アスペルギルス症、単純性肺アスペルギローマ、アレルギー性気管支肺アスペルギルス症に大別される。それぞれ基礎疾患、経過、治療が異なる。
- 肺クリプトコックス症は主に土壌に生息する*Cryptococcus neoformans*が鳥類の糞などで増殖し、乾燥、飛散してヒトが吸入することで感染すると考えられる。

看護ケア ❶❶

- 発熱時の援助
  - 解熱鎮痛薬の使用
  - 冷罨法
  - 転倒転落予防
- 随伴症状緩和に向けた援助
  - 鎮痛薬の使用
- 栄養に対する援助
  - 栄養評価（BMIや血液データの確認）
  - 患者の嗜好に合わせた栄養価の高い食事の提供
  - 水分補給
- 睡眠への援助

✎安易な鎮咳薬の使用は異物や分泌物の除去を抑制するため注意

- 咳嗽への援助
  - 鎮咳薬の使用
  - 排痰への援助
  - 気道クリアランス法（排痰手技や呼吸法、吸入、体位ドレナージなど）の実施
  - 去痰困難時は吸引
- 口腔ケア
- 感染予防対策（マスクの着用・手洗い）
- 血痰時の対応
  - 十分な酸素化の確保
  - 確実な気道確保
- 不安の軽減

先輩ナースより❶

基礎疾患に対する看護も必要です。侵襲性肺アスペルギルス症では、好中球減少症をはじめとした免疫抑制状態で発症し、慢性肺アスペルギルス症では、肺疾患をもつ患者さんに発症することが多いです。

ドクターより❶

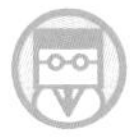

抗真菌薬治療は6か月以上が推奨されるなど長期間に及び、また併用禁忌薬も多いため注意が必要です。

MEMO

抗肺真菌薬の主な副作用

- 肝機能障害
- 腎機能障害
- 心不全
- 霧視
- 視野障害　など

喘鳴 喘息発作 吸入指導

4 気管支喘息

症状	観察項目
呼吸困難 喘鳴 気道閉塞症状（ドクターコール❶）	• 喘息発作の強度・頻度 • 意識レベル • SpO_2値 • 呼吸状態・呼吸音（笛音：wheezesの有無） • 血液データ • 呼吸機能検査 • 服薬管理状況 • アレルゲンの有無 • 疲労やストレスの有無 • 急性増悪による障害（休職や欠席など） • 生活の状況や経済的負担 • ペットの有無 • 介助者の有無
咳嗽 喀痰	• 咳嗽の頻度・期間 • SpO_2値 • 呼吸音 • 胸部X線所見 • 睡眠状況 • 喀痰の量・性状 • 胸部絞扼感の有無
治療の合併症：吸入薬・内服薬の副作用	• 口腔カンジダ、嗄声 • 振戦、動悸、頻脈 • 悪心・嘔吐などの消化器症状 重篤な中毒症状 けいれん 意識障害（ドクターコール❷）

ドクターコール❶

重篤な発作時には酸素投与、気管挿管、人工呼吸器管理などが考慮されるため、迅速に対応する。

ドクターコール❷

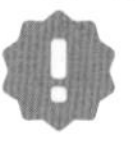

テオフィリン徐放製剤使用による重篤な中毒症状として、不整脈、けいれん、意識障害などをきたすことがある。そのため血中濃度のモニタリングが重要となる。

ドクターより❶

喘息コントロールのための吸入薬は、吸入ステロイド薬、長時間作用性β_2刺激薬、長時間作用性抗コリン薬ですが、患者さんの半数以上は正しく吸入できていないといわれています。患者さんに合った吸入デバイスを選択し、正しく吸入指導を行うことが大切です。

疾患のココに注意！

- 喘息の本態は慢性炎症であり、治療に吸入ステロイド薬が導入された結果、喘息死は激減し、多くがコントロール可能な疾患となった。
- 喘息の治療目標は①症状のコントロール（発作や喘息症状がない状態を保つ）、②将来のリスク回避、であるため、**非発作時にも吸入治療を継続する**必要がある。

看護ケア

- 急性増悪（発作）時の対応
  - 体位の工夫
  - 吸入薬使用の介助
  - 酸素投与
  - 輸液管理
  - 排痰の援助（ジェットネブライザーの使用など）
- 呼吸困難への援助
  - スケールを用いた呼吸困難の評価
  - 低酸素時の酸素投与
  - 換気障害時の呼吸法や動作の工夫の説明
- 症状のコントロール ❶
- 日常生活援助
- 睡眠への援助
  - 安楽な体位の工夫
- 栄養に対する援助
  - 栄養評価（BMIや血液データの確認）
- 精神的サポート
  - 不安、ストレスへの対処
  - 長期療養に対する支援
  - パニックコントロール
- 患者教育
  - 吸入指導 ❷
  - 治療継続への支援
  - 喘息日誌の記載

- 吸入後の含嗽・口腔ケア
- 副作用症状の緩和
- 吸入指導 ❶

先輩ナースより❶

症状のコントロールを達成するためには、患者さん自身で長期管理していくためのアドヒアランスを高めるよう患者教育することが重要です。また患者教育は患者さんだけでなく、保護者や家族、介護者も対象となります。

先輩ナースより❷

吸入デバイスの操作手順や回数は吸入療法指導として行われますが、指導だけでは継続できません。喘息の病態や吸入継続の重要性を患者さんに理解してもらい、患者さん自身も治療に参加することが重要です。

★☆☆
急変・重症化リスク

霧視、視力低下 | 両側肺門リンパ節腫脹 | ステロイド療法

5 サルコイドーシス

症状

咳嗽
労作時の呼吸困難
全身倦怠感
発熱

霧視
羞明
飛蚊症
視力低下
（眼症状）①

観察項目

- 咳嗽の程度・期間
- 熱型・発熱期間
- 関節痛の有無
- SpO_2値
- 非乾酪性類上皮細胞肉芽腫（サルコイド結節の有無）
- 血液データ
- 胸部X線所見（両側肺門縦隔リンパ節腫脹：BHL）
- 気管支鏡所見
- 呼吸機能検査
- 顔面神経麻痺の有無
- 末梢神経障害の有無
- 眼症状の有無・程度
- ステロイド使用による副作用症状

先輩ナースより①

サルコイドーシスは全身性炎症性疾患ですが、初発症状は眼症状がみられることが多いです。無症状のまま検診で発見されたり、無治療で2年以内に自然治癒することが多いですが、まれに難治化して肺線維症に至る症例もあり、症状の観察が大切です。

症状

徐脈
突然の息切れ
失神

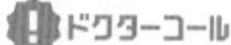

観察項目

- 心電図異常波形の有無
- 血液データ（高カルシウム血症の有無）
- 呼吸音
- SpO_2値
- 意識レベル

ドクターコール

心病変ではまれに高度の房室ブロックをきたし、緊急のペースメーカー治療を要することもある。症状出現時はすぐに医師に報告する。

疾患のココに注意！

- サルコイドーシスは肺、リンパ節、眼、皮膚、心臓、神経、筋肉、肝臓、脾臓、腎臓、骨など、さまざまな組織に**肉芽腫病変**を形成する。
- 明らかな病因は不明であるが、ある種の抗原や自己抗原に対する過剰な細胞性免疫の結果と推測されている。
- それぞれの臓器病変の経過は、**寛解、持続、進行**があり、急激に悪化したり、数年にわたり進行する症例もある。

看護ケア

- **発熱時の援助**
  - **解熱鎮痛薬の使用**
  - **冷罨法**
- **咳嗽への援助**
  - **鎮咳薬の使用**
- **長期ステロイド使用による副作用への援助** ❶
  - **感染予防対策（マスクの着用・手洗い・口腔ケア）**
  - **糖尿病予防**
  - **血圧コントロール**
  - **肥満のコントロール**
- **点眼薬の介助**

ドクターより❶

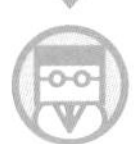

治療の第１選択薬はステロイドですが、治療抵抗性の症例もあり、免疫抑制薬（メトトレキサート、アザチオプリンなど）、生物学的製剤（インフリキシマブなど）が使用されることがあります（保険適用外）。

- **呼吸循環管理**
  - **心電図モニターの装着**
  - **酸素投与**
- **緊急治療の介助と合併症の観察**
  - **緊急ペースメーカー治療などの介助**

CO_2 ナルコーシス　禁煙指導　呼吸リハビリテーション

6 慢性閉塞性肺疾患（COPD）

chronic obstructive pulmonary disease

症状

- 長引く咳嗽 喀痰
- 労作時の息切れ
- 食欲不振

観察項目

- 呼吸音の減弱
- 喫煙歴・喫煙の有無
- 湿性咳嗽の有無・程度
- 喀痰の性状・色調
- 喀痰喀出困難の有無

- 呼吸数・口すぼめ呼吸・呼気延長
- 安静時・労作時の SpO_2 値
- 動作と呼吸困難の程度
- 下肢疲労感の有無・ADL
- 疾患に関する理解
- 実施しているセルフケア
- 不安の有無
- 生活環境・サポート体制

- 胸部X線所見
- 樽状胸郭の有無
- 奇異呼吸・努力呼吸の有無
- 胸鎖乳突筋の肥大

- 突然の胸痛
- 呼吸困難の増強
- 膿性痰の増加
- 喘鳴・発熱
- 頸静脈怒張の有無・下腿浮腫
- 意識レベルの低下

急性増悪 ドクターコール

- 呼吸機能検査（1秒率・%FEV_1）
- 血液ガスデータ（pH・PaO_2・$PaCO_2$・HCO_3^-）

- 食事摂取量
- 食事時間
- 体重（BMI）
- 嚥下困難の有無
- 血液データ（TP・Albなど）

ドクターコール

症状は、急性増悪の可能性がある。バイタルサイン、症状をアセスメントし、医師に報告する。
特に慢性II型呼吸不全では、高濃度酸素投与でCO_2ナルコーシスをきたすことがある。NPPV（非侵襲的陽圧換気）が有効な場合がある。

疾患のココに注意！

- COPDはタバコ煙を主とする有害物質を長期に吸入曝露することなどにより生ずる肺疾患であり、呼吸機能検査で**気流閉塞**を示す。気流閉塞は末梢気道病変と気腫性病変がさまざまな割合で複合的に関与し起こる。臨床的には徐々に進行する**労作時の呼吸困難や慢性の咳、痰**を示すが、これらの症状が乏しいこともある（日本呼吸器学会「COPD（慢性閉塞性肺疾患）診断と治療のためのガイドライン2018」より）。

看護ケア

- 禁煙指導
- 去痰薬の調整
- 排痰法の指導

- 呼吸リハビリテーション ①
  - コンディショニング
  - 全身持久力・筋力トレーニング
  - ADLトレーニング

※多職種チームで包括的に行う

- セルフマネジメントの支援 ②
  - 目標設定を一緒に行う
  - 疾患管理（アクションプラン）・吸入指導
  - インフルエンザ・肺炎球菌ワクチンの接種
- 増悪の予防と早期対応の指導
- 栄養・食事療法・運動の継続の必要性を説明
- ADLの工夫指導
- パニックコントロール指導

- 酸素投与
- 日常生活援助
- 安楽な体位の工夫
- 転倒転落予防

- 在宅酸素療法 ③
  - ボディイメージの変化に対する受けとめ方
  - 機器の取り扱い・管理指導
  - 災害・緊急時の対応についての説明
- 在宅人工呼吸療法
  - 必要性と効果についての説明
  - 機器操作指導
  - マスクフィッティング

- 栄養評価
- 高エネルギー・高タンパク食の提供
- 分割食や栄養補助食品の提案
  - 食事中の呼吸困難に対し、ゆっくり休憩しながらの摂取を指導

※栄養士に相談する

先輩ナースより①

労作時の呼吸困難により身体活動量が低下することで、負のスパイラルが生じます。入院中だけでなく、退院後も継続できるよう、患者さんを中心に多職種の医療チームで取り組みましょう。

先輩ナースより②

患者さんが、希望や目標をもち、病気とともによりよく生きていくためには、セルフマネジメントが重要です。息苦しさや困っている体験を聴き、その理解とセルフケア能力をアセスメントしましょう。日常生活動作（ADL）の指導では、患者さんと一緒にやってみると、具体的でわかりやすく効果的です。

先輩ナースより③

在宅酸素療法は酸素を装着しなくては生きていけないことへのショックやボディイメージの変化から、受け入れがたいものです。患者さんの思いをていねいに聴くことが大切です。

乾性咳嗽 聴診で fine crackles 在宅酸素療法

7 間質性肺炎（特発性肺線維症）

症状

観察項目

全身倦怠感・疲労感
体重減少
咳嗽
息切れ
息の吸いにくさ

- ふらつきの有無
- 食事摂取量
- 体重（BMI）の変化

- 呼吸数の増加
- 呼吸音（捻髪音：fine cracklesの有無）
- 乾性咳嗽の有無とタイミング
- 労作時呼吸困難の有無
- SpO_2値
- 胸部痛
- ばち指
- ADL低下

呼吸困難の増強
SpO_2値の低下
発熱・努力呼吸
ドクターコール

- 呼吸機能検査（%肺活量・肺拡散能）

悪心・食欲不振
かゆみ

- 内服薬の内容
- 悪心・嘔吐の有無・程度
- かゆみの程度・皮膚の状態
- 疾患の理解

下肢の浮腫
頸静脈怒張
ばち指

- 胸部X線・CT所見
- 喫煙歴
- 肺がん・肺高血圧・肺気腫などの合併症の有無

ドクターコール

症状は急性増悪の可能性がある。バイタルサイン、症状をアセスメントし、医師に報告する。
急性呼吸不全では、人工呼吸器やHFNCを使用した呼吸管理が必要になることもある。

ドクターより❶

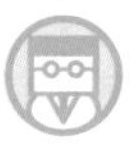

疾患の安定期にステロイドや免疫抑制薬を投与することは推奨されません。
抗線維化薬は、呼吸機能悪化の抑制効果や生存期間延長の報告が多く早期介入が望まれますが、開始時期についてはエビデンスが示されていません。

疾患のココに注意！

- 特発性間質性肺炎（IIPs）は肺の線維化を引き起こす原因不明の間質性肺炎である。いくつかの分類があるが、最も重要な疾患が特発性肺線維症（IPF）である。
- IPFは**慢性進行性の肺線維化**をきたし、不可逆性の蜂巣肺を形成する予後不良な原因不明の疾患である。わが国では発病率が10万人あたり約２人であり、IIPsの中の約90％を占める。発症年齢は70歳前後であり、男性に多い。生存期間中央値は約３年と報告されている。

看護ケア

- **転倒転落予防**
- **栄養評価** ※栄養士に相談する

- **症状マネジメントの支援** ①
  - 労作時の呼吸困難や低酸素血症の状況を、SpO_2値を測定しながらセルフモニタリング
  - 呼吸を整えての動作指導
  - 酸素を使用しながらの活動方法指導

- **セルフマネジメントの支援**
  - 規則正しい生活指導・過労や睡眠不足などの負担回避
  - インフルエンザ・肺炎球菌ワクチンの接種
  - 感染予防対策・栄養管理・排便コントロール・呼吸リハビリテーションの継続を指導

- **急性増悪への対応**
  - アクションプランの作成
  - 日常の体調をモニタリングするよう指導
  - ステロイド、免疫抑制薬の治療が確実に行えるよう支援 ①
  - 気管挿管による人工呼吸器、NPPV、HFNCによる呼吸管理

★いつもと異なる呼吸状態や呼吸困難増強時は急性増悪を考える

- **心理・社会的支援** ②
  - 傾聴し不安や心理的苦悩の表出を促す
  - 患者の努力を労う
  - 社会資源の活用について情報提供
  - 家族ケア

- **消化器症状への対応**
  - 食事形態を考慮
  - 悪心増強時は制吐薬の使用
- **光線過敏症への指導**（抗線維化薬内服時）
  - 日焼け止めの使用

★日光に当たらないよう生活の工夫を一緒に考える

- **異常の早期発見**
- **禁煙指導**
- **検査の説明と介助**

★呼吸困難がある状態で苦痛を伴う検査を行うため、安全安楽に努める

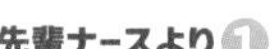

安静時は比較的SpO_2値が安定し、労作時に低酸素血症が生じるのが特徴です。自覚症状に乏しく、酸素を外して動く場合もあります。SpO_2値を測定しながら動作し、数値と呼吸困難の感覚をとらえてもらい、酸素を使用したときの変化を確認してもらうことも有効です。

先輩ナースより②

慢性に進行し、予後不良な疾患です。診断告知はがん告知と同様の衝撃を受けます。家族の在宅療養の負担もあるため、傾聴し、ねぎらい、利用可能な社会資源を一緒に検討することも必要です。

★☆☆
急変・重症化リスク

副鼻腔炎 喀痰の性状 栄養管理、感染予防

8 気管支拡張症

ドクターコール

喀血による窒息の予防（患側が明らかな場合は患側を下にした側臥位をとらせる）を行い、医師に報告する。急変する可能性もあるため1人で対応せず、複数名の看護師で対応できるよう連絡する。

ドクターより❶

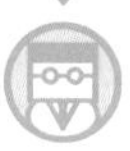

治療は、感染予防に加えて、適切なタイミングでの抗菌薬投与、少量長期マクロライド療法、肺理学療法、気管支拡張薬、去痰薬、喀血時の外科的治療などを行います。

症状	観察項目
喀痰	• 喀痰の性状（膿性・血性など） • 喀痰喀出量 • 喀血の有無・量 ❶ • 呼吸音（水泡音：coarse crackles） • 喫煙歴 喀血 ドクターコール
発熱 咳嗽 胸痛 呼吸困難 悪寒 食欲不振	• 呼吸数増加 • 咳嗽の種類（湿性・乾性） • 体重（BMI）の変化 • 食事摂取量 • 胸部X線・CT所見 • 血液データ
鼻閉 鼻汁 就寝中の咳嗽 嗅覚障害	• 合併症（副鼻腔炎）の有無 • 頭重感・後鼻漏の有無

疾患のココに注意！

- 気管支拡張症とは、解剖学的に気管支が異常に拡張した状態を指す、形態学的に定義された疾患概念であり、その原因疾患は多岐にわたる。
- **原因疾患により治療が大きく異なる**ため、原因疾患の鑑別が必要である。わが国で最も頻度が高いのは**副鼻腔気管支症候群**である。

看護ケア ❶

- **薬物療法への援助**
  - **内服薬の管理・指導**（継続して服薬できるよう）
  - **吸入薬の手技を定期的に確認**

  ※薬剤師の介入を検討する
- **酸素投与**
- **転倒転落予防**

- **急性増悪予防への援助** ❷
  - **栄養管理**（栄養評価・食事指導）

  ※栄養士の介入を検討する
  - **禁煙指導**
  - **感染予防対策**（手洗い・うがい・マスクの装着・口腔ケア・ワクチンの定期接種など）

- **呼吸リハビリテーション** ❸
  - **安楽な体位の工夫**
  - **リラクゼーション**
  - **呼吸介助**
  - **排痰法**（体位ドレナージ・スクイージング・アクティブサイクル呼吸法など）
  - **廃用症候群予防を含めた全身運動**

  ※理学療法士と協働して行う

- **継続支援・在宅環境の調整**
  - **利用できる社会資源（在宅医師・訪問看護・訪問リハビリ）について情報提供**

  ※MSWと情報共有し、外来看護師と連携する
- **不安の軽減・精神的サポート**

- **他科受診**（耳鼻咽喉科・脳神経外科）

先輩ナースより❶

喀血量が多いときは気管支動脈塞栓術や外科的な切除で手術が必要になる場合があります。

先輩ナースより❷

二次感染を起こすと急性増悪となり、呼吸不全になる場合があります。慢性的な炎症や咳嗽によりやせている患者さんが多く、十分な栄養も必要です。患者さんが病気と日常生活をセルフマネジメントできるように継続的に支援します。

先輩ナースより❸

大量の喀痰排出のために、体位ドレナージや呼吸介助が効果的です。理学療法士と一緒に、患者さんが自分でできる方法も指導しましょう。

閉塞性、非閉塞性　呼吸音の減弱　喀痰喀出

9 無気肺

ドクターより①

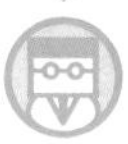

右肺中葉、左肺上葉舌区は気管支が細くて長く、鋭角に分岐しているため、気管支炎や肺炎による炎症に伴う分泌物が排出されず、気道が閉塞して無気肺をきたしやすくなります。同部位の慢性反復性の閉塞性無気肺を中葉舌区症候群といいます。

先輩ナースより①

深呼吸が妨げられやすい胸部、腹部、頸椎、胸椎疾患の手術後は注意が必要です。

症状 ①

閉塞性無気肺
（肺がん、
気道分泌物・気道異物）

非閉塞性無気肺
（胸水や胸膜病変など
の圧排）

観察項目

- 呼吸困難の有無
- 息の吸いにくさ・息の吐きにくさ
- 深呼吸ができるか

- 頻脈
- SpO_2値
- 意識レベル
- 冷汗・チアノーゼの有無
- 肥満などの身体的特徴

- 呼吸数増加
- 呼吸音（副雑音・左右差・減弱の有無）
- 努力呼吸・奇異呼吸の有無
- 胸郭の左右差
- 咳嗽の有無
- 喀痰の性状・粘稠度・喀痰量の増加
- 去痰困難の有無
- 胸部X線・CT所見

- 喫煙歴
- 手術部位の把握 ①
- 手術時間・手術時の体位
- 麻酔からの覚醒度
- 術後の安静度・術後日数
- 痛み・創部痛の程度
- 人工呼吸器などのデバイスの有無
- 離床の程度・離床に対する意欲
- 無気肺への理解
- 血液データ

疾患のココに注意！

- 何らかの原因により肺含気量が減少した病態。
- 聴診にて肺胞呼吸音の減弱を認め、打診にて濁音を認める。近年は肺エコーも行われる。
- 慢性経過による無気肺では**無症状のことが多い**が、急性で広範囲に生じた無気肺では**呼吸困難**がみられる。

看護ケア

- 喀痰喀出への援助　※理学療法士の介入も検討する
  - 体位変換・体位ドレナージ
  - 口腔ケア
  - 離床を促す
  - 水分調整・輸液管理
  - 薬剤調整・栄養管理
  - ジェットネブライザー・超音波ネブライザーの使用介助
  - 口腔内・鼻腔内吸引の実施
  - 気管支鏡の介助
  - チーム内での人工呼吸器の離脱の検討
  - 適切な鎮静管理
- 酸素投与 ❷

- 手術前からの介入
  - 深呼吸・排痰法の練習
  - 禁煙指導
- 疼痛・創部痛コントロール
  - 鎮痛薬の選択（経口・坐薬・点滴・硬膜外）
  - 人工呼吸器管理中は鎮静薬の適切な使用の検討
  - 温罨法
  - 安楽な体位の工夫（クッションやタオルなどを使用）
- 早期離床
  - ドレーン・輸液ルート・尿道留置カテーテル・不必要なモニター類を整理
  - 履き物・ふらつき・不眠・鎮静薬からの覚醒状況を確認し、転倒転落に注意

突然の呼吸困難
頻呼吸・頻脈
SpO_2値低下・
血圧上昇
意識レベルの変化
ドクターコール

原因疾患の治療

先輩ナースより ❷

高濃度の酸素吸入は吸収性無気肺を起こすことがあります。

ドクターコール

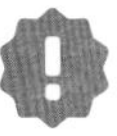

気道異物や喀痰により、太い気管支が閉塞すると、突然の呼吸困難などの症状が起こる。吸引しても改善しない場合は、すぐに医師へ報告する。

★★☆
急変・重症化リスク

パフォーマンス・ステータス　呼吸困難の緩和　副作用対策

10 肺がん（原発性）

症状

咳嗽
喀痰・血痰
胸痛・背部痛
呼吸困難、無気肺

喀血（ドクターコール）

飲み込みにくい・嗄声
上肢の浮腫・顔面の浮腫
目が開けにくい
労作時の息切れ・喘鳴

全身倦怠感
食欲不振、体重減少

頭痛
意識レベル低下

便秘・下痢
浮腫
末梢のしびれ

悪心
口内炎・口角炎
痛み

脱毛
皮膚の発赤・かゆみ

観察項目

- 呼吸数の増加
- 喀痰の性状
- 痛みの程度と増強時の状況
- 呼吸困難の程度
- 呼吸音（副雑音・減弱）

- 腫瘍の大きさ・部位
- 食道圧迫の有無
- 嚥下状態
- 反回神経の圧迫の有無
- パンコースト症候群の有無
- 上大静脈症候群の有無 ❶

- パフォーマンスステータス
- ふらつきの有無
- 食事摂取量
- 体重（BMI）の変化

- 頭痛の部位・程度
- 意識障害の有無
- 悪心・嘔吐の有無
- 頭部CT・MRI所見

- 血液データ（WBC・RBC・PLT・Hb・好中球・電解質）
- 化学療法の種類・回数
- 化学療法の経過 ❷
- 口腔内の状態
- 尿量・尿回数
- 放射線療法の部位・回数
- 痛みの有無
- 皮膚の状態とケアの方法

ドクターコール

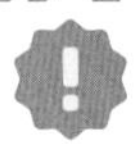

気泡の含まれる鮮紅色の痰は喀血の場合がある。気道確保し、出血が疑われる側の肺を下にした側臥位をとり、医師に報告する。

先輩ナースより❶

上大静脈症候群による上肢の浮腫が生じている場合は、反対側で血圧測定、採血を行いましょう。

先輩ナースより❷

化学療法の副作用は治療薬や患者さんによってさまざまです。概ね出現する副作用や時期を把握し、副作用の苦痛を最小限にするよう支援します。

疾患のココに注意！

- CTの普及に伴い、早期症例が増加しているが、今なお、診断時に手術可能な症例は約40％である。
- 肺がんの治療方針を決定するうえで重要なことは、①**臨床病期**、②**組織型**、③**全身状態**（**パフォーマンスステータス：PS**）、④**年齢**、⑤**併存症**である。基本的には臨床病期と組織型を基に標準的治療を選択するが、PS、年齢、併存症により標準的治療を行えないことが少なくない。
- 進行非小細胞肺がんに関して、原因遺伝子の同定と阻害薬の臨床導入により、いわゆる個別化治療が実践されており治療が進歩している。一方、小細胞肺がんに関する治療の進歩は乏しい。

看護ケア

- **呼吸困難の緩和** ③
  - **安楽な体位の工夫・呼吸法の指導**
  - **休息をとりながらの活動**
  - **排便コントロール**
- **疼痛コントロール** ※緩和ケアチームに相談

- **異常の早期発見**
- **嚥下状態を観察し食事の種類を考慮する** ※栄養士に相談
- **心嚢液貯留・胸水貯留時のドレナージ介助・管理**

- **全身倦怠感の程度やADLに応じた介助**
- **栄養状態の評価**

- **排便コントロール**
  - **温罨法**
  - **緩下剤、止瀉薬の使用**
- **IN-OUTバランス・体重管理**
- **制吐薬の使用**
- **食事の支援**
  - **においに気をつける・食べやすい食事形態へ変更**
- **疼痛コントロール**
  - **口腔粘膜症状があるときは含嗽薬などで清潔保持**
  - **鎮痛薬の使用**
- **ボディイメージの変化への支援**（思いの傾聴、帽子やウイッグの紹介）
- **皮膚の清潔保持**（強くこすらない）
- **感染予防対策**
- **出血予防対策**
- **電解質補正の輸液管理**

先輩ナースより③

がんの進行で呼吸困難や咳嗽が増強することがあり、終末期には、モルヒネなどで緩和することもあります。早期から緩和ケアチームと協働して症状緩和に努めましょう。

★★★
急変・重症化リスク

長時間臥床後の呼吸困難 手術後 弾性ストッキング

11 肺血栓塞栓症（PTE）

pulmonary thromboembolism

ドクターコール

PTEは胸痛を主訴にSpO₂値の著明な低下をきたす。重症化すると心停止に至ることもある。
早期発見が予後を左右するため、特に離床開始時には観察を十分に行い、異常の早期発見に努める。

ドクターより❶

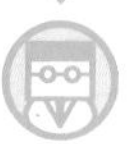

PTEについてのリスク因子と症候を基に、診断予測スコアが作成されています。代表的なものにWellsスコアがあり、PTE/DVTの既往、心拍数100以上、1か月以内の手術・臥床、DVTの症状・所見、PTE以外の疾患の有無、血痰の有無、悪性腫瘍の有無、以上を点数化してPTEの事前確率を評価するものです。

症状	観察項目 ❶
突然の呼吸困難 吸気時の胸痛 頻呼吸 頻脈 ドクターコール	• 血圧低下の有無 • SpO_2値 • 呼吸音 • 血痰の有無 • 胸痛の程度 • 吸気時の痛みの増強の有無 • 長時間の臥床の有無 • 高リスク術後（骨盤内臓器手術・下肢整形外科術後など）❶ • 血液データ（血液ガスデータ・凝固系検査：Dダイマー・FDPなど） • IN-OUTバランス • 胸部X線・CT所見 • 心電図異常波形の有無（陰性T派や洞性頻脈の有無） • 心エコー所見 • 悪性腫瘍や遺伝性素因 • 喫煙歴 • 肥満
下肢の痛み・腫脹・緊満感・浮腫・色調変化 （うっ血の有無） 表在静脈の怒張	• 長時間の臥床の有無 • 痛みの程度 • 高リスク術後（骨盤内臓器手術・下肢整形外科術後など） • 血液データ （血液ガスデータ・凝固系検査） • IN-OUTバランス • 下肢静脈エコー所見

疾患のココに注意！

- 静脈血栓塞栓症（VTE）は深部静脈血栓症（DVT、p.52参照）と肺血栓塞栓症（PTE）に分けられる。PTEは主に**下肢のDVTからの塞栓**により生じる。
- 古典的な３徴候として、呼吸困難、胸痛、血痰が挙げられるが、いずれも非特異的であり、３つともそろうのは全体の20％程度といわれている。**突然の呼吸困難**の鑑別の１つとしてPTEを考えることが早期診断につながる。

看護ケア

- **物理的予防法** ❶
  - 早期離床
  - 下肢の積極的な自動運動
  - 弾性ストッキング装着
  - 間欠的空気圧迫法
- **呼吸・循環管理**
  - 心電図モニターの装着
  - 酸素投与
- **安楽のための援助**
  - 安楽な体位の工夫
  - タッチングや声かけによる不安の軽減
- **輸液管理**
  - 抗凝固療法（ヘパリン）の管理
  - 血栓溶解療法の管理
- **日常生活の援助**
  - 転倒転落予防のための環境整備
  - ベッド上安静に伴う廃用症候群の予防（下肢自動運動の説明）
  - 清潔保持
- **抗凝固療法合併症への対応** ❷
  - 出血性合併症に留意した日常生活の説明
  - 食事指導（ビタミンKの制限についての説明）
  - 転倒転落予防
  - 服薬を継続するための支援
- **緊急治療の介助と合併症の観察** ❸
  - 重症で循環呼吸動態が破綻している場合は経皮的心肺補助装置（PCPS）の導入の介助
  - カテーテル治療の介助（カテーテル的血栓溶解療法・カテーテル的血栓破砕・吸引術）
  - 下大静脈フィルター留置の介助

★改善しない場合には人工呼吸器管理が推奨される

★適宜活性化部分トロンボプラスチン時間（APTT）のモニター

★弾性ストッキングや間欠的空気圧迫による医療関連機器圧迫創傷（MDRPU）の予防（毎勤務皮膚の観察を行い、清拭または足浴を毎回実施する）

先輩ナースより❶

PTEのリスクをもつ患者さんにとって予防が重要です。手術を受けられる場合などは、術前から予防法について説明しておきましょう。

先輩ナースより❷

再発の恐れもあるため抗凝固薬は服用し続けなければなりません。そのため内服を継続できるようアドヒアランスを高められるよう支援しましょう。

先輩ナースより❸

塞栓の位置が中枢に近くなるほど、重度の呼吸困難と循環の破綻に至るといわれています。急激な低酸素血症を呈するため、すみやかに対処しましょう。

★★★ 急変・重症化リスク

聴診で水泡音（coarse crackles） 起座呼吸 低酸素血症

12 肺水腫

症状 | 観察項目

呼吸困難
呼吸促迫
喘鳴
ドクターコール❶

頻脈
蒼白
冷汗
意識障害
ドクターコール❷

★肺底部で聴取することが多い

- SpO_2値
- チアノーゼの有無
- 呼吸音（水泡音：coarse cracklesの有無）
- 酸素吸入の有無
- 喀痰の量・性状
- 血液ガスデータ
- 胸部X線所見
- 心エコー所見（左室拡大や左室壁運動低下）
- IN-OUTバランス（過剰輸液の有無、塩分摂取過多の有無）
- 誤嚥や上気道閉塞の有無
- 意識レベル
- 心電図異常波形の有無

ピンク色泡沫状痰

- SpO_2値
- 呼吸音
- 喀痰の量・性状
- 血液ガスデータ
- 誤嚥や上気道閉塞の有無

ドクターコール❶

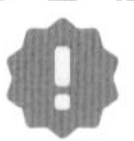

急性に発症した低酸素血症を主体とする二次性の非心原性の炎症に、急性呼吸窮迫症候群（ARDS）がある。
ARDSは重篤な急性呼吸不全であり、通常の酸素投与のみでは改善しない高度な低酸素血症が特徴的で、多くの患者で人工呼吸が必要となる。迅速に医師に報告し対応する。

ドクターコール❷

肺水腫の原因として左心不全による心原性肺水腫が最も多いといわれている。左心不全では心拍出量低下により脳虚血による意識障害がみられることがある。迅速に医師に報告し対応する。

疾患のココに注意！

- 肺水腫は大きく心原性肺水腫と非心原性肺水腫に分けられる。**多くの場合が心原性のため心不全の治療が優先される。**
- 肺毛細血管から水分が血管外に漏出し、異常に貯留している状態。
- 原因は多岐にわたるため、**基礎疾患を把握すること**が大切。
- 胸部X線像にてbutterfly shadowなどを認める。
- **低酸素血症の改善**が基本。意識レベル低下をきたせば人工呼吸管理が必要となる。

看護ケア

- 呼吸困難の軽減
  - 安楽な体位の工夫（セミファーラー位・起座呼吸）❶
  - 酸素投与
- 薬物療法の援助
  - 利尿薬、強心薬使用による副作用の観察 ❷
  - 服薬を継続するための支援
- 輸液管理
  - 輸液速度の管理
- 基礎疾患の経過観察
  - 服薬の継続
- 栄養に対する援助
  - 患者の嗜好に合わせた栄養価の高い食事の提供
  - 呼吸困難に対応した食べやすい食事形態の提案
- 心肺機能への負担軽減
  - 発熱などによる症状緩和
  - 排便コントロール（努責をかけないような工夫）
- 日常生活の援助
  - 心負荷が軽減するような活動制限の説明
- 治療上の合併症予防
  - 水分や塩分に関する指導
  - 安静臥床に伴う廃用症候群の予防
- 口腔ケアの実施
- 全身状態観察の強化

★低酸素血症の改善がみられなければ、非侵襲的陽圧換気（NPPV）などの人工呼吸管理を行う ❶

- 血痰時の対応
  - 十分な酸素化の確保
  - 確実な気道確保
- 排痰への援助
  - 気道クリアランス法（排痰手技や呼吸法）
  - 去痰困難時吸引
- 口腔ケア

ドクターより❶

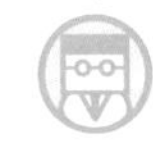

急激に進行することがあり、人工呼吸管理を導入するタイミングが重要です。尿量や意識レベルなどのバイタルサインを慎重に何度も確認する必要があります。

先輩ナースより❶

仰臥位やショック体位では静脈還流量が増加するため、肺うっ血が助長され、呼吸が困難になります。セミファーラー位にするなど、できるだけ安楽な体位となるよう調整しましょう。

先輩ナースより❷

強心薬の副作用として消化器症状（食欲不振や嘔吐）、循環器症状（頻脈や高度な徐脈）、視覚症状（光が見えるなど）、神経症状（めまいや頭痛）の副作用があります。これらの副作用が出現していないか観察することも必要です。

頻呼吸　テタニー　呼吸性アルカローシス

13 過換気症候群

症状

頻呼吸
呼吸困難

動悸・頭痛
前胸部痛
めまい

不安の増大
パニック

失神・
意識障害
口唇のしびれ・
けいれん
（テタニー症状）
ドクターコール

観察項目

- 血液ガスデータ
（発作時の血液ガスデータで呼吸性アルカローシス：動脈血二酸化炭素分圧の低下・pHの上昇）

- 心理的要因
（ストレス・不安など）

ドクターコール

呼吸性アルカローシスの症状を確認したときは、患者の安全を確保し、医師へ報告する。

疾患のココに注意！

- 器質的障害がなく、発作的に換気が過剰に起こることが原因。かつては若年女性に多いとされていたが、最近は中年男性での発症も増加傾向にある。
- **呼吸性アルカローシス**をきたすことにより、free Ca^{2+}が減少し、**テタニー症状、口唇周囲や手足のしびれ、けいれん、頭痛、前胸部痛**などを呈する。$PaCO_2$低下により脳血管が収縮し、脳血流量が低下するため、ときに**失神**に至る。
- まずは落ち着かせる。不安を取り除いたうえで、息こらえや浅くゆるやかな呼吸をするように指導する。

看護ケア

- **環境整備** ①
  - **静かな環境の提供**
  - **背部などをタッチング**

患者を落ち着かせ意識的にゆっくりした呼吸をするよう促す。吸気よりも呼気が長くなるよう意識して呼吸するよう声をかける

- **発症予防**
  （繰り返し発症する症例） ①
  - **自律訓練法やカウンセリング、認知行動療法・リラックス法など**
  - **非発作時の抗不安薬や抗うつ薬などの処方の管理**

- **発作誘発因子の除去**（発作状況を確認）
  - **内的因子**（身体的・精神的）
  - **外的因子**（人間関係・交友関係・仕事など）

先輩ナースより①

過換気による症状は患者さんの不安をいっそう増大させ、過換気をさらに促進するという悪循環が繰り返されることを理解しておきましょう。

ドクターより①

繰り返し発症する症例では心理的ストレスが背景にあるため、精神神経科専門医へのコンサルトを検討します。

日中過眠　ポリソムノグラフィ検査　交通事故

14 睡眠時無呼吸症候群（SAS）

sleep apnea syndrome

症状

睡眠中

無呼吸
異常な体動
中途覚醒
夜間頻尿
激しいいびき
睡眠障害
（熟眠感が得られない、など）

覚醒時（日中活動時）

眠気・居眠り（日中過眠）❶
起床時の頭痛・頭重感
集中力の低下
記憶力の低下
疲労感・全身倦怠感
仕事能率の低下

観察項目

- 同居人からの情報（睡眠時・覚醒時）

- 自覚症状の有無・程度
- 睡眠時間
- 夜間の尿回数
- 血圧上昇
- 生活習慣と状況（食生活・飲酒・睡眠薬の使用・不規則な仕事・家族の介護など）
- 家族や職場の人からの情報

- 体重（BMI）
- 首が短い
- 首が太い
- 首周囲に脂肪がついている
- 下あごが小さい、小顔
- 下あごが後方に引っ込んでいる
- 歯並びが悪い
- 舌や舌の付け根が大きい（開口して確認）

ドクターより❶

夜間の頻回の覚醒のため、日中に眠気が生じ、仕事の能率が下がって離職につながったり、交通事故を起こしたりすることがあります。
しかし、本邦の閉塞性SAS患者の約半数は日中過眠の症状に乏しく、主な症状は、いびきです。

疾患のココに注意！

- 睡眠時無呼吸・低呼吸のほとんどは閉塞性である。
- 一般的に治療が必要と考えられている**無呼吸・低呼吸指数（AHI）15以上の頻度は**、成人男性の約20％に及ぶとされている。
- **虚血性心疾患**（心筋梗塞、狭心症）、**脳血管障害**（脳卒中など）を発症する確率が、健常者に比べて３～４倍も高くなるといわれている。

看護ケア

- **体位の工夫**（側臥位）
- **枕の高さの調整**

- **確定診断のための検査介助**（PSG：終夜睡眠ポリグラフ検査）

- **持続的気道陽圧法（CPAP）自己管理の援助**
  - マスクフィッティング・機器の取り扱い
  - 回路の洗浄方法・滅菌蒸留水の交換など
- **治療効果のフィードバック** ❶

- **生活習慣改善の支援** ❷
  - 疾患についての理解を確認する
  - 禁煙指導
  - 飲酒や食事内容と時間の見直し
  - 運動習慣と実施可能な内容・頻度
  - 家族に協力を依頼する

  ※栄養士や理学療法士と協働して指導する

- **マウスピース作成について医師と相談・検討**

先輩ナースより❶

陽圧換気に慣れるまで時間がかかります。夜間頻尿や日中眠気の減少など、自覚症状の変化やログデータを示してフィードバックします。治療効果を実感できることで、CPAP療法の継続につながります。

先輩ナースより❷

長年の生活習慣を変えることはなかなか難しいです。患者さんの生活状況を確認するとともに、疾患の理解や健康への思いを聴きます。患者さんと一緒に考え、自分で方法を選択できるよう支援しましょう。

★★☆ 急変・重症化リスク

突然の胸痛、呼吸困難　気胸の既往歴　皮下気腫

15 気胸

症状　観察項目

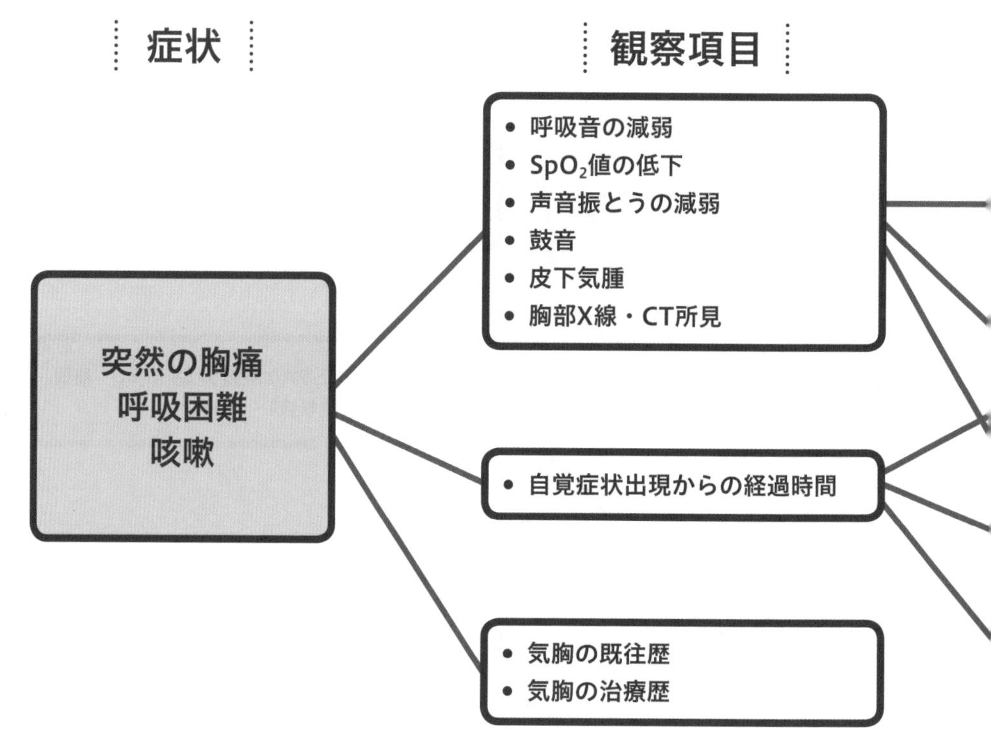

• 声音振とうの減弱

• 自覚症状出現からの経過時間

• 気胸の治療歴

ドクターコール

緊張性気胸は、患側の胸腔内圧の異常な上昇と胸腔の過膨張により、縦隔の健側偏位や縦隔臓器の圧迫を起こし呼吸・循環が悪化する。ショック状態になり短時間で心停止に至ることもあるため、すぐに医師へ報告する。

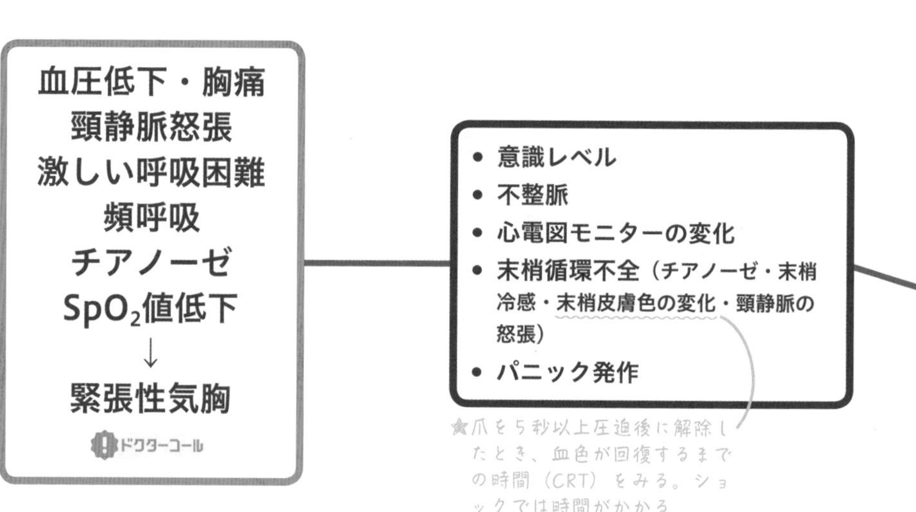

血圧低下・胸痛
頸静脈怒張
激しい呼吸困難
頻呼吸
チアノーゼ
SpO2値低下
↓
緊張性気胸
ドクターコール
• 意識レベル
• 不整脈
• 心電図モニターの変化
• 末梢循環不全（チアノーゼ・末梢冷感・末梢皮膚色の変化・頸静脈の怒張）
• パニック発作
★爪を5秒以上圧迫後に解除したとき、血色が回復するまでの時間（CRT）をみる。ショックでは時間がかかる

疾患のココに注意！

- 慢性閉塞性肺疾患（COPD、p.14参照）患者の気胸はドレナージ治療のみで改善しないことがあり、手術療法や、手術適応のない症例には胸膜癒着療法を検討する。
- 胸腔ドレナージチューブを挿入し、−10〜−15cmH_2Oの陰圧をかけて吸引することが多い。
- 気胸と緊張性気胸の違いとして、**呼吸異常だけでなく循環異常の存在を意識して適切な身体所見の把握に努める**ことが重要である。例えば、CRT（毛細血管再充満時間）が２秒以上延長する、などがある。

看護ケア

- **治療の援助**
  - **安静**（経過観察）
  - **酸素投与**
  - **持続的胸腔ドレーン挿入の介助** ❶
  - **胸腔ドレナージ中の管理と観察** ❷
  - **経時的な全身状態の観察**
  - **異常の早期発見・医師への報告**
  - **外科的治療への援助**

- **日常生活の援助**
  - **排便調整**
  - **疼痛コントロール**
  - **強い咳嗽を避ける**（圧がかかりにくい咳嗽法方の指導）
  - **重い荷物を持たない**（特に患側側は避ける）❸
  - **航空機の搭乗機会がないか確認する** ❸
- **胸腔ドレーン自己抜去・事故抜去対策**
  - **刺入部分の観察**
  - **確実な固定方法の実施**
  - **治療の理解・認知能力の把握・環境整備**
- **感染予防対策**
  - **全身の清潔の維持**
  - **胸腔ドレーン挿入・抜去時の清潔操作**
  - **刺入部の保護**（透明ドレッシング材など）
  - **経時的な観察**
  - **感染助長因子の把握**（血糖コントロール・栄養管理など）

  ※院内の血糖コントロールチームと連携

- **精神的な支援・ストレス緩和**（特に長期胸腔ドレーン留置者）

- **胸腔穿刺による脱気（緊急脱気）の介助**
- **経時的な観察**
  - **循環動態の変化**（不整脈の有無）
  - **尿量**
  - **心電図・SpO_2値のモニタリング**
  - **意識レベル**
  - **せん妄症状**
- **危険行動に注意する**

先輩ナースより❶

胸腔ドレナージを開始し、急激に肺が拡張したことで再膨張性肺水腫が生じる可能性があります。多くは再膨張後数時間以内に発症します。事前に血管確保をしておきます。

先輩ナースより❷

胸腔ドレナージの効果は、エアリークや呼吸性移動の変化を観察します。効果がない場合は、皮下気腫が広範囲に拡大することもあります。経時的な観察が重要です。また、安静度を確認し、安静と活動の範囲を患者さんに説明しましょう。

先輩ナースより❸

重い荷物を持つことや努責・激しい咳嗽、気圧の変化などで胸腔内圧が上昇し、気胸の再発や悪化することがあります。患者指導を行い、予防に努めましょう。

★★☆
急変・重症化リスク

胸水貯留　ドレーン管理　緩和ケア、疼痛コントロール

16 胸膜中皮腫

ドクターコール

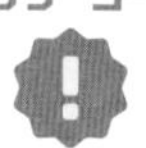

胸膜癒着術の使用薬剤によるショックや痛みの増強による迷走神経反射などを起こすことがある。アセスメントし、徴候があれば医師へ報告する。

ドクターより❶

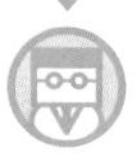

石綿肺や慢性呼吸不全、COPDが合併している症例もあり、それぞれの疾患に対する対応も必要です。

症状	観察項目
咳嗽 胸部圧迫感 呼吸困難	• 咳嗽の有無・咳嗽出現のタイミング • 胸部圧迫感と体位 • 呼吸数・SpO_2値 • 呼吸困難の程度・増強の有無 • 喫煙歴・職業歴 • 胸部X線・CT所見
痛み	• 痛みの部位・程度 • 痛み増強時の体位やタイミング
発熱 全身倦怠感 食欲不振 体重減少	• ふらつきの有無 • 食事摂取量 • 体重減少の期間 • ADL
（咳嗽・胸部圧迫感・呼吸困難／発熱・全身倦怠感・食欲不振・体重減少）	• 病気の受けとめ方 • 治療に対する思い • 意向や要望 • 家族関係・家族役割 • サポート体制 • 生活環境 • 社会資源の活用状況

疾患のココに注意！

- 胸膜の中皮細胞から発生する、まれな腫瘍。
- 一定量以上の石綿に曝露された人に、20～40年の期間を経て発生する。
- 肺がんとの鑑別が難しい場合があり、**確定診断は胸膜生検**を行う。
- 手術、化学療法、放射線療法による集学的治療を行うが、予後不良である。

看護ケア ❶

- 咳嗽・呼吸困難の緩和
  - 安楽な体位の工夫
  - 鎮咳薬を考慮
- 酸素投与

- 胸水貯留時の援助
  - 胸腔穿刺や胸腔ドレナージの処置介助
  - ドレーン管理
- 胸膜癒着術の介助

迷走神経反射
ドクターコール

- 疼痛コントロール ❶
  - NRSやVASスケールで評価
  - 強い疼痛時には麻薬の使用を考慮 ※緩和ケアチームに相談

- 日常生活援助
- 転倒転落予防 ❷

- 栄養評価
- 食事の援助 ※栄養士に相談

- 心理的支援（思いを傾聴）
- 生活環境の調整

- 情報提供（公的制度、患者家族会）
- 多職種との調整

先輩ナースより❶

腫瘍による痛みは胸壁や神経に広がるため、持続する痛みが増大します。胸腔ドレーン挿入中はドレーンによる痛みも加わります。また、労作時の咳嗽や呼吸困難も強く感じることがあり、麻薬の使用を含め、早期から緩和ケアチームと協働し、症状緩和を行いましょう。

先輩ナースより❷

呼吸困難や胸腔ドレーン挿入により、活動が制限され、下肢筋力低下が生じることがあります。疾患の進行により体力が消耗され、体重減少やふらつきも生じ、転倒のリスクが高まります。胸腔ドレーン取り扱いの指導を含め、離床を進めるためのアセスメントと援助も必要です。

胸腺腫、重症筋無力症　嚥下困難の有無　術後の肺炎予防

17 縦隔腫瘍（胸腺腫）

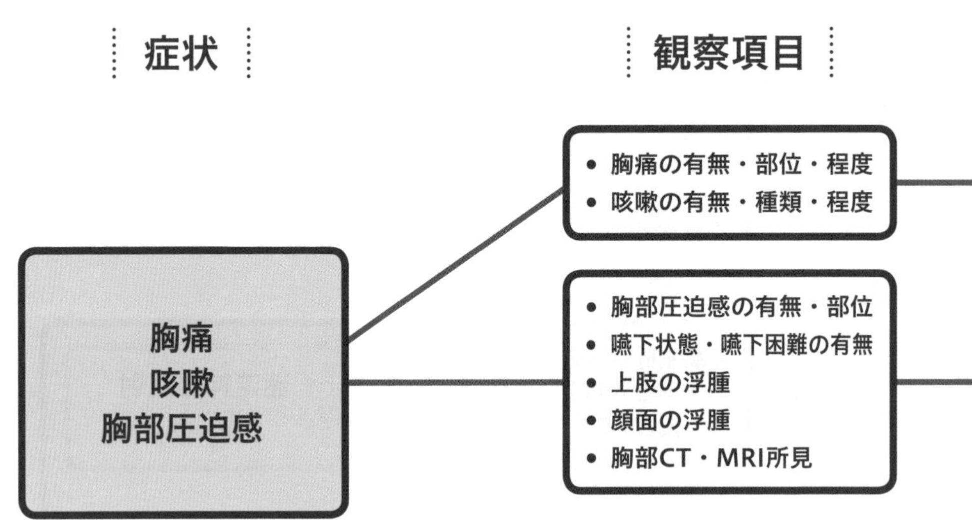

目が開きにくい
二重に見える
力が入りにくい
疲れやすい
むせる

• 重症筋無力症（合併症）の有無 ❶
• 眼瞼下垂の有無・程度
• 複視の有無・程度
• 四肢筋力低下の程度
• 嚥下困難の状態
• 構音障害の有無
• 日内変動

ドクターより❶

胸腺腫における重症筋無力症の合併率は高く、約30%にみられます。筋力低下症状は眼筋型、球症状型、全身型など、夕方になると悪化する日内変動を示し、反復・悪化します。

疾患のココに注意！

- 縦隔腫瘍は発生部位（上前縦隔、中縦隔、後縦隔）によって発生母地が推測できる。
- わが国では胸腺腫が最も多く、先天性嚢胞、神経原性腫瘍、胚細胞性腫瘍がそれに続く。
- 縦隔腫瘍の約半数は無症状である。一方、何らかの症状（**嗄声、Horner症候群、上大静脈症候群**など）があり発見される症例の約半数は悪性である。

看護ケア

- 疼痛コントロール
- 安楽な体位の工夫
- 咳嗽が強いときは鎮咳薬を考慮

- 胸腺腫の部位によって出現する症状を観察し、異常を早期発見
- 嚥下困難のときは飲み込みやすい食事形態を考慮

- 転倒転落予防
- 日常生活の援助 ❶
- 食事の工夫
- 疾患の受容や意思決定支援

- 手術療法への支援
  - 術前オリエンテーション
  - 不安や思いを傾聴し、理解度に合わせて説明
  - 術後感染・肺炎予防（排痰訓練・呼吸法）
  - ドレーン管理
  - 創傷管理・疼痛コントロール

- クリーゼへの対応
  - 異常の早期発見（呼吸困難・急激な筋力低下）
  - 気管挿管介助
  - 人工呼吸器管理
  - 抗ChE薬の中止
  - 誘因の除去

術後合併症
急激な筋力低下
呼吸困難の増強
クリーゼ ❷
ドクターコール

先輩ナースより ❶

重症筋無力症の合併では、筋力の低下や複視、症状の日内変動が生じるため、ADLがさまざまです。セルフケアをアセスメントし、転倒に気をつけながら、不足部分を補いましょう。

ドクターコール

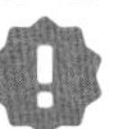

手術後クリーゼを起こすと、呼吸筋麻痺によるII型呼吸不全となり、気管挿管と人工呼吸器管理が必要となる。呼吸困難や急激な筋力低下を認めたときは、応援要請と医師への報告を行う。

ドクターより ❷

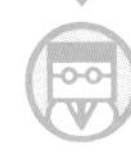

クリーゼとはドイツ語で、英語ではクライシス、すなわち「危機」という意味です。主に内分泌異常による危機的な状態を指します。

重症筋無力症では、感染症、手術、ストレスなどの誘因によって急速に呼吸困難をきたし、何らかの呼吸管理が必要です。

2

循環器

ここが大事！

循環器ナースの役割として代表的なものが“心電図の読み取り”と、それに基づく“アセスメント・患者ケア”です。循環器疾患は生命に直結する疾患のため急変する可能性があり、異常の早期発見と的確かつ迅速な行動が求められます。起こりうる症状を予測しておき、「おかしいな？」と感じたら、すぐに応援を呼びましょう。

循環器疾患の患者像

特徴	看護のポイント
超急性期〜慢性期までと病態が幅広い	●超急性期は救命、急性期は異常の早期発見、慢性期は再発予防や症状コントロールが中心となります。
急変時、すぐに12誘導心電図で波形を確認する必要がある	●12誘導の電極は指示があるまで外さない、もしくは印をつけておき、繰り返し検査するときに同じ位置で評価できるようにします。 ●日ごろから12誘導心電図に慣れ親しんで、自分のものにしておきましょう。
循環器は死に直結する疾患であり、患者さんには不安や恐怖心が生じる	●患者さんの思いを傾聴してかかわります。戸惑う家族への精神的ケアも忘れないようにしましょう。
生活習慣の乱れがベースにあることが多く、再発や再入院を繰り返す患者さんもいる	●再発や再入院を予防するために多職種と連携し、早期から退院指導を行います。

★★☆
急変・重症化リスク

起座呼吸 下肢浮腫 肺水腫

18 心不全

ドクターコール

急激な呼吸困難の増強やショック徴候は急性心不全や慢性心不全急性増悪の可能性がある。早急に循環動態を安定させる必要があるため、バイタルサインのチェックとともにすぐに応援を呼ぶ。

症状

左心不全

- 呼吸困難（ドクターコール）
- 全身倦怠感
- 動悸

右心不全

- 下肢浮腫
- 頸静脈怒張
- 腹部膨満（肝腫大、腹水貯留）

MEMO

フォレスター分類

スワンガンツカテーテルで得られたデータにより、ポンプ失調の重症度を分類したものである。

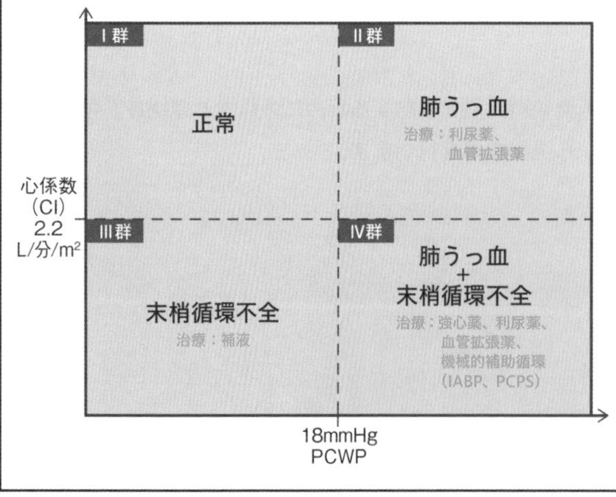

疾患のココに注意！

- 心不全とは、さまざまな心臓病を繰り返すことで心臓のポンプ機能が弱ってしまい、全身に十分な血液を送ることができなくなる状態をいう。
- 心不全自体は、疾患名ではなく、**心筋梗塞・心筋炎・心筋症・不整脈・弁膜症**などが原因となって、最終的に陥る病態である。

観察項目

- 呼吸状態・呼吸回数・深さ
- SpO_2値
- 肺雑音の有無・種類、喘鳴の有無
- 呼吸困難の程度（労作性、発作性夜間、起座呼吸）
- 喀痰の有無・性状
- 意識レベル
- 血液データ（BNP）
- 胸部X線所見
- 心エコー所見

- 心電図モニター波形
- 12誘導心電図
- 胸痛の有無・程度
- 不整脈の有無

- 下肢浮腫の有無・程度
- 体重の増減
- 尿量

- 頸静脈怒張の有無

- 腹部膨満の有無
- 便秘の有無
- 食欲・食事摂取量
- 右季肋部痛の有無
- 血液データ（肝・胆道系酵素）

看護ケア

- 酸素投与
- 安楽な体位の工夫 ①（起座位やセミファーラー位）
- 点滴の速度管理

★輸液によるボリューム負荷を軽減するために、基本は「ゆっくり」

- 安静度に合わせた日常生活の援助
  - 清潔の援助（清拭、洗髪）
  - 訴えを傾聴して不安の軽減
- 排便コンロトール

★努責による心負荷を避けるため

- 日常生活指導 ②
  - 水分・塩分制限
  - 禁煙
  - 休息と睡眠
  - 適度な運動
  - 体重コントロール
  - 服薬コンプライアンス改善 ①

★薬剤が自己判断で中断されると心不全の増悪因子となる

★刺激を与えない

- 浮腫に対してスキンケア
- 転倒転落予防（ベッド周囲の環境整備）

★腹部膨満、下肢浮腫に伴いバランスが取りにくくなるため

先輩ナースより ①

下肢の浮腫があるからといって、安易に下肢挙上を実施しないようにしましょう。ショック状態では有効ですが、心不全では心負荷がかかるため逆効果です。ベッドを挙上し、上半身を起こしましょう。

先輩ナースより ②

患者教育をしっかり行い自己管理能力を高めることが、治療効果を向上させるうえで必要です。また、心不全増悪のサインを説明し、早めに受診するように指導しましょう。

ドクターより ①

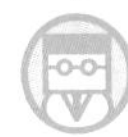

近年、心不全治療薬が増えており、症状の軽減や安定させる薬や病気の進行を抑えて再発を予防する薬があり、患者さんの病態に応じて主治医が判断し、処方します。それぞれの薬の特徴をおさえることが重要です。

★★☆
急変・重症化リスク

動悸 失神 息切れ

19 不整脈

ドクターコール❶

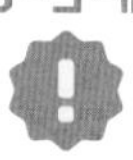

ベッドサイドに駆けつけ、意識レベル・呼吸・脈拍を確認する。応援を呼び、人手を集める。
徐脈の場合は一時的ペーシング、頻脈の場合は大至急ACLSが必要となる。

ドクターコール❷

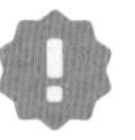

VT・VFのモニター波形を見たら
↓
応援を呼び緊急コールしつつ（人手が必要）、ベッドサイドに駆けつける。
↓
意識レベル・呼吸・脈拍を確認後、BLSを開始する。
↓
BLS後、ACLSに移行する。発見者は絶対に患者のそばを離れないこと。

ドクターより❶

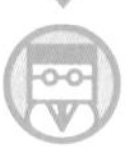

不整脈に対して、治療が必要なくまったく放置してよいものから、治療が必要なもの、命にかかわるものまでさまざまな種類があるので、瞬時の判断が必要です。

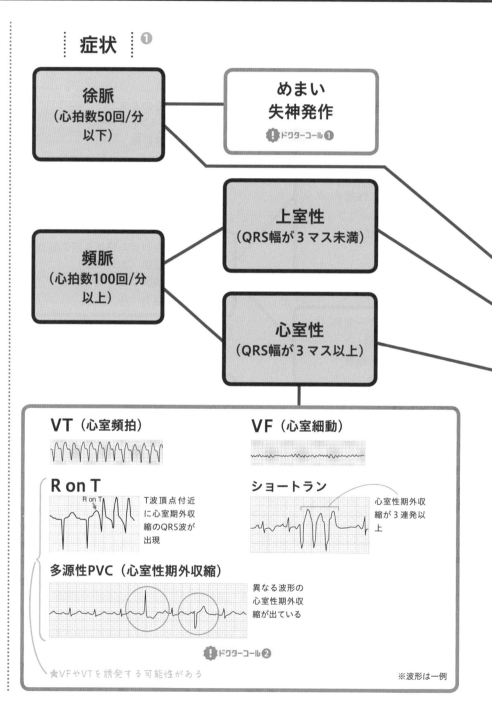

症状 ❶

- 徐脈（心拍数50回/分以下）
  - めまい 失神発作 ドクターコール❶
- 頻脈（心拍数100回/分以上）
  - 上室性（QRS幅が3マス未満）
  - 心室性（QRS幅が3マス以上）

VT（心室頻拍）

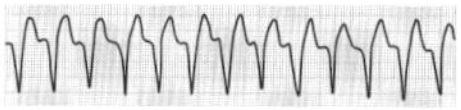

VF（心室細動）

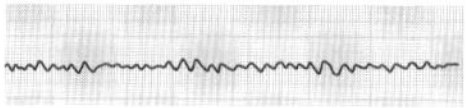

R on T

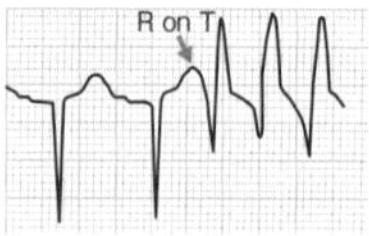

R on T

T波頂点付近に心室期外収縮のQRS波が出現

ショートラン

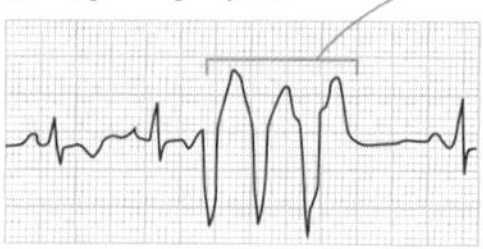

心室性期外収縮が3連発以上

多源性PVC（心室性期外収縮）

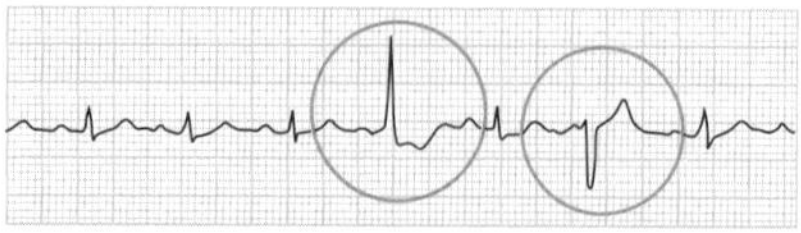

異なる波形の心室性期外収縮が出ている

ドクターコール❷

★VFやVTを誘発する可能性がある

※波形は一例

疾患のココに注意！

- 不整脈とは、心臓が正常のリズムで拍動しなくなった状態をいう。
- 不整脈には自覚症状がまったくないものから、**動悸や息切れ**、**胸痛**などの症状があるもの、**失神や心不全**、**突然死**に至るものまである。

観察項目

- 心電図モニター波形・不整脈の種類 ❶ ❷（12誘導心電図、ホルター心電図）
- SpO_2値
- 胸痛・胸部不快・動悸
- 呼吸困難・息切れ
- 意識レベル・めまい・失神
- 易疲労性
- 冷汗
- 尿量・排便状況
- 血液データ（Na、Ca、Clなど）
- 末梢動脈触知・四肢痛・皮膚色
- 麻痺・意識障害
- 心エコー所見

看護ケア

除細動
薬物療法
カテーテルアブレーション治療
ペースメーカー植込み治療

- 治療に対する準備
- 安静度に合わせた日常生活の援助
- 訴えを傾聴して不安の軽減
- 清潔の援助（清拭、洗髪）
- 安静が保てる環境の工夫・整備
- 起立歩行時にふらつくことを考慮して転倒転落予防
- 内服薬の管理・指導 ❸

MEMO

心電図の正常波形

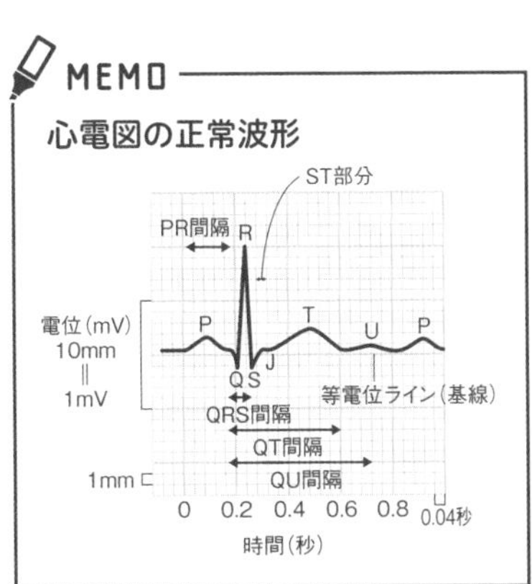

先輩ナースより ❶

テキストどおりの典型的な不整脈はなかなかありません。モニター波形の解読に慣れるまでは先輩ナースや医師に一緒に見てもらいましょう。

先輩ナースより ❷

心電図モニター画面でVT様波形になりあわてて患者さんのところに駆けつけると、歯みがきをしていたということがあります。それはアーチファクトによるものです。
非典型的な場所にモニター貼布する場合は患者さんの体に印をして同じ位置で貼布できるようにします。

先輩ナースより ❸

内服薬については自己判断で中止したり、飲み忘れのないよう指導します。
また、併用注意の薬剤が多く、使用中の薬が確認できるように、必ずお薬手帳を持参するように指導しましょう。

★★☆ 急変・重症化リスク

虚血性心疾患　労作時胸痛・呼吸困難　放散痛

20 狭心症（AP）

angina pectoris

症状

観察項目

ドクターより❶

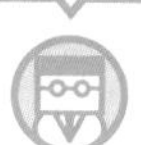

初発の胸痛や胸痛の程度の増悪は、病状の悪化が考えられるため、緊急の対処が必要です。

ドクターコール❶

持続する胸痛（30分以上）は心筋梗塞を起こしている可能性もある。心電図波形（ST上昇・T波増高・異常Q波）とともに、血圧低下や頻脈・意識障害などバイタルサインに異常がみられた場合は、すぐに医師に報告する。

ドクターコール❷

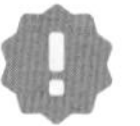

呼吸困難の出現は心不全を起こしかけている可能性がある。浮腫（眼瞼・上下肢・腹部）や息切れ・全身倦怠感など随伴症状の観察を行い、医師に報告する。

胸痛 ❶❶
胸部圧迫感
胸部絞扼感
左肩痛
心窩部痛
背部痛
窒息感
ドクターコール❶

労作時に起こっている場合
- 発作出現時の行動
- 血圧低下の有無・頻脈出現の有無
- 意識レベル（意識障害の有無）
- 症状の程度・持続時間
- 12誘導心電図
- 心電図モニター波形（ST低下・不整脈の有無）
- 血液データ（CK・AST（GOT）・LDH・血沈上昇なし）
  ★心筋梗塞では上昇
- 便秘の有無

安静時に起こっている場合
- 症状の程度・持続時間
- 症状の出現時刻 ❷
- 12誘導心電図
- 心電図モニター波形（ST上昇・不整脈の有無）

呼吸困難
ドクターコール❷

- 呼吸状態
- 喘鳴の有無
- 呼吸回数
- SpO_2値
- 浮腫（眼瞼・上下肢・腹部）の有無
- 息切れの有無
- 全身倦怠感の有無

疾患のココに注意！

- 狭心症とは、心臓の筋肉に供給される血液が低下し、酸素不足に陥ることにより、**一時的に胸痛が起きる状態**をいう。
- 典型的な狭心症は、労作時に症状が出現し、安静にすることにより症状は改善する。

看護ケア

副作用（血圧低下・頭痛・嘔吐）などの観察

- **症状緩和**
  - **12誘導心電図実施後、ニトログリセリンや硝酸イソソルビドの舌下・スプレー、ときに点滴**
  - **安楽な体位の工夫**（水平仰臥位）
  - **酸素投与**
  - **安静療法**（労作を中止）
- **治療準備**
  - **カテーテル治療**
  - **外科的治療**（手術）

- **酸素投与**
- **安楽な体位の工夫**（起座位、セミファーラー位）

先輩ナースより①

胸痛発作の前駆症状は肩部痛や背部痛や心窩部痛など人によって症状が違うことがあるので、その患者さんの症状を把握しておくことが大切です。

先輩ナースより②

症状がいつ・どのようなときに出現するのかを把握することは、治療を行ううえで重要です。正しく聴取しましょう。

虚血性心疾患 突然死 突然の胸痛・呼吸困難

21 急性心筋梗塞（AMI）

acute myocardial infarction

ドクターコール❶

心筋梗塞の症状である胸痛発作は死に至る可能性があり、すぐに治療を開始する必要がある。12誘導心電図を実施し、症状を観察してすぐに医師に報告する。

ドクターより❶

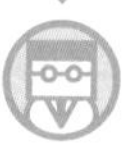

持続時間の長い胸痛を訴え、重症感のある患者さんは、急性心筋梗塞が疑われます。安静を保ち、移動が必要なときは車椅子などを使用します。

ドクターコール❷

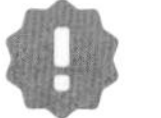

呼吸困難の出現は心不全の前兆であり、重症化する可能性がある。症状を観察してすぐに医師に報告する。

ドクターコール❸

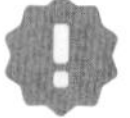

自発呼吸がない場合は、すぐに心肺蘇生を開始する。
自発呼吸がある場合は、症状を観察してすぐに医師に報告する。

症状	観察項目
胸痛発作 ❶ ※p.44「20 狭心症」参照 ドクターコール❶ 動悸	• 胸痛の程度・持続時間 • 12誘導心電図 • 心電図モニター波形（ST上昇・T波・異常Q波） • 症状が出現した状況 • 血圧低下の有無 • 血液データ（CK・AST（GOT）・LDH・血沈上昇、心筋酵素トロポニンTの検出）
呼吸困難 ドクターコール❷	• 呼吸状態・呼吸回数 • 喘鳴・咳嗽の有無 • 喀痰の有無・性状・量 • 肺雑音（ラ音・水泡音・笛音）の有無・程度 • SpO_2値 • 尿回数・尿量減少 • 水分摂取状況 • 浮腫の有無・部位・程度 • 体重増加の有無 • 胸部X線所見（CTR拡大）
不整脈	• 心電図モニター波形 • 不整脈の種類・頻度（心室頻拍・心室細動・洞不全症候群・房室ブロック） • 自覚症状(息切れ・めまい・動悸など）の有無 • 血圧低下の有無、脈拍
意識レベルの低下 意識消失 顔面蒼白 四肢冷感 チアノーゼ ドクターコール❸	• 意識レベル • 顔色・チアノーゼの有無 • 自発呼吸の有無 ❶ • 皮膚（口唇・手足）の性状・色

疾患のココに注意！

- 急性心筋梗塞とは、心臓の筋肉に供給される血液が遮断され、壊死に陥ることで、**持続的な胸痛**が起きる。
- 急性心筋梗塞を放置していると、**致死的な不整脈、心不全、心破裂**を起こし、死に至ることもある。

看護ケア

- **心電図波形・症状からの異常の早期発見** ❷
- **症状緩和**
  - **疼痛コントロール（モルヒネなどの麻薬の投与）**
  - **不整脈や梗塞の再発予防（ニトログリセリン、交換神経β遮断薬、抗血小板薬の投与）**
  - **安静・安楽な体位の工夫**
- **治療準備**
  - **血栓溶解療法、外科的治療（手術）**

急性心筋梗塞と診断されると、緊急カテーテル治療が行われる

- **酸素投与**
- **安楽な体位の工夫**

- **心電図波形・症状からの異常の早期発見**
- **薬物治療**
  - **抗不整脈薬、抗血小板薬の投与**

- **心肺蘇生** ❸
  - **反応確認→応援要請→AED作動→胸骨圧迫→人工呼吸（気道確保・挿管介助）→繰り返し**
  - **人工心肺**

先輩ナースより❶

心筋梗塞後の再梗塞で死に至る場合があります。夜間の巡視時は、生存の確認のため、睡眠時の呼吸状態を観察することが重要です。

先輩ナースより❷

心電図は症状出現時だけではなく、無症状時と比較することが大切です。また高齢者や糖尿病による神経障害が強い患者さんは胸痛発作が出にくい傾向があるので、注意が必要です。

先輩ナースより❸

緊急事態が起こっていることを他のスタッフに知らせます。現場からは離れず、大きな声で人を呼びましょう。

★★☆ 急変・重症化リスク

左室収縮能低下　左心不全　致死性不整脈

22 拡張型心筋症（DCM）
dilated cardiomyopathy

ドクターコール

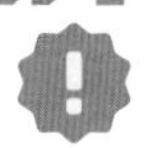

呼吸困難が出現しはじめると心不全に移行していく。重症化すると死に至る可能性があるため、症状を観察してすぐに医師に報告する。

ドクターより❶

拡張型心筋症は初期段階でさまざまな症状がみられるので、症状だけの診断は難しいです。診断については虚血性心疾患などの心筋疾患を除外する必要があります。

症状 ❶	観察項目
息苦しさ 呼吸困難（ドクターコール） 全身倦怠感・易疲労感 浮腫	・呼吸状態・呼吸回数・深さ ・喘鳴・咳嗽の有無 ・喀痰の有無・性状・量 ・肺雑音の有無・程度・種類 ・SpO_2値 ・チアノーゼ ・心雑音の有無・程度・種類 ・浮腫の程度・部位 ・失神・めまいの有無 ・全身倦怠感の有無・息切れ ・IN-OUTバランス ・体重の変化 ・胸部X線所見 ・家族歴
動悸 不整脈	・胸部不快感の有無 ・脈拍の強弱 ・12誘導心電図 ・心電図モニター波形 ・不整脈の種類・頻度 ・心エコー所見 ・心臓カテーテル検査所見
手足のしびれ 頭痛 麻痺 悪心・嘔吐 （塞栓症状）	・手足のしびれの程度 ・頭痛の程度 ・意識レベル

疾患のココに注意！

- 拡張型心筋症とは、左室収縮能低下と左室内腔の拡大を特徴とし、それに伴う**肺うっ血などの心不全や不整脈、低心拍出状態**を呈する。
- 根治的な治療はなく、食事療法や薬物療法が中心となる。病状が悪化すれば両室ペースメーカー植込み術や心臓移植が必要になる場合がある。
- 拡張型心筋症の５年生存率は８割弱といわれており、**死因の多くは心不全または不整脈**である。ただ、近年の治療技術の進歩によって予後がさらによくなっているといわれている。

看護ケア

- **外科的治療の準備 ①**
  - **バチスタ手術・心臓移植**
  - **心臓再同期療法（CRT植込み術）**
- **酸素投与**
- **安楽な体位の工夫**

- **日常生活指導（心不全に準ずる）②**
  - **水分・塩分制限の必要性**
  - **安静の必要性（指示された安静の範囲内で行動する）**
  - **ストレスを避ける**
  - **禁酒・禁煙**
  - **服薬指導**
  - **浮腫に対してはスキンケア**
  - **体重コントロール**

- **安静度に合わせた日常生活の援助**
  - **清潔の援助（清拭、洗髪）**
  - **排便コントロール（緩下剤の使用など）**

先輩ナースより①

この疾患は原因不明のため根本治療は心臓移植のみとなります。患者さんの不安な気持ちに寄り添いながら看護しましょう。

先輩ナースより②

日常生活指導はp.40「18 心不全」のアドバイス項目に準じます。

★★☆ 急変・重症化リスク

心筋肥大 不整脈 失神

23 肥大型心筋症（HCM）

hypertrophic cardiomyopathy

ドクターコール ❶❷

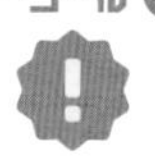

【心電図モニターでVT・VF出現時】
↓
応援を呼んだり緊急コールしつつ（人手が必要）ベッドサイドに駆けつける。
↓
意識レベル・呼吸・脈拍を確認後、BLSを開始する。
↓
BLS後、ACLSに移行する。
発見者は絶対に患者のそばを離れないようにする。

ドクターより❶

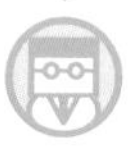

肥大型心筋症は、無症状であることが多く、検診の心雑音や心電図をきっかけに精査して、診断されることが多いです。不整脈に伴う動悸やめまい、労作時呼吸困難、胸痛などがあれば、まず心エコーを行うことが有用です。

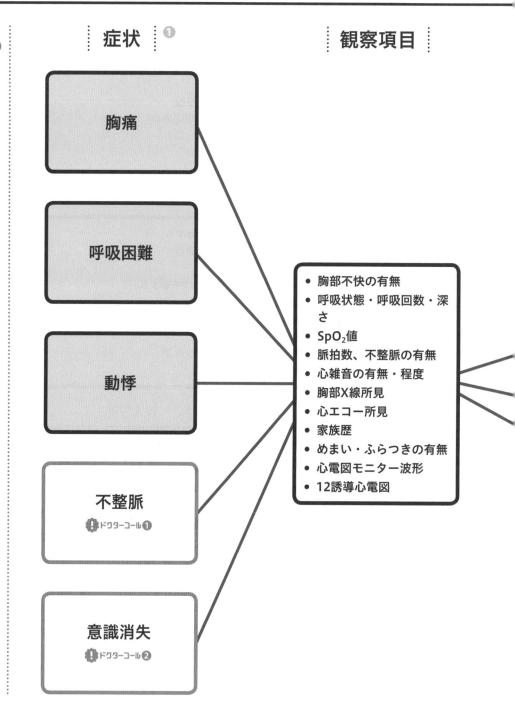

症状 ❶

- 胸痛
- 呼吸困難
- 動悸
- 不整脈（ドクターコール❶）
- 意識消失（ドクターコール❷）

観察項目

- 胸部不快の有無
- 呼吸状態・呼吸回数・深さ
- SpO_2値
- 脈拍数、不整脈の有無
- 心雑音の有無・程度
- 胸部X線所見
- 心エコー所見
- 家族歴
- めまい・ふらつきの有無
- 心電図モニター波形
- 12誘導心電図

疾患のココに注意！

- 肥大型心筋症とは、高血圧や弁膜症などの心肥大を引き起こす原因がないにもかかわらず、心筋の異常な肥大を起こす疾患である。
- 遺伝子異常が主な病因だが、未だ原因不明の症例も少なくない。
- 肥大型心筋症の５年生存率は91.5%、10年生存率は81.8%であり、**若年者の死因は突然死が多く、壮年～高齢者では心不全や塞栓症による死亡が多い。**

看護ケア

★ナースコールの位置、日常物品の配置の工夫、ベッドサイドでの体重測定など

- **安静度に合わせた日常生活の援助**
  - **安静が保てる環境の工夫**
  - **安静度について説明** ❶
  - **安楽な体位の工夫（セミファーラー位、安楽枕の使用など）**
- **転倒転落予防（起立、歩行時にふらつくことを考慮）**
- **尿回数の増加（治療薬の利尿作用）を考慮しベッドの位置、動線の環境整備**

- **排便コントロール**
  - **緩下剤の使用**

- **食事、水分摂取制限について説明**
- **口腔ケア** ❷

先輩ナースより❶

小児の場合、他の子どもと同じように過ごせないなど心理的負担が大きくなります。
患児や保護者は不安を抱えていますので、学校や保護者との連携も重要です。

先輩ナースより❷

感染性心内膜炎予防のためには歯周病予防など口腔の清潔は大切です。

★★☆ 急変・重症化リスク

血栓　下肢腫脹　呼吸困難

24 静脈血栓塞栓症（VTE）
venous thromboembolism

ドクターコール
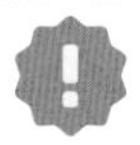

下肢の腫脹や痛み・皮膚色の変化があれば症状を観察して医師に報告する。早期に治療を開始し、肺血栓塞栓症に移行しないようにする。

ドクターより❶
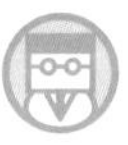

手術後の静脈血栓塞栓症の発症予防が重要であり、各外科領域のリスクの層別化、危険因子や合併症のリスクを加味したうえで、予防対策を行うことが必要です。

症状　観察項目❶

呼吸困難
胸部痛
頻脈
（肺血栓塞栓症）

→ 観察項目 看護ケア は
p.24「11 肺血栓塞栓症」参照

下肢の腫脹
下肢の痛み

（深部静脈血栓症）

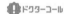

- 静脈血栓症のリスク因子
- 両側の下腿の太さ・色調の比較
- ホーマンズ徴候
- 発赤・熱感の有無・程度
- 下肢の痛み・圧痛の有無・程度
- 末梢動脈の触知の有無
- 浮腫の有無
- 静脈エコー所見
- 造影CT所見
- 血液データ（Dダイマー）

★膝関節伸展位で足関節を背屈させるとふくらはぎ（腓腹筋）に痛みを感じる徴候

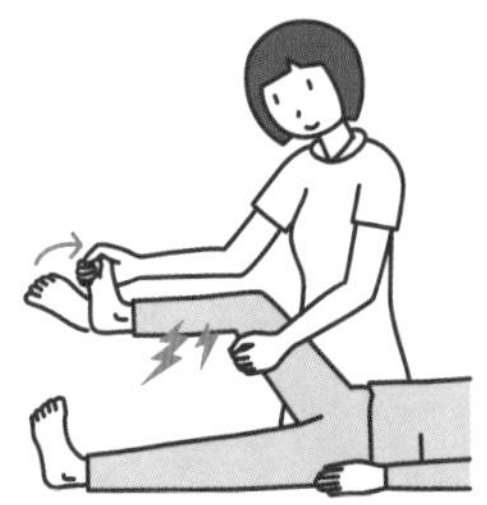

疾患のココに注意！

- **深部静脈血栓症**（DVT）とは、下肢の深い静脈に血栓ができ静脈が詰まることをいう。**肺血栓塞栓症**（PTE）とは、下肢の静脈でできた血栓が血流に乗って肺動脈に詰まることをいう。これらの２つの疾患を合わせて静脈血栓塞栓症（VTE）という。
- VTEは、手術後や出産後、急性内科疾患での入院中などに発症することが多く、術後の安静解除により下肢静脈血栓が肺に達するとPTEになり、重篤に至ることがある。

看護ケア

- **異常の早期発見**
  - **初回歩行時のSpO_2値モニタリング**

- **抗凝固療法**
- **血栓溶解療法**
  - **厳重な薬剤の管理**
  - **シリンジポンプや輸液ポンプの使用**
  - **出血を伴う処置の確実な止血**
  - **転倒転落予防**
  - **ベッド周辺の環境整備**
  - **患者への指導**

- **予防**
  - **術後の早期離床** ❶
  - **弾性ストッキングの着用** ❷
  - **間欠的空気圧迫装置（フットポンプ）の使用** ❷
  - **足関節運動**
  - **可能であれば脱水予防のための水分摂取**

下大静脈フィルター留置術

先輩ナースより❶

安静解除後の初回歩行時、排便・排尿時、体位変換時などに発症しやすいです。
発症の可能性を頭に入れながら、安静解除後の初回歩行時は必ず看護師が付き添います。

先輩ナースより❷

弾性ストッキングや間欠的空気圧迫装置（フットポンプ）は効果的ですが、それらによりMDRPU（医療関連機器圧迫創傷）を起こすことがあります。予防のために弾性ストッキング装着中は１日３回皮膚状態を観察し、毎日、清拭をしてストッキング交換します。
フットポンプ使用時も観察やケアは弾性ストッキング装着時と同様ですが、皮膚保護のために筒状包帯（ストッキネット）を使用します。

★★☆
急変・重症化リスク

感染症 不明熱 塞栓症

25 感染性心内膜炎（IE）
infectious endocarditis

ドクターコール❶

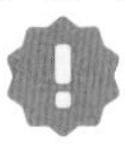

意識レベル低下や四肢の麻痺が出現した場合、脳塞栓が疑われる（血栓に菌の付着した疣腫が浮遊したため）。バイタルサインを測定後、他の塞栓症状も観察し、医師に報告する。

ドクターコール❷

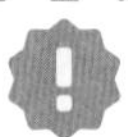

発熱があり、血圧低下・脈拍増加がみられた場合、敗血症性ショックが考えられる。症状を観察して医師に報告する。

ドクターより❶

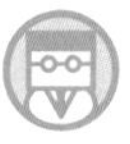

IEの原因として、抜歯が最も多く、その他はカテーテル治療や内視鏡生検があります。また、基礎疾患に対してステロイドなどの免疫抑制療法をしていたり、人工透析を行っている人に発症しやすいです。

症状	観察項目
発熱 全身倦怠感 関節痛 筋肉痛	• 熱型 • 血圧低下の有無 • 呼吸数・SpO_2値 • 心雑音の有無 • 血液データ • 血液培養検査結果 • カテーテル留置部分の汚染状態・感染徴候 ❶ • 歯科処置の有無 ❶ • 食欲低下の有無 • 体重の変化
手足の指先の痛み・発疹 （Osler結節） 眼瞼結膜点状出血 （Roth斑） 爪床点状出血	• 手足の発疹・痛みの程度 • 眼瞼結膜の点状出血の有無 • 四肢の点状出血の有無 • 口腔内粘膜の点状出血の有無 • 爪の線状出血の有無 • 眼底検査所見
意識レベル低下 四肢の麻痺 （塞栓症状） ドクターコール❶	• 血圧低下の有無 • 麻痺の部位・程度 • 意識レベル • 呂律困難の有無

疾患のココに注意！

- 感染性心内膜炎（IE）は、細菌や真菌などが、何らかの原因で血液中に侵入し、心内膜に感染巣が形成される病気で、主に心臓弁膜に感染する。**感染が持続すると、弁膜症や弁破壊を引き起こす。**
- 心臓弁に障害のある人や人工弁を使用している人は、歯科治療や手術の術前に予防的抗菌薬投与を行う必要がある。
- IEは治療しなければ死に至るため、すみやかに原因菌を同定し、**有効な抗菌薬の大量投与を6～8週間**行う。弁破壊が進んでいる場合は、外科的処置（弁置換手術や膿瘍の排出）が必要になる。

看護ケア

血圧低下

ドクターコール❷

- 抗菌薬の投与
- 発熱に伴う苦痛の緩和
  - 冷罨法
  - 解熱薬の使用 ❶
  - 発汗後の清拭、更衣
- 感染予防対策
  - カテーテル類の清潔な管理
  - 感染標準予防策
- 口腔ケア
  - う歯・歯周病の予防 ❷

緊急頭部CT

先輩ナースより❶

安易に解熱薬を使用せず、症状を観察して医師に報告します。
発熱があり、血圧低下・脈拍増加などがみられると敗血症性ショックが考えられます。通常のショックとは違い、感染のため四肢は温かいです。敗血症性ショックの場合はすぐに応援を呼びましょう。

先輩ナースより❷

人工弁置換術後やIEの既往、先天性心疾患、弁膜症などのハイリスクの患者さんには口腔内の清潔を保つこと・歯周病の予防の重要性を理解してもらい、口腔ケアを継続してもらうことが大切です。また、歯科治療の際にハイリスク疾患を自己申告するように指導します。

★☆☆
急変・重症化リスク

心雑音の聴取　心不全　浮腫

26 僧帽弁膜症
（僧帽弁狭窄症・僧帽弁閉鎖不全症）

ドクターコール❶

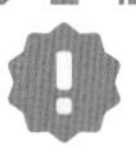

呼吸困難の出現は、心不全へ移行する徴候の可能性がある。バイタルサイン・症状を観察し、医師に報告する。

ドクターコール❷

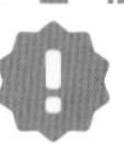

僧帽弁狭窄症は、血流が悪く左心房内に血液が貯留することで左心房肥大となり、心房細動を起こす可能性がある。その結果、左心房内に血栓が形成される。血栓が動脈内に送り出されると、脳梗塞を引き起こす。不整脈に伴う意識レベルの低下に注意し、症状を観察して医師に報告する。

ドクターより❶

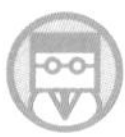

初期は無症状であることが多いですが、病状が進行すると心不全症状が出現します。適切な薬物療法と定期的な心エコーでのフォローが必要です。

症状 ❶

呼吸困難
息苦しさ
自覚症状の訴え
胸痛
胸部不快
血痰
ドクターコール❶

MEMO
- **狭窄症**：弁が肥厚硬化して動きが悪くなる、あるいは開口部が狭くなって血液の流れが妨げられる状態。
- **閉鎖不全症**：弁の閉じ方が不完全なため、いったん押し出された血液がまた心臓に戻ってしまう状態。

浮腫

不整脈
動悸

めまい
失神
ドクターコール❷

発熱

※僧帽弁閉鎖不全症の場合
p.54「25 感染性心内膜炎」参照

疾患のココに注意！

- 僧帽弁狭窄症とは、幼少期に罹患したリウマチ熱などが原因となり、僧帽弁が変性し、弁の開放が制限される。左心房から左心室に血流が行きにくくなるため、**左心房の圧が著明に上昇**し、さらに**肺静脈の圧も上昇**し、肺うっ血、心不全をきたす。
- 僧帽弁閉鎖不全症とは、僧帽弁やそれを支える腱索の病変により、また左心室が拡大することで僧帽弁が閉鎖しにくくなり、大動脈へ駆出されるべき血流の一部が左心房へ逆流する。重症になると逆流血流の容量負荷により、**肺静脈から左心房への血流がうっ滞**し、肺うっ血、心不全をきたす。

観察項目

- 呼吸状態・呼吸回数
- 喘鳴・咳嗽
- 喀痰の性状・量
- 肺雑音の有無・程度
- SpO_2値
- 心雑音の有無・程度
- 血液データ（BNP）
- 胸部X線所見（心拡大）
- 心エコー所見（EF値）

- 浮腫の程度・部位
- 水分摂取量
- 尿量
- 体重の変化

- 12誘導心電図・心電図モニター波形
- 不整脈の種類・頻度
- 不整脈の持続時間
- 意識レベル・血圧変動

- 意識レベル
- 呂律困難の有無
- 血圧低下・徐脈の有無
- 頭蓋内圧亢進症状の有無（頭痛・悪心・嘔吐）
- 瞳孔不同の有無
- 四肢麻痺の有無

- 発熱による随伴症状（全身倦怠感・食欲低下）
- 口腔外科受診の既往

看護ケア

- 症状からの異常の早期発見
- 疼痛コントロール
- 症状緩和
  - 酸素投与
  - 安静・安楽な体位の工夫（起座位）

- 症状・心電図波形からの異常の早期発見
  - 意識レベルの低下や自発呼吸がみられない場合は、心肺蘇生
  - 心房細動に伴う血栓に対し、血栓溶解療法（ヘパリン療法・経口薬ワーファリンなど）
  - 緊急頭部CT、手術の準備

緊急頭部CT

- 症状緩和（冷罨法）
- 抗菌薬の投与

★抗菌薬の長期的使用による副作用の観察（消化器症状・腎機能障害・アレルギーなど）

★☆☆
急変・重症化リスク

心不全　心雑音　緩徐な病状の進行

27 大動脈弁膜症
（大動脈弁狭窄症・大動脈弁閉鎖不全症）

ドクターコール❶

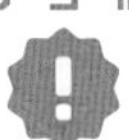

心不全に移行する可能性がある。症状を観察し、医師に報告する。

ドクターコール❷

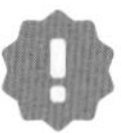

大動脈弁狭窄症の特徴の1つに突然死がある。
失神・狭心痛（胸痛）・呼吸困難などの症状が出現するようになると、突然死の危険性が高まる。症状を観察し、すぐに医師に報告する。

ドクターより❶

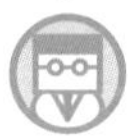

大動脈弁狭窄症は、軽度であれば無症状ですが、進行すると胸痛、失神、心不全などの症状が出現します。ときに、突然死の原因疾患となります。大動脈弁閉鎖不全症も初期には症状なく経過しますが、進行すると労作時呼吸困難、易疲労感、夜間呼吸困難が出現します。

症状 ❶

呼吸困難
息切れ
↓
自覚症状の訴え
ドクターコール❶

動悸

胸痛

※大動脈弁狭窄症の場合

失神
ドクターコール❷

※大動脈弁狭窄症の場合

疾患のココに注意！

- 大動脈弁狭窄症は、大動脈弁が**動脈硬化**などで変性し硬化するため、血液の通過する面積が減り、**全身の血液供給不足**となる。左室への圧負荷が起こり、**左室肥大**となる。
- 大動脈弁閉鎖不全症は大動脈弁の閉鎖が不十分となり、拡張期に左心室へ血液が逆流してしまう。左室への容量負荷となり、病状が進行すると左室拡大となる。

観察項目

☆夜間睡眠中が多い・横向きで出現する

- 呼吸状態・呼吸回数
- 症状が出現する状況
- 喘鳴・咳嗽
- 喀痰の性状・量
- 肺雑音
- SpO_2値
- 心雑音の有無・程度
- 水分摂取量
- 全身倦怠感
- 尿量減少
- 胸部X線所見（心拡大）
- 心エコー所見
- 心不全の症状（食欲不振・頸静脈怒張・下腿浮腫・体重増加）

- 12誘導心電図・心電図モニターの波形
- 頻脈の出現の有無
- 痛みの程度

- 血圧低下の有無
- 瞳孔不同の有無
- 四肢冷感の有無
- チアノーゼの有無

看護ケア

- 症状緩和
  - 酸素投与
  - 安楽な体位の工夫（起座位）
- 点滴・内服管理
  - 利尿薬、降圧薬の投与
- 外科的治療（大動脈弁置換術）の準備
- カテーテル治療（TAVI）の看護

※大動脈弁狭窄症の場合

- モニター波形・症状からの異常の早期発見
  - 狭心発作出現時すみやかに12誘導心電図を実施
- 安静・安楽な体位の工夫
- 指示薬の確実な投与

- 自発呼吸がない場合、心肺蘇生開始 ❶

先輩ナースより❶

ほとんどの患者さんが自覚症状なく経過されますが、症状を自覚してから２～３年で突然死に至るケースがみられます。症状の観察を怠らないようにしましょう。
また急変時には、１人で対応しようとせず、応援を呼びましょう。

★☆☆
急変・重症化リスク

先天性心疾患のうち最多　心雑音　感染性心膜炎に注意

28 心室中隔欠損症（VSD）

ventricular septal defect

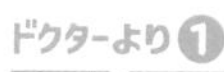

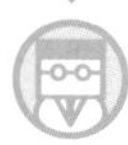

VSDは軽症でも比較的大きな心雑音が聴取されます。生後に呼吸回数が多い場合や、ミルクの飲む量が減ったり、元気がない場合、心雑音があれば心エコーを施行します。

ドクターコール❶

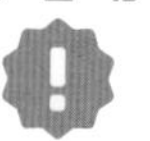

心不全増悪の可能性があり、体重増加、尿量減少、浮腫に注意。医師が前日値と比較し輸液や内服調整を行うため、すぐに状態を報告する。

ドクターコール❷

心嚢ドレーンが閉塞した場合、心タンポナーデの可能性がある。血塊の有無、チューブ先端位置ずれの有無、ミルキング後の排液量を報告する。
ドレーンの排液が乳白色であれば乳び胸を疑う。低ナトリウム血症、電解質異常、低タンパク血症、低栄養などのリスクがあるため、排液量、色調の報告が必要。指示により、脂肪制限食やMCTミルクに変更や点滴（オクトレオチド）が開始される。

症状 ／ **観察項目**

息切れ
- 体重、尿量、水分量（哺乳量）
- 呼吸状態
- 顔面蒼白、多汗
- 四肢冷感・浮腫
- 心エコー所見

呼吸回数増加❶
- 呼吸回数
- 気道内分泌物量
- 喀痰の性状
- 咳嗽、喘鳴、鼻汁

術後合併症：出血
術後合併症：痛み
術後合併症：発熱（創部感染）縫合不全
- 排液量・性状・色調・排液パターン
- 挿入部異常
- エアリーク・吸引圧
- 呼吸性移動・ドレーンの固定位置
- 皮下気腫
- 創部異常
- 血液データ
- 痛みの程度・部位
- 皮膚状態

疾患のココに注意！

- 心室中隔欠損症は、左右の心室を隔てる壁の心室中隔の形成が不完全となり、欠損した状態で、欠損孔の大きさ、位置により臨床症状、治療方針が異なる。
- 心室中隔欠損症では、全体の50～60％で自然閉鎖がみられる。自然閉鎖は１～２歳がほとんどであるが、成人に達してから閉鎖することもある。

看護ケア

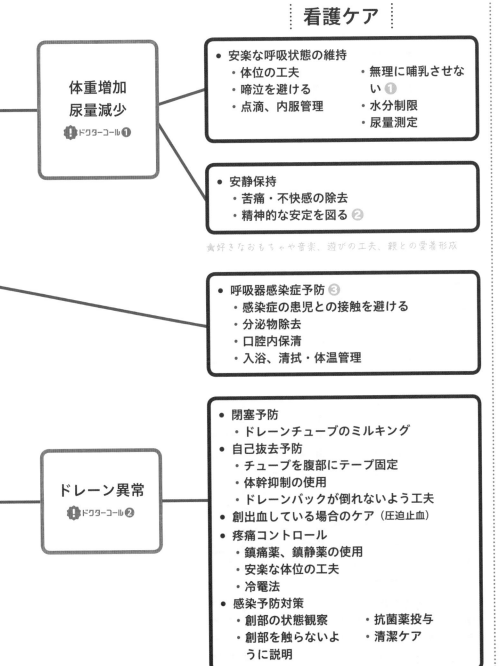

体重増加 尿量減少 ドクターコール❶

- 安楽な呼吸状態の維持
  - 体位の工夫
  - 啼泣を避ける
  - 点滴、内服管理
  - 無理に哺乳させない ❶
  - 水分制限
  - 尿量測定

- 安静保持
  - 苦痛・不快感の除去
  - 精神的な安定を図る ❷

好きなおもちゃや音楽、遊びの工夫、親との愛着形成

- 呼吸器感染症予防 ❸
  - 感染症の患児との接触を避ける
  - 分泌物除去
  - 口腔内保清
  - 入浴、清拭・体温管理

ドレーン異常 ドクターコール❷

- 閉塞予防
  - ドレーンチューブのミルキング
- 自己抜去予防
  - チューブを腹部にテープ固定
  - 体幹抑制の使用
  - ドレーンバックが倒れないよう工夫
- 創出血している場合のケア（圧迫止血）
- 疼痛コントロール
  - 鎮痛薬、鎮静薬の使用
  - 安楽な体位の工夫
  - 冷罨法
- 感染予防対策
  - 創部の状態観察
  - 創部を触らないように説明
  - 抗菌薬投与
  - 清潔ケア

先輩ナースより❶

ミルク哺乳時、じっとりとした発汗や努力呼吸があれば、無理に哺乳しないようにしましょう。
成人が走った後の状態と同じであると考えてください。

先輩ナースより❷

術前・術後ともに不安は大きいです。疾患に対する理解度を把握し、不安を軽減できるよう努めます。
また、幼児期以降の患児には発達段階に応じたプレパレーションなどを用いて説明しましょう。

先輩ナースより❸

感染は心負荷の増大につながり、全身状態の悪化になるため、風邪を引かないように気をつけましょう。
また、歯科治療が感染の引き金になることもあるため、う歯予防、口腔内清潔が重要です。

★☆☆ 急変・重症化リスク

先天性心疾患　心室中隔の奇異性運動　肺高血圧症

29 心房中隔欠損症（ASD）

atrial septal defect

ドクターより❶

動悸や呼吸困難は生まれつきのものだと思い、症状の訴えが乏しいことが多く、成人になって、検診の胸部X線の心拡大を指摘されて診断されることが多いです。早期に心エコーや心臓カテーテル検査を行い、適応であれば手術を行うことで（カテーテル治療も含め）、予後は良好となります。

ドクターコール❶

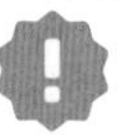

心嚢ドレーンより血性排液が続いている場合、活動性の出血が持続している可能性がある。モニタリング、出血性ショックの徴候を観察する。

ドクターコール❷

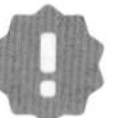

カテーテル治療では、鼠径部、頸部の動脈を穿刺している。止血確認後病棟に帰室するが、まれに体動で圧迫固定が外れ出血する可能性がある。
出血箇所を医師に報告する。

症状	観察項目
顔面蒼白	• 顔面蒼白の有無 • 活気の程度 • 尿量・体重測定 • 浮腫の程度 • 水分量 • 心エコー所見
労作時呼吸困難❶ 易疲労性	• 動悸・息切れ　• 喘鳴 • 咳嗽・喀痰
術後合併症 出血	• 術後ドレーン挿入中 ・排液量・性状・色調 ・排液パターン ・挿入部異常 ・血液データ • 創部、カテーテル穿刺部 ・創部の状態 ・ガーゼ汚染の程度・色調 ・血液データ
術後合併症 創部感染 縫合不全	• 発赤・腫脹 • 掻痒感 • 血液データ • 痛みの程度・部位 • 創部の状態
術後合併症 痛み	• 発赤・腫脹 • 掻痒感 • 血液データ • 痛みの程度・部位 • 創部の状態
術後合併症 不整脈	• 頻脈・徐脈の有無・動悸の有無 • 心電図波形 • 血液データ • 水分摂取量 • 尿量

疾患のココに注意！

- 心房中隔欠損症は、心房中隔が閉鎖しない状態で、**一次孔開存と二次孔開存**がある。
- 比較的予後は良好で、乳幼児では症状がないことが多いため、成人になって診断される先天性心疾患の中では、最多である。近年では心臓外科手術よりも**カテーテル治療（経皮的心房中隔デバイス閉鎖術）**を行うことが多くなっている。

看護ケア

- 点滴・内服管理する場合
  - 気泡混入のないルート管理
  - 血栓予防として抗凝固薬投与の場合、出血に注意

- 安静と安楽な体位の工夫
- 精神的サポート ❶
- 安静度に応じた遊びの工夫

ドレーン異常
ドクターコール❶

- 閉塞予防
  - ドレーンチューブのミルキング
- 自己抜去予防 ❷
  - チューブを腹部に固定
  - 体幹抑制の検討

カテーテル治療後出血
ドクターコール❷

- 出血予防 ❸
  - 創部の観察
  - 創部を触らないように説明
  - 掻痒感があれば冷罨法

- 感染予防対策
  - 創部の観察
  - 抗菌薬投与
  - 清潔ケア
  - 創部を触らないように説明
- 疼痛コントロール
  - 鎮痛薬の使用
  - 冷罨法
  - 安楽な体位の工夫

- 抗不整脈薬投与
  - 内服、点滴管理
  - モニター管理
  - 水分制限
  - 尿量測定

先輩ナースより❶

小学生の患児が多く入院してきます。術前は不安が大きく、泣いたり眠れなかったりします。話を聞き、精神的サポートをしていきましょう。手術説明は発達段階によって方法を変えることも大事です。

先輩ナースより❷

ドレーン抜去に気づいたら、あわてず応援を呼び、抜去部にガーゼを当て刺入部を押さえ閉塞しましょう。

先輩ナースより❸

カテーテル治療後は3時間体幹抑制をしたり、翌日まで穿刺部を圧迫固定しています。圧迫を嫌う患児が多いので、好きなDVDやおもちゃで気をまぎらわしましょう。
不隠状態が続く場合は、医師に相談します。

★★☆
急変・重症化リスク

先天性心疾患　チアノーゼ　運動時の蹲踞（そんきょ）

30 ファロー四徴症（TOF）
tetralogy of Fallot

ドクターコール ❶

長時間の啼泣、努責によりスペル発作が起きる可能性がある。チアノーゼ疾患は普段、SpO_2値80～90%であり、啼泣すると50～60%に低迷するため注意が必要。すぐ医師に報告し、酸素吸入、胸膝位を実施する。

ドクターコール ❷

シャント血流が少ないと低酸素血症になる可能性がある。完全に閉塞が起きると急激に悪化する。シャント閉塞解除術が必要なため、すぐに医師に報告する。

ドクターコール ❸

術後、急激な血流増加で心停止が起きる可能性がある。術後早期は血管抵抗、シャント内血栓形成などにより血流量が不安定のため注意する。

ドクターより ❶

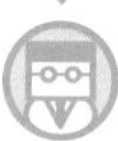

外科的修復術後の遠隔期に心室頻拍による突然死をきたすことがあります。定期的な心電図診断だけでなく、血行動態と運動耐容能を評価したうえで、不整脈治療を行います。

症状 ❶

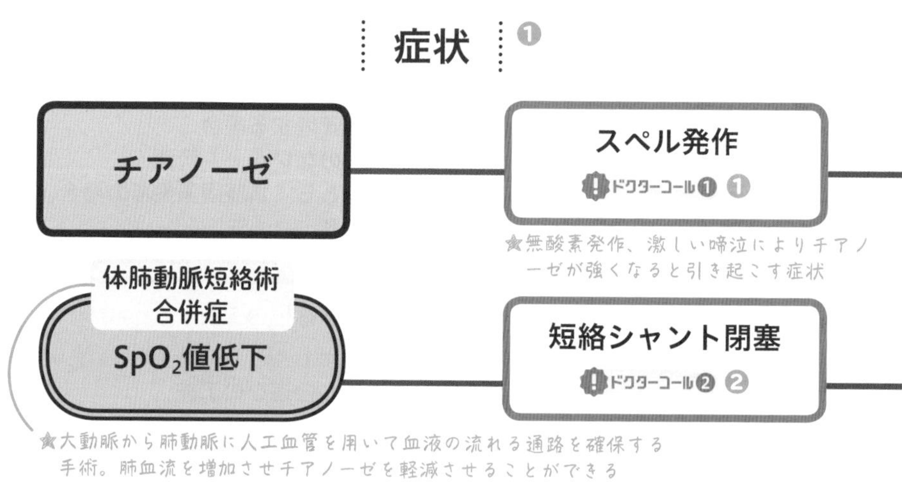

MEMO

ファロー四徴症とチアノーゼ

ファロー四徴症では、運動や排便などによりカテコラミンが大量に分泌され、右室流出路心筋の過収縮が起こり、肺動脈狭窄がさらに悪化し、肺動脈への血流が減少する。結果、静脈血が右室から心室中隔欠損を通って左室→大動脈に流れることで、チアノーゼが起こる。「蹲踞の姿勢」をとることで、下肢動脈の血管抵抗を増加させ、右室から大動脈への血流量が減少し、相対的に肺動脈に血液が流れ、チアノーゼは改善する。

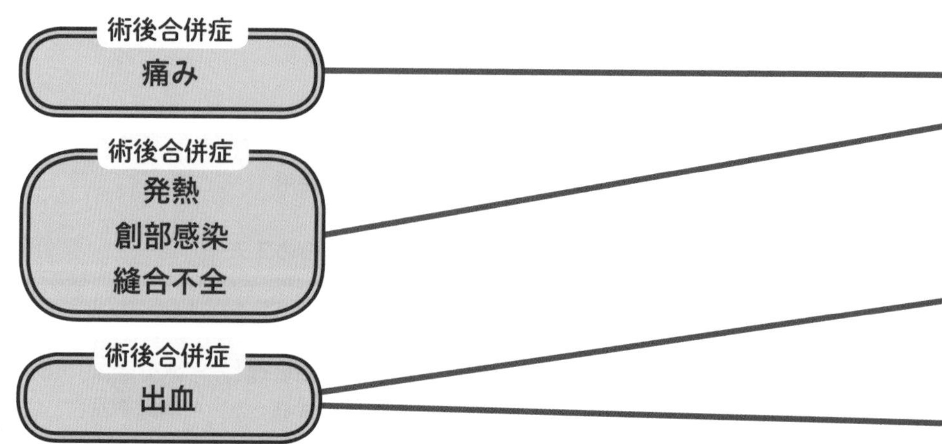

疾患のココに注意！

- ファロー四徴症は**肺動脈弁狭窄、心室中隔欠損、大動脈騎乗、右室肥大**を呈する先天性心疾患である。生後まもなく**チアノーゼ**をきたすことが多く、チアノーゼが６か月以上続くとばち指を呈する。
- ファロー四徴症では、外科的治療をしないと１年生存率は75％、３年生存率は60％、10年生存率は30％といわれている。

観察項目	看護ケア ❸
• SpO_2値 • 四肢冷感 • 顔色・皮膚色 • 排便状況 • 哺乳量 • 呼吸状態 • 体重増加不良 • バイタルサイン • 血液データ • 心エコー所見	• 排便コントロール • 長時間泣かせない • ミルク哺乳時の呼吸状態を観察 • 無理に哺乳させない • 体重測定 • 尿量測定 • モニター管理 • 家族にスペル発作時の説明
• SpO_2値 • シャント音の有無 • チアノーゼの有無	• モニター管理 • シャント音聴取
• 呼吸様式 • 咳嗽・喘鳴・血痰 • 血圧低下・チアノーゼ • 悪心・嘔吐 • 頸動脈怒張・腹部膨満 • 排便状況 • 浮腫 • 哺乳量低下 • 体重増加・尿量減少	• モニター管理 • 内服、点滴管理 • 水分測定 • 尿量測定 • 体重測定 • 排便コントロール • 長時間泣かせない
• 長時間啼泣 • 創部の状態（発赤・腫脹・浸出液） • 血液データ	• 疼痛コントロール 　・鎮痛薬・鎮静薬の使用 　・安楽な体位の工夫 　・患児が好きなおもちゃで遊びを提供 　・好きな音楽をかける • 術後感染予防 　・清潔ケア 　・創部の観察 • 発熱がある場合 　・冷罨法 　・解熱薬使用 　・点滴、抗菌薬投与
• ドレーン挿入中：排液量・性状・色調・排液パターン、挿入部異常 • 血液データ	• 閉塞予防 　・ドレーンチューブのミルキング • 自己抜去予防 　・腹部に固定 　・体幹抑制の検討
• 創部状態：ガーゼ汚染、色調 • 血液データ	• 出血予防 　・創部の観察 　・創部を触らないように説明 　・掻痒感があれば冷罨法

先輩ナースより❶

スペル発作は採血やルート確保時も注意が必要です。そのため、モニター や 酸 素、BVMの準備をしておきましょう。

先輩ナースより❷

体肺動脈短絡術は乳児期早期までに行い、乳児期後期から幼児期に根治術を行います。体肺動脈短絡術後から根治術までの自宅療養中はシャント管理や心不全徴候を家族に説明し、異常の早期発見ができるよう指導しましょう。

先輩ナースより❸

急変時、家族は動揺し恐怖心があります。看護師は親に寄り添って、感情を表出しやすいように援助しましょう。

★☆☆
急変・重症化リスク

生活習慣病 塩分過剰摂取 喫煙

31 高血圧症

ドクターコール

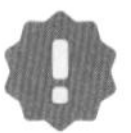

血圧が非常に高くなり（180/120mmHg以上）、脳・心臓・腎臓・大血管などに重篤な障害が急速に生じ、致命的となることがある。高血圧緊急症、高血圧脳症、急性大動脈解離を合併した高血圧症、急性冠症候群の鑑別が必要である。

ドクターより❶

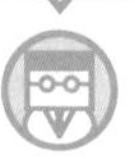

高血圧症では降圧薬服用の有無にかかわらず、生活習慣の改善を心がけることが必要です。減塩、運動、適正体重の維持などが大切です。

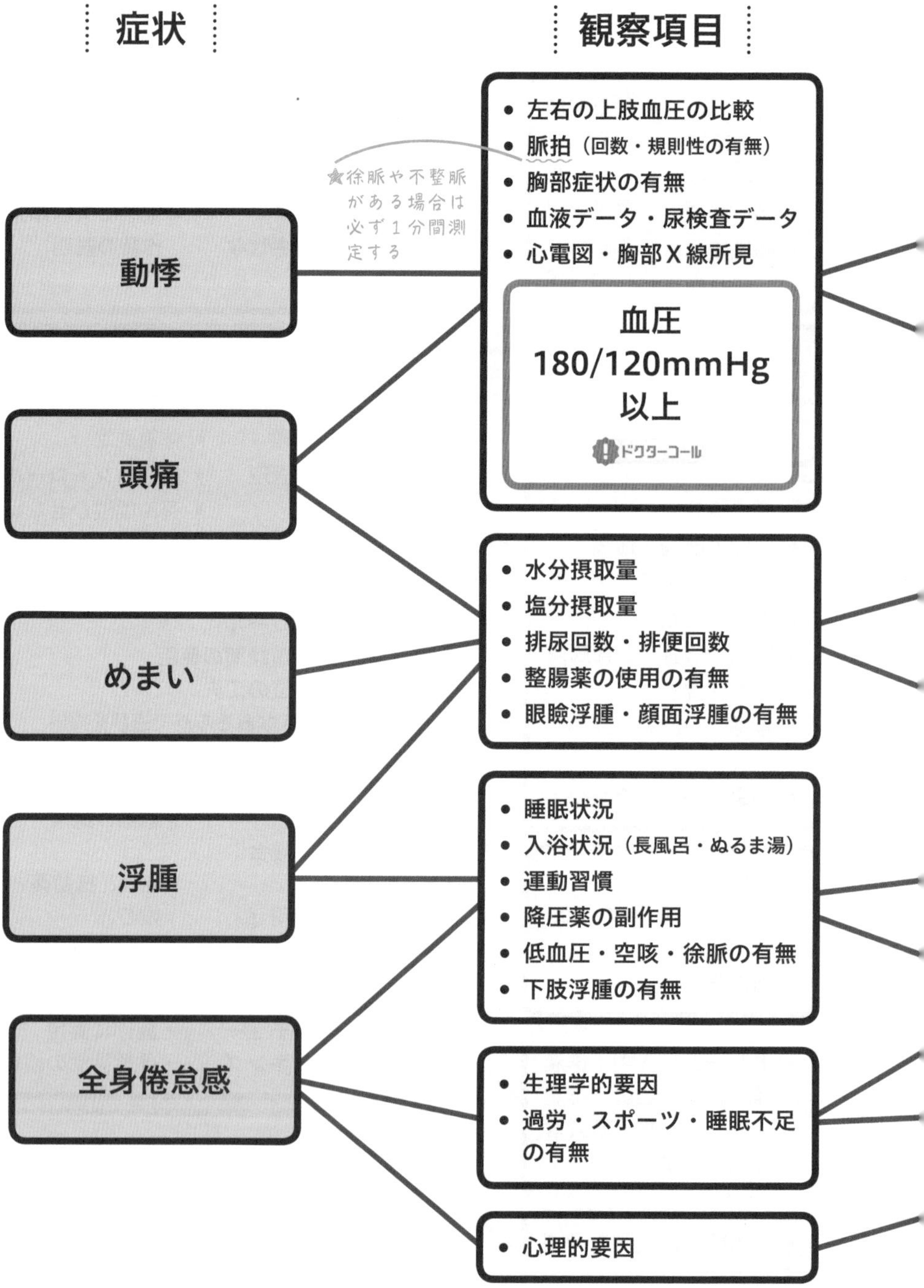

症状

- 動悸
- 頭痛
- めまい
- 浮腫
- 全身倦怠感

観察項目

- 左右の上肢血圧の比較
- 脈拍（回数・規則性の有無）
- 胸部症状の有無
- 血液データ・尿検査データ
- 心電図・胸部X線所見

★徐脈や不整脈がある場合は必ず1分間測定する

血圧 180/120mmHg 以上 ドクターコール

- 水分摂取量
- 塩分摂取量
- 排尿回数・排便回数
- 整腸薬の使用の有無
- 眼瞼浮腫・顔面浮腫の有無

- 睡眠状況
- 入浴状況（長風呂・ぬるま湯）
- 運動習慣
- 降圧薬の副作用
- 低血圧・空咳・徐脈の有無
- 下肢浮腫の有無

- 生理学的要因
- 過労・スポーツ・睡眠不足の有無

- 心理的要因

疾患のココに注意！

- 高血圧症とは、診察室において繰り返し血圧を計測しても正常より高い場合をいう。
- **最高血圧が140mmHg以上、または、最低血圧が90mmHg以上であれば、高血圧症と診断される。**

看護ケア

- **安静の保持・体位の工夫**

- **生活習慣教育 ❶**
  - **減塩（塩分摂取6 g未満）**

★高齢者は減塩指導が食欲不振や脱水につながる場合があるため注意

  - **野菜の積極的摂取**

★脂質やコレステロール、飽和脂肪酸の摂取を控える

  - **魚の積極的摂取**
  - **BMI（体重kg÷身長m＜25）**
  - **禁煙**
  - **節酒（エタノール換算で男性20～30mL/日以下、女性10～20mL/日以下）**
  - **運動不足の解消（心疾患のない患者対象）**

★散歩などの有酸素運動を中心に定期的に行う（1回15～30分程度）

- **服薬指導 ❶**

★服薬を継続できるように、起こりうる副作用や対処法を十分説明する

- **セルフモニタリング指導**
  - **家庭血圧の定期的な測定を促す ❷**
  - **測定方法や測定時間は一定にする ❸**
  - **肥満傾向の患者には体重測定を勧める**

先輩ナースより❶

高血圧治療に必要な薬を正しく服用できているか、定期的な確認が必要です。降圧薬ではふらつきなどの症状のため、利尿薬では何回もトイレに行きたくなるため、服用を自己中断してしまうケースもあります。

先輩ナースより❷

診察室で測定した血圧と診察室外で測定した血圧は、必ずしも一致しないので注意が必要です（白衣血圧・仮面血圧）。高血圧症の場合は家庭血圧測定の重要性を指導しましょう。

先輩ナースより❸

血圧測定時の注意点を理解してもらいましょう。

- 測定前は喫煙・飲酒・カフェイン摂取は行わない
- 排尿を済ませ、服薬前の決まった時間に測定し記録する
- 血圧値は変動しやすいため一喜一憂しない

急変・重症化リスク

動脈疾患　無症状で経過　破裂による疼痛

32 大動脈瘤

ドクターコール❶

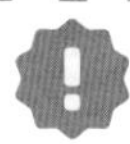

ショック状態・血痰・吐血・喀血などの症状は大動脈瘤破裂を疑う。
至急、ドクターコールして応援を呼び、救命処置を開始する。その後、緊急手術に備える。

ドクターコール❷

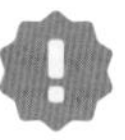

胸痛や腹痛が激痛の場合、大動脈瘤破裂を疑う。
至急、ドクターコールして応援を呼び、救命処置を開始する。その後、緊急手術に備える。

ドクターより❶

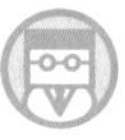

大動脈瘤は症状出現時には破裂した状態となり、命を失ってしまいます。症状がない状態で手術を施行しなければならず、患者さんの判断に委ねるところになります。大動脈瘤の部位によっては、侵襲の少ないカテーテルを用いたステントグラフト内挿術も可能です。

症状 ❶

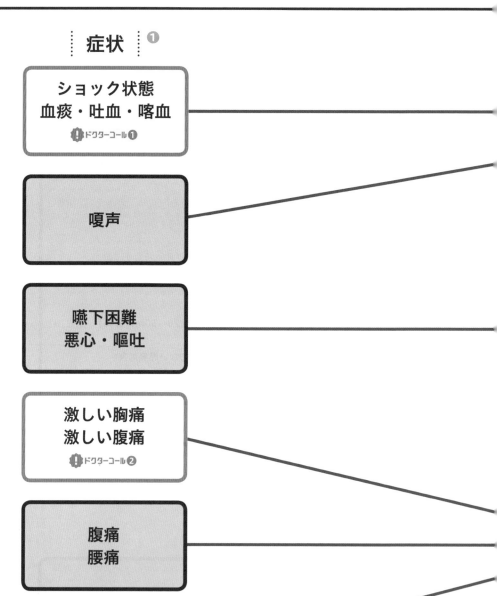

ショック状態
血痰・吐血・喀血
ドクターコール❶

嗄声

嚥下困難
悪心・嘔吐

激しい胸痛
激しい腹痛
ドクターコール❷

腹痛
腰痛

腹部違和感
跛行
（拍動性腹部腫瘤）

疾患のココに注意！

- 大動脈瘤は、大動脈の壁の一部が全周性、または局所性に（径）拡大または突出した状態をいう。**大半が無症状**であり、**画像検査にて偶発的に**診断されることが多い。
- 大動脈瘤では、拡大速度が速い場合には、無症状でも外科的治療を行うことがある。

観察項目	看護ケア
・嗄声の有無・程度 ・咳・呼吸困難の有無 ・呼吸回数・深さ ・喘鳴の有無 ・むせ・誤嚥の有無 ・顔面浮腫 ・SpO_2値 ・胸部X線所見	・酸素投与 ・呼吸しやすい体位の工夫
・嚥下困難の有無・程度 ・食事形態 ・食事摂取量 ・悪心・嘔吐の有無 ・排便回数・排尿回数 ・CT所見 ・経食道エコー所見	・食事形態の調整 ・輸液管理
・腹部違和感 ・胸痛・腹痛・腰痛の有無・程度 ・下肢しびれ感の有無 ・跛行の有無 ・末梢冷感・左右差 ・末梢動脈の触知・強弱の左右差	・血圧コントロール❶ 　・安静度に合わせた日常生活の援助 　・内服薬の管理 　・排便コントロール（努責回避） 　・ストレスの軽減（傾聴） 　・禁煙 　・寒暖差に注意 ・疼痛コントロール❷

先輩ナースより❶

努責を回避するため、排便は軟便程度でコントロールできるように水分摂取や緩下剤の使用など考慮します。また、冬季の入浴・シャワー浴などは脱衣所と浴室の寒暖差に注意しましょう。

先輩ナースより❷

痛みがあると、さらに血圧は上昇し動脈瘤の拡大をまねきます。できるだけ早く痛みを緩和し、瘤の拡大をおさえましょう。激痛のときは、すぐに緊急コールをかけて人手を集めましょう。救命処置・緊急手術の準備など、手分けして行います。

★★★
急変・重症化リスク

動脈疾患　胸背部の激痛　突然死

33 急性大動脈解離

ドクターコール ❶

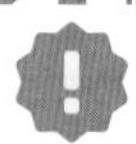

上行大動脈に解離があるものはスタンフォードA型で緊急手術が必要となる。大至急応援を呼び、症状を観察し、ドクターコールする。救命処置を開始し、同時に除痛・緊急手術の準備もする。数名で手分けして行う。

ドクターコール ❷

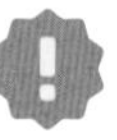

意識消失は脳虚血を疑う。

ドクターコール ❸

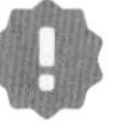

突然発症する激しい腹痛の場合、腸間膜虚血を疑う。
数時間で腸管壊死に陥る。一時的に痛みが軽減しても経過推移のみで重症度を判断せず、すぐに医師に報告する。

ドクターより ❶

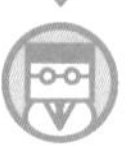

上行大動脈解離の場合、心臓にまで障害を起こすことがあり、大動脈閉鎖不全症、急性心筋梗塞症、心タンポナーデを合併することがあります。

症状 ❶

突然の胸背部の激痛
（進行に伴って下方に移動）
ドクターコール❶

意識消失
ドクターコール❷

激しい腹痛
ドクターコール❸

疾患のココに注意！

- 急性大動脈解離とは、大動脈壁が中膜のレベルで突然２層に剥離し、大動脈の走行に沿って裂けて二重の腔になった状態をいう。解離そのものによって生じる**疼痛・失神**と、解離が生じたことによって起こる合併症がある（**破裂・出血、循環障害**）。
- 急性大動脈解離では、解離を起こした部位によっては緊急手術が必要なことがある。

観察項目

- 胸痛・背部痛の有無・程度
- 胸部X線所見
- 造影CT所見
- 心電図（心筋梗塞との鑑別）
- 血圧（左右差）（心タンポナーデのときは血圧低下）
- 脈拍の強さ
- 心雑音の有無
- 心エコー所見
- 呼吸回数・深さ
- 喘鳴の有無
- SpO_2値
- 呼吸困難の有無

- 心窩部痛
- 腹痛・腹部不快
- 悪心・嘔吐
- 腸蠕動音の異常の有無（グル音など）
- 排ガス・排便の有無
- 腹膜刺激症状
- 血液データ（AST・CPK・LDHの上昇）
- 血液ガスデータ（代謝性アシドーシス）

看護ケア

- 血圧コントロール
  - 安静度に合わせた日常生活援助
  - バルンカテーテル挿入
  - 薬剤の管理
  - 輸液管理 ❶

- 疼痛コントロール ❷
  - モルヒネなどの使用

- 緊急手術の準備
- 酸素投与
- 不安の軽減

- 日常生活の援助 ❸
  - 服薬指導
  - 食事指導（コレステロール注意）
  - 排便コントロール（努責回避）
  - ストレスを減らす
  - 禁煙
  - 寒暖差注意

先輩ナースより❶

解離の進行をくい止めるために、収縮期血圧を100～120mmHgで保ちます。厳重な薬剤管理のためにシリンジポンプや輸液ポンプを使用します。普段からME機器の取り扱いに慣れておきましょう。

先輩ナースより❷

痛みがあると、さらに血圧は上昇し動脈解離の進行をまねきます。
できるだけ早く痛みを緩和し、解離の拡大をおさえましょう。

先輩ナースより❸

自己判断で薬を中断しないように患者さんに必要性を理解してもらうことが大切です。
努責による血圧上昇を回避するため、排便は軟便程度でコントロールできるように水分摂取や緩下剤の使用など考慮します。
冬季の入浴・シャワー浴は脱衣所と浴室の寒暖差に注意しましょう。

★★☆
急変・重症化リスク

間欠性跛行 下肢疼痛 喫煙

34 閉塞性動脈硬化症（ASO）

arteriosclerosis obliterans

ドクターコール

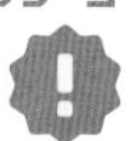

動脈硬化が原因で血管が狭く血流が悪くなるため、他の血管疾患を合併している可能性がある。狭心症や心筋梗塞、脳梗塞などを起こすこともあり、異常発見時にはすぐ医師に報告する。

ドクターより①

ASOに対してカテーテル治療を施行することが多くなりましたが、術後の再狭窄が問題になっていました。最近では、再狭窄を予防するための、薬物溶出性バルン、薬物溶出性ステント、下肢動脈用ステントグラフトなどの新規デバイスを用いることで、再狭窄が少なくなっています。

症状

下肢の冷感
しびれ
間欠性跛行

安静時に下肢の痛み
潰瘍形成
（重症虚血肢）
ドクターコール

観察項目

- 歩行時の下肢の痛み
- しびれ出現の有無
- どの程度の歩行時間・距離で出現するのか
- 左右どちらか一方か両下肢か
- 筋肉のだるさ
- こむら返り
- 下肢のほてり感・冷感
- 下肢の色調の変化
- 足関節上肢血圧比（ABI）
- 喫煙歴

★痛みの部位で狭窄部分が予測される

- 皮膚の抵抗力
- 下肢の水疱形成の有無
- 表皮剥離
- 切り傷・ひっかき傷
- 化膿部分の有無
- 皮膚の乾燥
- 踵の肥厚・ひび割れの有無
- 潰瘍形成の有無
- 悪臭・汚れ
- 爪の変形・肥厚
- うおのめ（鶏眼）・たこ（胼胝）

- 大腿動脈・膝窩動脈・足背動脈・後脛骨動脈などの血圧の左右差
- ドップラーで拍動聴取

MEMO

閉塞性動脈硬化症（ASO）の重症度：Fontaine分類

程度	症状
Ⅰ度	無症状または下肢の冷感、しびれ
Ⅱ度	間欠性跛行
Ⅲ度	安静時における下肢の痛み
Ⅳ度	下肢の皮膚潰瘍、下肢壊疽

・初期症状では指趾の冷感やしびれを自覚する。
・間欠性跛行は一定距離を歩行すると下肢に痛みが出現し、歩行を中止して休むと回復して歩けるようになる。
・不快な症状として、筋肉のだるさ、痛み、こむら返りなどが起こる。

疾患のココに注意！

- 閉塞性動脈硬化症とは、下肢動脈が動脈硬化などで細くなったり、詰まったりすることにより十分な血流が得られなくなる状態をいう。
- 血管の閉塞により、**安静時疼痛や潰瘍・壊死を起こした状態は、「重症虚血肢」**といわれており、血液を足先に流すような治療を行わない限りは、切断肢になることが多い。

看護ケア ❶

- **立ち上がり、歩行に注意**
- **転倒転落予防（環境整備）**
- **疼痛コントロール**

- **禁煙指導（ニコチンガムやパッチ、禁煙外来の紹介）**

- **フットケア**
  - **下肢の観察を十分に行う** ❶
  - **下肢の清潔を保ち保温する**
  - **下肢の締めつけは痛みを助長するため、足に合わせた靴、締めつけない靴下を選択する**
  - **深爪を避ける**

- **運動療法** ❷
  - **疼痛管理を行い、早期に歩行できる環境整備**

★痛みが原因で歩こうとしない場合も多い

- **薬物療法**
- **疼痛コントロール**

★痛みを伴うため、軽減・改善できるよう支援する。痛みの程度はペインスケールなどを用いて評価する

- **血行再建術**

先輩ナースより❶

小さな病変、傷から急速に重症化（重症下肢虚血）することがあります。フットケア時は観察しやすい状況なので、ケアだけにとらわれず、観察を十分に行いましょう。

先輩ナースより❷

歩行により狭窄している動脈以外の血管の血流を増やし、血行を改善します（側副血行路の発達）。しかし痛みを伴うまで歩行しては逆効果であるため、症状が出る前に休みながら歩行するように指導しましょう。

★★☆ 急変・重症化リスク

右心不全　労作時呼吸困難

35 肺高血圧症

先輩ナースより❶

肺動脈性肺高血圧は進行性で初期は無症状ですが、労作時呼吸困難などの自覚症状を訴えるころには、比較的進行していることが多いです。
進行に伴い右心不全の出現や心拍出量が低下することで軽度の労作でも失神発作を起こすことがあります。

ドクターコール❶

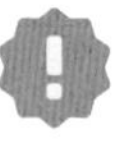

呼吸不全、右心室の悪化による急性増悪は予後不良となる。バイタルサインと心電図波形、胸腹部観察とともに意識レベルの変化をすみやかに観察し、医師に報告する。

ドクターコール❷

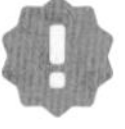

肺高血圧が高度になり右心不全に至ると血液循環がさらに悪くなる。
症状で急性増悪があれば医師に報告する。

症状 ❶

- 労作時息切れ
咳嗽
易疲労感
- 失神
（脳血流量低下）
ドクターコール❶
- 動悸
胸痛
- 尿量低下
浮腫
（腎血流量低下）
- 頸静脈怒張
（右心不全）
ドクターコール❷

観察項目

- SpO_2値
- 呼吸数・努力呼吸の有無
- チアノーゼ・咳嗽
- 起座呼吸の有無
- 労作時の息切れの有無
- 痰の性状
- 意識レベル

- 不整脈の有無
- 心電図変化（肺性P波、右心肥大）

- 下肢の浮腫
- 体重増加
- 排尿回数・量
- 水分摂取量
- IN-OUTバランス

- 呼吸数
- 努力呼吸
- 呼吸困難
- 咳嗽
- 腹部膨満
- 食欲不振
- 悪心・嘔吐

（以上）の有無

- 浮腫の程度
- 尿回数・量
- 心エコー所見

疾患のココに注意！

- 肺高血圧症とは、何らかの原因で肺動脈が狭くなったり硬くなったりして、血流が悪くなり、肺動脈の血圧が高くなることをいう（**安静時平均肺動脈圧25mmHg以上**）。結果として、心臓と肺の機能障害をもたらす予後不良な疾患である。
- 肺高血圧症は原因により、**肺動脈性、左心疾患に伴うもの、肺疾患に伴うもの、慢性血栓閉塞性、多因子が原因となるもの**の５つに分類されており、それぞれで治療法が異なる。

看護ケア ❶

- **安静度に合わせた日常生活援助**
  - **清潔援助（患者の状態に応じて介助の程度を変える）**
  - **排泄援助（安静度に応じたトイレへの移動介助）**

★排便時努責による血圧上昇や心拍数の増加は心負荷を増加させるため、緩下剤で調節する
★浣腸は、胸腔内圧を高め心負荷となるためできるだけ避ける

スワンガンツカテーテル挿入

在宅酸素療法（HOT）を導入している場合
- **酸素供給機器の取り扱い指導**

★適切な酸素飽和度が維持され、チアノーゼや呼吸困難などの症状がなく、正しく安全に取り扱えるよう指導が必要

- **水分・塩分制限**

★利尿薬投与されている場合は脱水・電解質異常の観察を行う

- **苦痛の軽減**
  （ベッドをギャッジアップしたり、枕を挿入するなど）
- **安楽な体位の工夫**
  （起座呼吸は静脈還流を減少させて肺の換気量を増やす）

★仰臥位では腹部・下肢からの静脈還流が増加し肺動脈圧がさらに上昇、呼吸困難が悪化しやすい

- **患者指導**
  - **症状の早期発見が重要（労作時呼吸困難、倦怠感、胸痛、失神発作、食欲不振、悪心・嘔吐、顔面・下肢浮腫など）**
  - **尿量低下・体重増加などのセルフモニタリング**
  - **過度な運動・禁煙や水分・塩分制限に注意**
  - **服薬管理** ❷

ドクターより❶

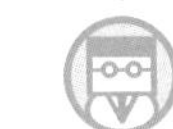

肺高血圧症に対して、通常は薬物療法が中心となりますが、近年、慢性血栓塞栓性肺高血圧症に対してバルン肺動脈形成術が行われ、良好な治療成績となっています。

先輩ナースより❷

エポプロステール在宅持続静脈療法を導入している場合は、以下の指導が必要です。
- 在宅用輸液ポンプの自己管理
- トラブル対処法
- 長期留置用中心静脈カテーテルの自己管理
- カテーテルの挿入部やその周囲の感染徴候の観察

★☆☆
急変・重症化リスク

クモの巣状・網目状の瘤　女性に多い　自然治癒しない

36 下肢静脈瘤

症状

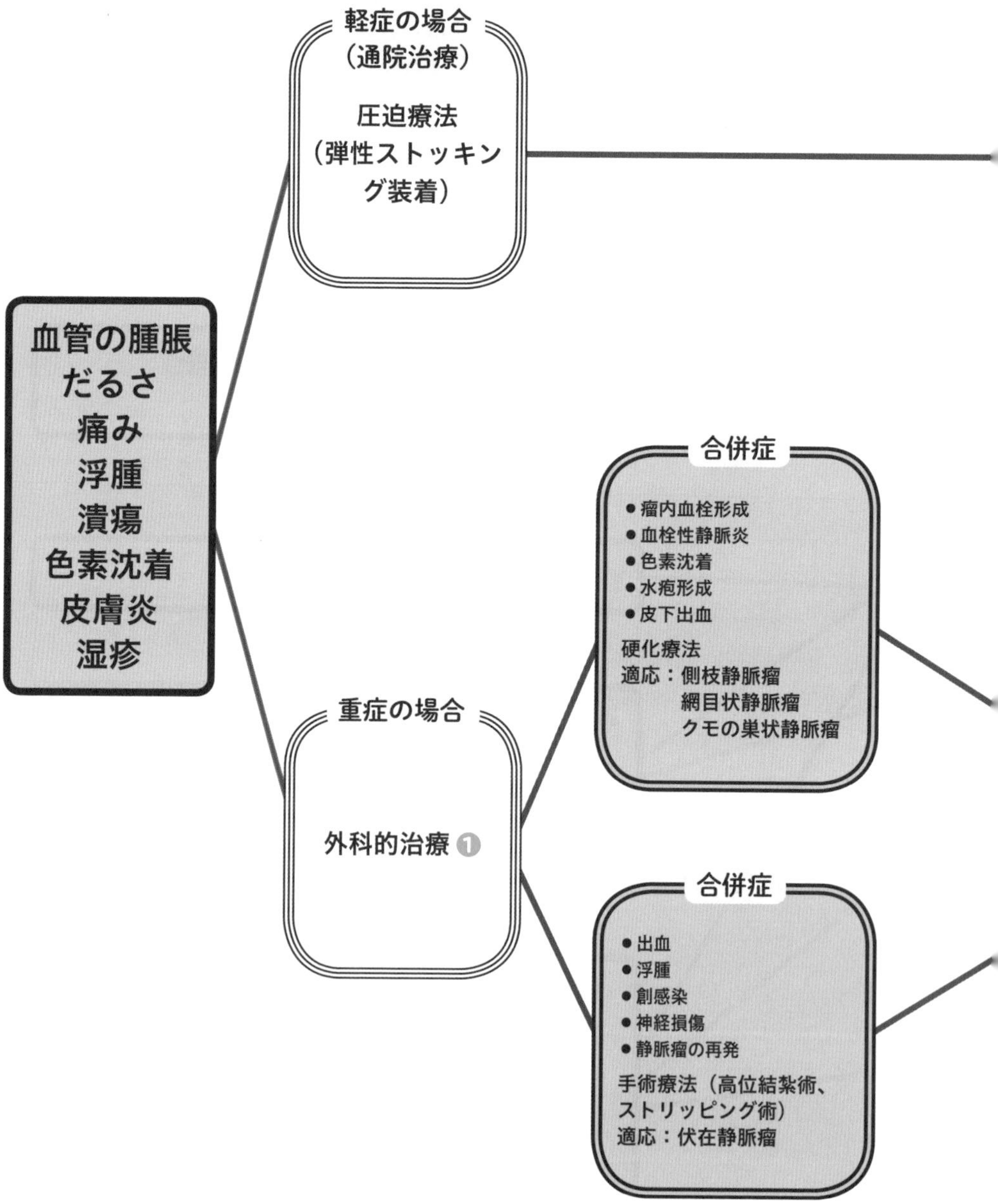

血管の腫脹
だるさ
痛み
浮腫
潰瘍
色素沈着
皮膚炎
湿疹

軽症の場合（通院治療）

圧迫療法（弾性ストッキング装着）

重症の場合

外科的治療 ❶

合併症

- 瘤内血栓形成
- 血栓性静脈炎
- 色素沈着
- 水疱形成
- 皮下出血

硬化療法
適応：側枝静脈瘤
　　　網目状静脈瘤
　　　クモの巣状静脈瘤

合併症

- 出血
- 浮腫
- 創感染
- 神経損傷
- 静脈瘤の再発

手術療法（高位結紮術、ストリッピング術）
適応：伏在静脈瘤

ドクターより❶

大伏在静脈が原因で静脈瘤ができている場合には、静脈除去術や血管内レーザー焼灼術が施行されます。小伏在静脈が原因の場合には、高位結紮術を施行します。

疾患のココに注意！

- 下肢静脈瘤とは、下肢の表在の静脈が何らかの原因で拡張し、瘤状に盛り上がったり、クモの巣や網目状に浮き上がったりする状態をいう。
- 下肢静脈瘤の進行は10年単位であり、重症でない限りは外科的治療を急ぐ必要はない。**重症化すると皮膚潰瘍や血栓症**となり、治療に難渋することが多い。

観察項目

- 症状の増強・程度
- ADLの変化
- 体重（BMI）

看護ケア

- 日常生活を指導
  - 長時間の立位を避ける（職業など考慮。短時間の休憩を入れ、難しいときは足踏みをしたり、歩行を促す）
  - 弾性ストッキング装着（正しいサイズを選別し、外出時や仕事の際は必ず装着する）
  - 就寝時の下肢挙上
  - 下肢の清潔と外傷予防
  - 適正体重の維持（食事指導）

観察項目

- 出血の性状・量
- 皮下出血斑
- 痛みの程度
- 血圧低下・頻脈
- 四肢冷感
- 血液データ（Hb・Htなど）
- 左右差、浮腫の有無
- 皮膚状態
- 創部状態（発赤・腫脹・熱感・痛み）
- 発熱
- しびれ
- 感覚異常
- 歩行状態
- 血管怒張部位
- 皮膚の色調

看護ケア

- 痛みのコントロール
  - 鎮痛薬の使用
- 内出血や血腫の予防（術後早期）
  - 創部皮下出血形成がある場合は、術後一時的なものであることを説明
- 下肢の安静と浮腫の予防 ❶（術後早期～術後１か月以上）
  - 臥床時は患肢を挙上し、長時間の立位を避ける
- 弾性ストッキング装着（術後３日～１か月程度）
  - 正しいサイズの選別
- 創感染に注意し、清潔の保持
- 下肢挙上による腓骨神経麻痺に対する注意
- 日常生活での注意点を理解することで、再発の予防行動を行えるように説明 ❷

先輩ナースより❶

術後早期～術後３日は弾性包帯を巻いていますが、膝ができるだけ曲がらないように歩行や座位に注意が必要です。
抜糸後シャワー浴が可能となり、弾性包帯から弾性ストッキングになります。一般的に弾性ストッキングは１か月程度の装着継続が必要であることを説明しましょう。

先輩ナースより❷

創状態により術翌日の退院が可能であるため、入院時から術後の生活指導が必要です。患者さんの落ち着いた時間帯で指導を行いましょう。
また、退院後、創部の腫れや痛み、内出血の悪化、息切れや呼吸困難などの症状があればすぐに受診を勧めてください。

3

消化管

ここが大事！

消化器それぞれの臓器の解剖生理を理解することが、多様で特徴的な症状の理解につながります。

消化管出血などの急性期疾患と、クローン病や潰瘍性大腸炎などの慢性期疾患があり、急性期には吐下血やショックなどの急変対応や早期発見に努める必要があります。慢性期疾患では、合併症やそれに伴う症状の観察や苦痛症状の緩和、指導など、長期的に患者さんとかかわります。

また、消化器疾患はがん患者さんも多く、早期では内視鏡治療で治療するため合併症の早期発見が重要であり、進行がんでは疼痛に対する緩和治療への介入も必要になります。

消化管疾患の術後は、腹腔内にドレーンが留置されることが多く、ドレーン管理が重要です。また、イレウス症状や排便状態の観察など異常の早期発見と早期離床のためのケアが必要となります。

消化管疾患の患者像

特徴	看護のポイント
急性期疾患には合併症の早期発見や予防が必要になる	●食道静脈瘤破裂や出血性胃潰瘍などは、突然の吐下血により、出血性ショックに至る場合があります。 ●急変時の即座の対応も大切ですが、急変に至る前の腹部症状やバイタルサイン値の変化、コーヒー様残渣の嘔吐や便性状の変化、顔色など、意図的に症状を観察し、事前に発見することが重要です。
慢性期疾患では、合併症に伴う症状の緩和や患者指導が必要	●難病指定されているクローン病などの慢性期疾患は、若年期に発症し一生疾患と付き合っていく患者さんも多いです。病状の進行や寛解期・増悪期などに合わせて観察や治療への援助が必要となります。 ●増悪期には苦痛な症状の軽減や、精神的なサポートも大切です。
早期がんでは内視鏡治療で切除することが可能であるが、合併症の早期発見のための観察が重要	●早期の胃がん・大腸がん・食道がんでは、ESDなどの内視鏡治療で短期入院する患者さんが多いです。 ●侵襲は少ないですが、ESDでは出血や穿孔のリスクがあり、創部が目に見えないぶん、バイタルサイン値や顔色、便性状や腹部症状を注意深く観察しましょう。
人工肛門（ストーマ）を造設するケースもある	●ストーマ造設のためのオリエンテーションをはじめ、位置決め（マーキング）、適切なストーマ物品の選択、皮膚トラブルへのケアなどが重要です。 ●患者さんがストーマを受け入れられるよう支援し、自己管理ができるよう指導します。

★☆☆
急変・重症化リスク

胸やけ　酸逆流　プロトンポンプ阻害薬（PPI）

37 胃食道逆流症

ドクターコール❶

胃食道逆流症があると咳嗽や喘鳴が出現し気管支喘息を発症・悪化させる場合があります。事前に既往歴を確認し、発作様症状出現時は、バイタルサイン、呼吸状態を観察し医師に報告する。

ドクターコール❷

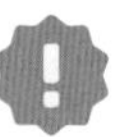

食道炎が悪化すると出血が起こり、少量では黒色便、大量は吐血として出現する。バイタルサインや意識レベル、ショック徴候を観察し、すぐ医師に報告する。

先輩ナースより❶

吐血前は、気分不快、喉や胸の違和感などがあるため、症状が出現した場合は伝えるよう説明しておきましょう。吐血時はショック対応とともに、誤嚥や窒息への注意も必要です。バイタルサインや意識レベルの状況に応じて、誤嚥しない体位にします。

症状 / 観察項目

症状：
- 呑酸（どんさん）
- 気管支喘息発作（ドクターコール❶）
- 胸やけ、咳嗽

観察項目：
- 呼吸困難、咳嗽の有無・程度、痰の性状
- 食事内容・時間、食後の体勢
- 体格、嗜好品
- 腹部膨満感、噯気の有無・回数
- 嗄声、咽頭部違和感・痛み
- 悪心・嘔吐
- 既往歴（胃切除や食道裂孔ヘルニア、喘息など）
- 内服薬の種類（Ca拮抗薬、抗コリン体、亜硝酸薬など）
- 病状や治療に対する理解度

症状：
- 吐血❶（食道炎、食道潰瘍）（ドクターコール❷）

観察項目：
- 頻脈、血圧低下
- 吐血量・性状・状況
- 顔面蒼白、冷汗などのショック症状、意識レベル
- 既往歴、内服薬確認（胃潰瘍、食道静脈瘤、抗血栓薬など）
- 末梢ルート確認
- 体位

疾患のココに注意！

- 主症状は**胸やけや酸逆流症状（呑酸症状）**である。
- **吐血やタール便、貧血**の原因となりうる。
- 主な治療薬は**プロトンポンプ阻害薬（PPI）**である。標準量のPPIを８週間内服しても①食道粘膜傷害が治癒しない and/or ②胃から食道への酸逆流由来と考えられる症状が十分に改善しない場合はPPIの倍量投与や分割投与、消化管運動改善薬やアルギン酸塩、漢方薬が併用される。

看護ケア

- 便秘予防
  - 適度な運動
  - 整腸薬の使用
- 緩下剤の内服、浣腸

- 薬物療法（PPI、H_2ブロッカーなど）②
- 治療や退院後の不明点確認
- 逆流予防、患者指導 ①
  - 暴飲暴食、早食いは避ける
  - 食後は、ファーラー位やセミファーラー位で安静
  - 禁煙、アルコール飲料の制限
  - 適度な運動、肥満予防、低脂肪食、甘い物を控える
  - 腹圧上昇を避ける（前屈位や腹部の圧迫、重い荷物を持つ）
  - 就寝前の飲食は避ける
  - 就寝時、左側臥位や上半身を挙上する（10～20cm程度）

★肥満や高齢で円背、妊婦、便秘の人は腹部全体が圧迫され逆流を起こしやすい。ベルトやコルセットの締めつけも誘因となるため、ゆるめに着用する

- 応援要請、救急カート準備
- 体位調整、誤嚥予防
  （ベッドに臥床させる、顔は横を向かせる）
- モニター管理、末梢ルート挿入
- 口腔ケア（可能な場合）
- 内視鏡検査への出棟準備

先輩ナースより②

PPIは基本４～８週間ほど服用します。慢性疾患のため薬を中断することで症状や食道の炎症が再発する可能性があります。服薬の必要性を説明し、症状改善後も継続できるようにかかわっていきましょう。

ドクターより①

生活指導が重要な疾患です。脂っこい食事を控える、前かがみの姿勢を避ける、食後すぐの臥床を避ける、ギャッジアップで体位を保つ、夕食後から就寝まで３時間以上空ける、など患者さんとコミュニケーションをとって生活指導をしてください。

★☆☆
急変・重症化リスク

胃食道逆流症 胃内容物逆流 胸痛 嵌頓 捻転

38 食道裂孔ヘルニア

症状

悪心・嘔吐

胸やけ
胃もたれ
（胃食道逆流症）
（逆流性食道炎）

突発的な
みぞおちの痛み
胸痛 ❶
ドクターコール❶

ドクターコール ❶

軸捻転や嵌頓をきたした場合、胃の壊死や大腸や小腸など他の臓器の血流障害を起こす。
突発的なみぞおちの痛みや胸痛は外科的治療の適応になり、緊急手術になる場合もある。

MEMO

胸痛が出現する主な疾患
・肋間神経痛
・逆流性食道炎
・帯状疱疹
・急性胸膜炎
・心筋梗塞、狭心症
・急性大動脈解離
・肺塞栓症
・緊張性気胸

先輩ナースより ❶

胸痛が出現する疾患との鑑別が必要です。随伴症状を観察し、アセスメントしましょう。

疾患のココに注意！

- 無症状例が多いが、胃内容物の逆流や食道内の酸排出の遅延により、**胃食道逆流症**の原因となる。
- ときに**胸痛、腹部膨満、げっぷ、嚥下困難**をきたすことがある。
- 高度な食道裂孔ヘルニアでは**嵌頓や捻転**をきたし、手術適応となる。

観察項目	看護ケア
• 悪心の程度 • 食欲不振 • 嘔吐の回数・吐物の性状 • 血液データ（Na・K・Cl・Mg・Ca） • 脱水症状（めまい・頭痛・意識レベル低下）	• 症状緩和：内服、注射、坐薬の投与 • 嘔吐時の対応 ・ガーグルベースンの準備 ・うがいの介助 ・汚染した寝衣、シーツの交換 ・点滴管理 ★脱水・電解質異常があれば輸液投与
• 胃部症状（胃痛・腹部膨満など） • 食事・水分摂取量	• 内服管理：プロトンポンプ阻害薬（PPI）投与 • 患者指導（食事の調整）❶ ・就寝3～4時間前の過食や高脂肪の食事を避ける ・禁煙 ・チョコレート、アルコール、コーヒーなどのカフェイン含有飲料を避ける ・ペパーミントオイルやスペアミントオイルを避ける ・炎症が存在する場合は酸性食品や香辛料が効きすぎた食品を避ける ・食事の直後は臥位や激しい活動を避ける ★ときに食後は窮屈な衣類の着用を避ける
• 胸痛の程度 • 冷汗 • 呼吸困難 • 悪心 • 血圧の左右差 • 発熱 • 歩行や食事による悪化	• 疼痛コントロール（鎮痛薬の使用） • 温罨法 • 安楽な体位の工夫 • 不安の軽減❷

ドクターより❶

胃食道逆流症（p.80）に準じた生活指導を行ってください（脂っこい食事を控える、前かがみの姿勢を避ける、食後すぐの臥床を避ける、ギャッジアップで体位を保つ、夕食後から就寝まで3時間以上空ける、など）。

先輩ナースより❷

手術が決まれば、術前準備を始めます（除毛・臍処置など）。緊急手術への不安や痛みに配慮して行いましょう。

★★★ 急変・重症化リスク

吐血　肝硬変　門脈圧亢進症

39 食道静脈瘤［内視鏡治療］

ドクターコール❶

食道静脈瘤破裂時は、突然の吐血、出血性ショックを生じる。ただちに医師と他の看護師に応援要請し、末梢血管確保や輸液などを実施する。

ドクターコール❷

吐下血として症状が現れない場合でも、顔面蒼白や冷汗などは出血の徴候の1つである。安静を促しバイタルサインを測定し、医師に報告する。

ドクターコール❸

食道静脈瘤からの出血が少量ずつの場合は、タール便として気づくことがある。バイタルサインを測定し早急に医師へ報告し、採血・点滴・緊急内視鏡検査について確認する。

ドクターより❶

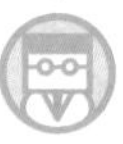

吐血やタール便がなくても、顔面蒼白や循環動態の異常を伴った急性の気分不良が認められたら、静脈瘤破裂の可能性があります。遠慮なくドクターコールを！

硬化療法（EIS）
結紮療法（EVL）

症状

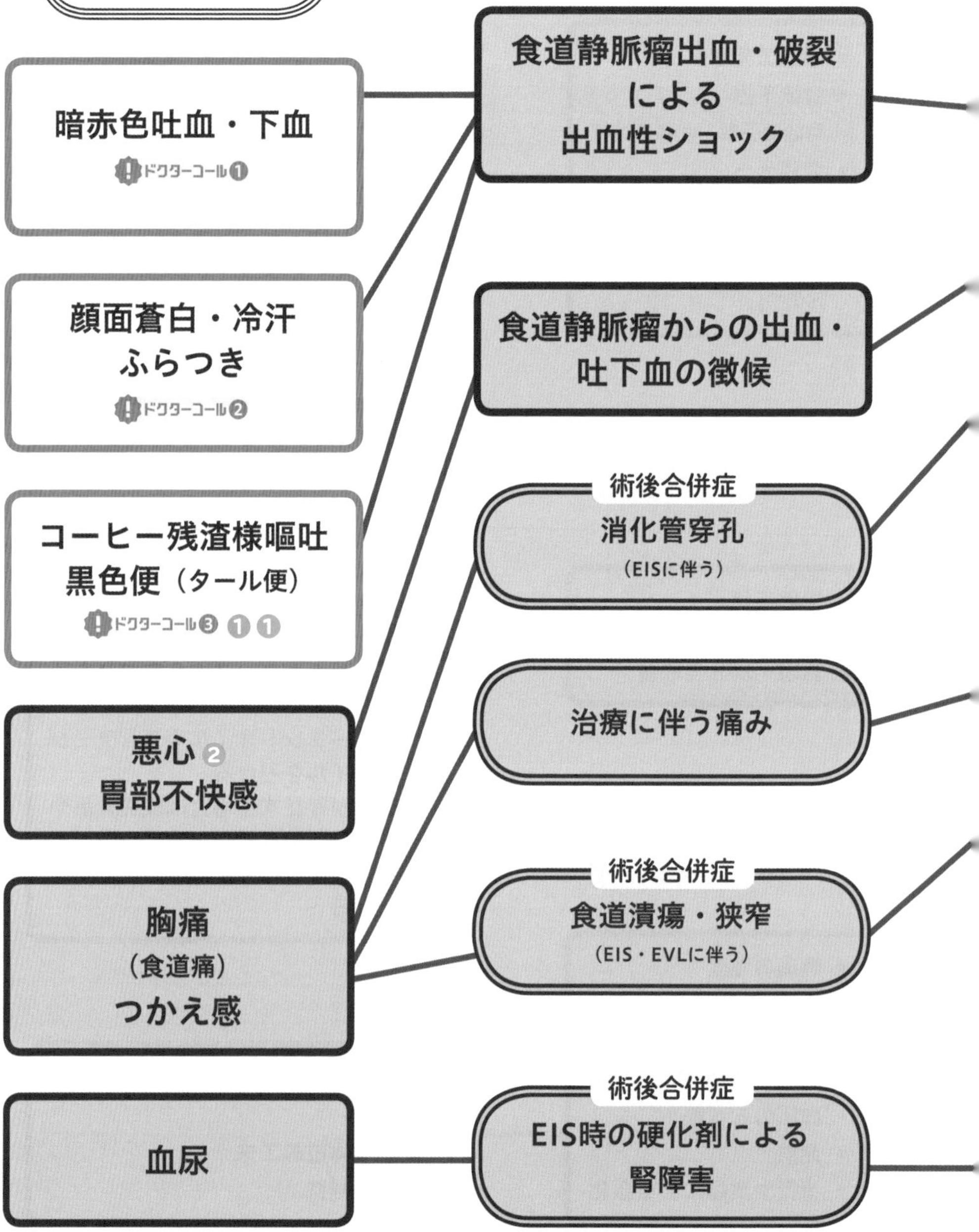

暗赤色吐血・下血 ドクターコール❶

顔面蒼白・冷汗
ふらつき ドクターコール❷

コーヒー残渣様嘔吐
黒色便（タール便） ドクターコール❸ ❶ ❶

悪心 ❷
胃部不快感

胸痛
（食道痛）
つかえ感

血尿

食道静脈瘤出血・破裂による出血性ショック

食道静脈瘤からの出血・吐下血の徴候

術後合併症
消化管穿孔
（EISに伴う）

治療に伴う痛み

術後合併症
食道潰瘍・狭窄
（EIS・EVLに伴う）

術後合併症
EIS時の硬化剤による腎障害

疾患のココに注意！

- 肝硬変症や特発性門脈圧亢進症、肝外門脈閉塞症、バッド・キアリ症候群といった、**門脈圧の亢進をきたす**疾患により食道静脈瘤が形成される。
- **吐血や下血、タール便**の主要な原因疾患の１つである。肝硬変患者にとって、食道胃静脈瘤出血は致命的になりうる。
- 治療は主に**内視鏡治療（EIS：硬化療法、EVL：結紮療法）**が選択される。

観察項目

- 吐下血量・性状・色
- 頻脈・血圧低下・脈拍触知不可・呼吸数低下・SpO_2値低下・意識レベル低下・尿量減少
- 腹部膨満・緊満
- 誤嚥の有無
- 血液データ（凝固因子・血小板・Hb・RBC・腎機能・肝胆道系酵素・血型）

- むせ・嚥下困難
- 悪心・嘔吐
- 便性状
- 食事の形態・摂取量
- 水分摂取状況
- 鎮痛薬の使用状況
- 粘膜保護薬の使用状況
- 血液データ（CRP・WBC・Hb）

- 血尿スケール・尿量
- 硬化薬の使用状況
- ハプトグロビンの使用状況
- 皮膚黄染・眼球黄染
- 尿道留置カテーテル挿入時は閉塞・膀胱不快・下腹部痛の有無
- 血液データ（腎機能・Hb）

看護ケア

- 吸引・下肢挙上・末梢血管ルート確保・輸液
- モニター装着・酸素吸入・救急カート・AED準備
- 家族への連絡・心肺蘇生についての意思確認
- 誤嚥・窒息予防 ③
  - ・吸引準備・顔を横に向ける・胃管挿入準備
- 採血・輸血の準備 ②
- 緊急内視鏡治療・SBチューブの準備
- 尿道留置カテーテル挿入
- 更衣・汚染部清拭・口腔ケア・おむつ装着（血圧値に注意して実施）

消化管穿孔を疑う場合
- X線・CT撮影への搬送
- 緊急手術の準備（絶飲食とする）

疼痛時・食道潰瘍時
- 胃粘膜保護薬で経過観察
- 疼痛増強時は医師に確認し、鎮痛薬使用

食道狭窄時
- 嚥下可能な食事形態（きざみ食・おかゆ・ペースト食などに変更）
- よく噛んで食事摂取するよう指導

EIS時
- ハプトグロビン投与
- 尿道留置カテーテルの閉塞予防にミルキング

先輩ナースより①

食道静脈瘤は、破裂前に予防的治療を行うことが基本です。破裂予防、出血の早期発見のため、タール便・下血時はすぐ知らせるよう患者さんに指導しましょう。

先輩ナースより②

吐血前の徴候として悪心や胃部不快を生じることがあります。顔面蒼白や冷汗、血圧値低下、便性状など、徴候をとらえることが重要です。

先輩ナースより③

吐血時は出血性ショックの対応とともに、誤嚥・窒息に注意が必要です。意識レベル、血圧値の状況に応じて、誤嚥しない体位に促します。

ドクターより②

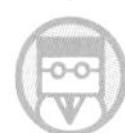

食道静脈瘤破裂をきたした場合、緊急輸血が必要です。静脈ルートはできれば２ルート（最低１ルートは輸血用に18-20G留置針で）の血管確保をお願いします。

★★★ 急変・重症化リスク

嚥下障害　治療後狭窄

40 食道がん

症状	観察項目
胸部違和感	• 飲食時、胸や咽頭部の違和感（チクチク痛む） • 熱い物を摂取したとき、しみる
飲食時のつかえ感 体重減少	• 嚥下時のつかえ感、嚥下・通過障害の状況 • 悪心・嘔吐、脱水、貧血症状 • 食事・水分摂取の方法・量・内容 • 体重、血液データ • 全身倦怠感
胸背部痛	• 発熱、頻脈 • がんの種類、進行度 • 痛みの部位・程度 （フェイススケール、NRSなどで評価） • 鎮痛薬の使用状況・頻度・種類

ドクターコール 1

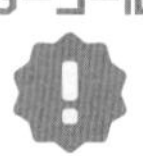

出血が少量の場合、便の色で気づくことがある。大量出血の場合は吐血として出現し、出血性ショックにつながる可能性もある。バイタルサイン、吐血量、ショック徴候を観察し、すぐ医師に報告する。

ドクターより 1

化学放射線療法中の嚥下状態や食事摂取状況、栄養状態は、治療効果や患者さんのQOLに直接関係する重要な情報です。NSTや摂食嚥下チームに積極的にかかわってもらい、担当医にフィードバックして治療の最適化を図りましょう。

疾患のココに注意！

- 主症状は**嚥下障害や嚥下痛**である。「食道のしみる感じ」もよくある訴えである。
- 内視鏡治療としては内視鏡的粘膜剥離術が選択される。**治療後狭窄**をきたすことがあり、食事摂取の問診（嚥下困難の有無など）が重要である。
- 化学放射線治療施行時には、治療に伴う有害事象の発現に留意する。

看護ケア

★食事が摂取できない場合は、高カロリー輸液や経管栄養を選択

- **食事形態の変更** ❶
- **栄養補助食品の活用**
- **栄養指導** ※栄養士に相談
- **食事指導**（一口量少なく、摂取できる物）❶
- **脱水症状や飲水不可能な場合は輸液管理**
- **貧血進行があれば、鉄剤の投与や輸血療法の検討依頼**
- **患者指導**（再発予防の食事指導）

★禁煙、アルコールや熱い食べ物・飲料、辛いものなど食道粘膜を刺激する物は避ける。野菜や果物を中心にバランスのよい食事を摂取する

出血
ドクターコール❶

- **止血術、内視鏡検査の準備**
- **急変時対応**
  - モニター装着
  - ルート確保
  - 救急カート準備

狭窄
↓
嚥下困難 ❷

- **内視鏡治療**（食道EMR、ESD、APC、食道ステント留置、バルン拡張）、**合併症への対応**
- **化学・放射線療法、副作用への対応** ❶

- **鎮痛薬、医療用麻薬の使用**
（投与方法・用量、レスキュー内服・頻度・薬効）

★経口内服不可の場合、注射剤やパッチ製剤も有効

先輩ナースより❶

スープやお粥など水分の多い物、ヨーグルトやバナナ、ゼリーなどは食べやすいです。少量でエネルギー摂取ができる物を紹介するとよいでしょう。
食事・水分摂取が困難な場合は、輸液や経管栄養が考慮されるため医師へ相談します。

先輩ナースより❷

がんが進行するにつれ、圧迫感や痛みが増大し、唾液さえも飲み込むことが難しくなり、疼痛緩和で麻薬を使用することが多くなります。
薬効を評価し、少しでも患者さんが安楽に過ごせるよう対応しましょう。

MEMO

出血徴候
- 吐下血
- 血圧低下
- 頻脈
- 冷汗
- 顔面蒼白
- 末梢冷感

★★★
急変・重症化リスク

胸腔鏡手術 腹腔鏡手術 肺合併症 頸部吻合

41 食道がん［手術］

ドクターコール❶

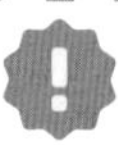

肺・気管への侵襲が非常に大きく、いったん発症すると重篤化しやすい。人工呼吸器管理や長期化すると気管切開を行う場合もある。
過大な侵襲による循環器系への影響も大きく、循環血液量の増減により心房細動や発作性上室頻拍・期外収縮などの不整脈が頻発する。この場合、すぐに医師に報告し、抗不整脈薬の投与が必要となる。

ドクターコール❷

吻合部からの出血や、術中操作した縦隔や腹腔内の血管からの出血が疑われる。すぐに医師に報告し、バイタルサインの変動に注意する。

ドクターコール❸

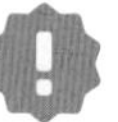

吻合部縫合不全や挙上臓器（胃あるいは結腸）壊死の場合、対応が遅れると縦隔炎や膿胸から敗血症に至る危険性がある。腹痛の訴えとともにドレーン排液の混濁や悪臭に注意して観察する。

症状

食道切除術
＋
食道再建法

術後合併症
呼吸困難
（肺炎・肺水腫・肺塞栓）
→ 異常呼吸・不整脈
ドクターコール❶

術後合併症
後出血
→ 血性排液
ドクターコール❷

術後合併症
縫合の離開
創部の発赤
→ 頸部創の化膿、皮下気腫
腹痛の増強
ドクターコール❸

術後合併症
嗄声、むせ
（反回神経麻痺）

疾患のココに注意！

- 多くの施設で**胸腔鏡手術**および**腹腔鏡手術**が行われている。
- 頸部・胸部・腹部の３領域の**リンパ節郭清**が行われる。
- 胸腔鏡下に手術が行われても、侵襲が大きく、特に**肺合併症**が多く発生する。

観察項目

- 心電図波形
- SpO_2値
- 意識レベル
- 顔色・チアノーゼ
- 胸痛の有無
- 痰の性状・量
- 血液ガスデータ
- 離床状況

- 血圧低下・頻脈・意識レベルの低下
- 創部の発赤・熱感の有無
- ドレーン排液の性状・量
- 創部痛の部位・程度

- 発熱
- 創部の発赤・熱感の有無
- ドレーン排液の性状・量
- 創部痛の部位・程度
- 血糖値
- 高血糖・低血糖症状
- 浸出液の有無

- 嗄声
- 食事時のむせ
- 嚥下状態
- 発熱・肺炎症状

看護ケア

- 呼吸ケア
  - 気道内分泌物の除去（口腔鼻腔内吸引・ネブライザー）
  - 排痰方法指導
  - 酸素投与
  - 体位ドレナージ
- 早期離床
  - 歩行困難時フットポンプ・弾性ストッキング

- バイタルサイン・症状からの異常の早期発見
- 創部痛コントロール
- 創部の清潔保持
- ドレーン管理 ❶（胸腔ドレーン、腹腔ドレーン、腸瘻）
- 点滴管理（CVCやPICCからの高カロリー輸液）
- 血糖コントロール ❷（血糖測定・インスリン療法）

- 食事指導
  - 誤嚥予防（摂取方法・スピード・体位・嚥下リハビリテーションの介入検討）
  - 食事形態の検討（ゼリーから開始し嚥下評価、飲水時にとろみを使用）
- 経腸栄養管理
  - 下痢予防（速度調整、整腸薬の与薬）
  - 腸瘻部の清潔保持（腸液の漏れによる皮膚障害予防）
- 退院指導 ❸
  - 腸瘻管理（注入方法・清潔ケア・下痢や漏れ時の対処方法）

先輩ナースより❶

胸腔ドレーン排液がミルキー色の場合、乳び胸が考えられます。絶食・TPN管理が必要です。特に経口摂取や経腸栄養を開始後にみられることが多いため、注意して観察しましょう。
また身体的状況の変化はストレスが強く、せん妄を起こしやすいです。特に胸腔ドレーンの自己抜去は、気胸を引き起こす危険があります。

先輩ナースより❷

糖尿病の既往がなくても、高カロリー輸液や経腸栄養を併用するため注意が必要です。血糖コントロールは創傷治癒にも影響します。

先輩ナースより❸

術後の栄養管理目的で、腸瘻を留置したまま退院する場合があります。患者さんの受容度に合わせて指導を進めましょう。

★☆☆ 急変・重症化リスク

吐血　タール便　ヘリコバクター・ピロリ感染　非ステロイド性抗炎症薬

42 胃十二指腸潰瘍

ドクターコール❶

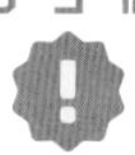

上部消化管出血の可能性がある。血圧値低下や冷汗など出血の徴候を確認し医師へ報告する。

ドクターコール❷

慢性的な出血がある場合、吐下血ではなく貧血として現れることがある。顔面蒼白やふらつきなどは出血性ショックの徴候の1つである。

ドクターコール❸

胃十二指腸潰瘍では心窩部痛を認めることがあるが、突然の激痛は穿孔の可能性がある。ショックに至ることを予測し、バイタルサイン測定と観察をしたうえで医師に報告する。

先輩ナースより❶

吐下血する前に、悪心・気分不良でトイレに行きたくなることがあります。顔面蒼白やふらつきがあれば、意識消失が予測されるため、発見したらすぐ安静を促します。事前の指導も大切です。

症状

- コーヒー残渣様嘔吐　暗赤色吐血（ドクターコール❶）
- 悪心
- 黒色便（タール便）　暗赤色下血（ドクターコール❶）
- 顔面蒼白・冷汗・ふらつき（ドクターコール❷ ❶）
- 突然の上腹部痛（ドクターコール❸）
- 発熱
- 胸やけ　心窩部痛　腹部膨満感

- 消化管出血 → 出血性ショック
- 消化管穿孔
- 潰瘍に伴う腹部症状

★吐血の徴候として悪心や胃部不快を生じることがある。制吐薬で済ますのではなく、出血の徴候の観察が必要

ドクターより❶

初診時は、内服薬剤の確認が重要です。粘膜を傷害するNSAIDsのほか、抗血栓薬として内服される低用量アスピリンも粘膜傷害をきたします。また、その他の抗血栓薬も出血性消化性潰瘍の際には出血を助長します。

一方で、アセトアミノフェンは消化管粘膜傷害をきたさず、解熱鎮痛薬として比較的安全に使用できます。

疾患のココに注意！

- 上部消化管出血（**吐血、タール便**）の主要疾患の１つである。
- **ヘリコバクター・ピロリ感染と非ステロイド性抗炎症薬（NSAIDs）**（低用量アスピリンを含む）が二大原因であり、これらに関する問診が重要である。
- 主な治療はプロトンポンプ阻害薬（PPI）である。H_2受容体拮抗薬や粘膜防御製剤も使用される。

観察項目	看護ケア
・吐下血量・性状・色 ・心窩部痛・胃部不快感 ・頻脈・血圧低下・脈拍触知不可・呼吸数低下・SpO_2値低下・意識レベル低下・尿量減少・動悸 ・腹部膨満・緊満 ・誤嚥の有無 ・血液データ（Hb・RBC・CRP・血型）	・吸引・下肢挙上・末梢血管ルート確保・輸液 ・モニター装着・酸素吸入・救急カート・AED準備 ・家族への連絡・心肺蘇生についての意思確認 ・誤嚥・窒息予防 　・吸引準備・顔を横に向ける・胃管挿入準備 ・採血・輸血の準備 ❷ ・緊急内視鏡治療準備・絶飲食とする ・尿道留置カテーテル挿入 ・更衣・汚染部清拭・口腔ケア・おむつ装着（血圧に注意して実施）
・血圧低下・頻脈・意識レベル低下 ・体温の経過 ・筋性防御・腹部圧痛 ・腹痛の程度・持続時間 ・食事・水分摂取状況 ・血液データ（CRP・WBC） ・鎮痛薬の使用の有無 ❶	・末梢血管ルート確保・輸液・抗菌薬 ・モニター装着・救急カート・AED準備 ・家族への連絡・心肺蘇生についての意思確認 ・採血 ・緊急手術の準備（絶飲食） ・胃管挿入準備（減圧） ・X線・CT撮影への搬送 ・NSAIDs以外の薬にて疼痛緩和 ・安楽な体位の工夫
・症状出現の時間帯（空腹時・食後・夜間など） ・痛みの程度・持続時間 ・悪心・嘔吐 ・NSAIDsの使用状況 ❶ ・内服薬の内容 ❶ ・ヘリコバクター・ピロリ感染の有無 ・食事摂取状況	★潰瘍が軽快し医師の許可が出るまで刺激物（辛いもの・アルコール・コーヒー・喫煙）の禁止 ・絶食・治療食の摂取を守れるよう指導 ❸ ・NSAIDsの使用禁止 ❷ ・受診と内服薬服用の継続を指導 ・黒色便（タール便）・コーヒー残渣様嘔吐出現時は知らせるよう指導（退院後も）

先輩ナースより❷

NSAIDsを常用している場合、退院後も潰瘍・出血予防のために、鎮痛薬の乱用をしないよう指導が必要です。使用禁止となることがあるので、退院前に十分説明しましょう。

ドクターより❷

出血性胃十二指腸潰瘍の場合、緊急輸血が必要となる可能性があります。静脈ルートはできれば２ルート（最低１ルートは輸血用に18-20G留置針で）の血管確保をお願いします。

ドクターより❸

上部消化管出血に関する以前のガイドラインでは、内視鏡的止血後72時間の絶食が推奨されていましたが、最新のガイドラインでは、内視鏡的止血が得られれば、止血の24時間後以降に経口摂取を開始してよいとなっています。最初は流動食から始めるのが無難でしょう。

急変・重症化リスク ★★★

内視鏡的粘膜下層剥離術（ESD） 化学療法 がん性腹膜炎

43 胃がん

ドクターコール❶

胃穿孔の疑いがある。緊急内視鏡検査や手術になる場合があるため、安易に鎮痛薬を使用せず、まずは医師に報告する。

ドクターコール❷

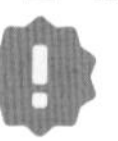

腫瘍からの出血が疑われる。すぐに医師に報告し、バイタルサインの変動に注意して観察する。緊急内視鏡検査や胃管カテーテル留置、貧血が進行している場合は輸血などの処置が実施される。

ドクターより❶

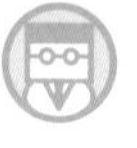

進行胃がんでは、腹膜播種によるがん性腹膜炎のため、腹水貯留がよくみられます。腹囲測定や尿量、輸液量などを適切にモニターし、医師にフィードバックしてください。頭部挙上やクッションの利用による安楽な体位の工夫、便秘のコントロール、腹部マッサージなどの看護を実践していきましょう。

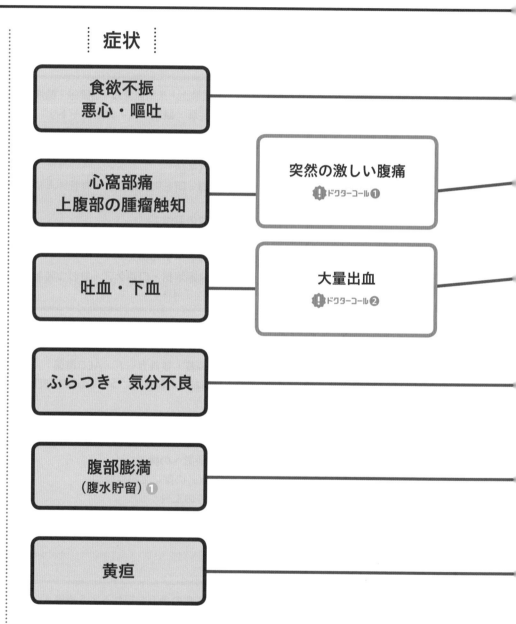

症状

- 食欲不振　悪心・嘔吐
- 心窩部痛　上腹部の腫瘤触知 → 突然の激しい腹痛（ドクターコール❶）
- 吐血・下血 → 大量出血（ドクターコール❷）
- ふらつき・気分不良
- 腹部膨満（腹水貯留）❶
- 黄疸

疾患のココに注意！

- 早期胃がんに対しては内視鏡的粘膜下層剥離術（ESD）が主に施行される。
- 切除不能の進行がんに対する化学療法ではシスプラチン、オキサリプラチン、S-1、カペシタビン、パクリタキセルといった抗がん薬、トラスツズマブ（ハーセプチン®）やラムシルマブ（サイラムザ®）といった分子標的治療薬、免疫チェックポイント阻害薬であるニボルマブ（オプジーボ®）やペムブロリズマブ（キイトルーダ®）が使用される。それぞれの有害事象を知っておく。
- 切除不能胃がんにおいて、がん性腹膜炎はコントロール困難で対応に苦慮する。

観察項目	看護ケア
• 食事摂取量 • 胃部不快感	• 悪心・嘔吐に対するケア ❶：体位の工夫、腹部の圧迫を避ける、清潔ケア、制吐薬の使用 • 食事形態の変更：粥食・流動食・低残渣食 • 低栄養状態の改善：経管栄養・TPN管理・経口補助食品（医師に報告・指導のもと）
• 痛みの程度 ❷ • 胃部膨満・不快感	• 安楽な体位の工夫（クッションの使用） • 鎮痛薬の使用 • 鎮痛薬の効果を考慮したケアや処置・検査の実施
• 血圧低下 • 意識レベルの低下 • 吐下血の性状・量 • ふらつき	• 酸素投与・吸引（誤嚥防止） • 意識障害では気道確保・気管挿管体位（頭部・体幹部を水平、下肢挙上）
• ふらつき • 気分不良 • 顔色・チアノーゼ • 血液データ（Hb・RBC）	• 転倒転落予防 ❷ 　・環境整備（ベッドの高さ・トイレから近い部屋・ポータブルトイレの設置） 　・動きやすい靴や寝衣、トイレ誘導
• 尿量 • 腹囲・体重増加 • 食欲低下・食事摂取量	• 皮膚損傷予防（圧迫しないものや肌触りのよいもの） • 清潔ケア（乾燥予防に保湿剤の使用） • 腹水穿刺の介助（腹水の性状・量、意識レベル観察）
• 皮膚・眼瞼の黄染 • 掻痒感 • 血液データ（T-Bil）	• 掻痒感への援助（軟膏処置、冷罨法）

ドクターより❷

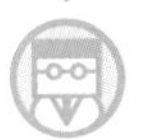

緩和ケアを行っている患者さんのがん性疼痛の状態は直接治療効果や患者さんのQOLに関係する重要な情報です。緩和ケアチームに積極的にかかわってもらい、担当医にフィードバックして治療の最適化を図りましょう。

先輩ナースより❶

繰り返し嘔吐がみられる場合は、胃管カテーテルが挿入されることがあります。排液の性状・量の観察とともに閉塞予防のためのミルキングや皮膚固定による皮膚障害防止に努めましょう。

先輩ナースより❷

ふらつきや全身倦怠感などの自覚症状のない患者さんもいるため、注意を促しましょう。Hb値6.0g/dL以下が、輸血の実施めやすです。

★★☆ 急変・重症化リスク

腹腔鏡手術　ロボット支援手術　低侵襲手術

44 胃がん［手術］

ドクターコール❶

肺血栓塞栓症の恐れがある。術中から予防する必要がある。

ドクターコール❷

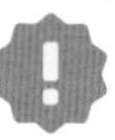

ドレーンや吻合部から出血する。量が多ければドクターコール。輸血などで対応不能の場合は内視鏡や手術で止血を行う。

ドクターコール❸

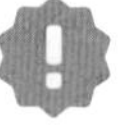

膵液は強い消化液であり、発見が遅れると大出血や腹腔内膿瘍の原因となる。膵液瘻が疑われる場合、ドレーン排液が白濁・ワインレッド色へ移行する。縫合不全ではドレナージがうまくできているかがポイントである。

- 幽門側胃切除術＋再建法
- 噴門側胃切除術＋再建法
- 胃全摘術＋再建法

術後合併症
呼吸困難
胸痛
（無気肺・肺血栓塞栓症）

★食生活の欧米化に伴い、肥満傾向で、術前に高脂血症や高血圧症を指摘されている患者も少なくない。そういった術前リスクに加え、術後臥床などが原因となり、血栓ができやすい

術後合併症
後出血

★吻合部や結紮部位からの出血が疑われる。胃切除の手術では、大動脈や門脈から分岐する太い血管を結紮・切離するため出血リスクが高い

術後合併症
創部発赤
縫合不全
膵液瘻

症状

離床に伴う胸痛
ドクターコール❶

血圧低下
ドクターコール❷

ドレーン排液異常
激しい腹痛
ドクターコール❸

術後合併症
腹痛
嘔吐
（イレウス）

術後合併症
嘔吐
動悸
冷汗
（ダンピング症候群）

疾患のココに注意！

- 近年はほとんど、腹腔鏡やロボットを使った**低侵襲手術**で行われている。
- 低侵襲手術であっても、**術後出血や縫合不全**は起こる。
- **膵液瘻**は胃がんに特有の術後合併症の１つである。

観察項目	看護ケア
● 顔色・チアノーゼ ● 痰の性状・量 ● 胸痛・呼吸困難 ● SpO_2値・血圧低下 ● 離床状況	● 気道内分泌物の除去：吸引 ● 排痰指導　● 酸素投与 ● 歩行困難時、血栓予防：弾性ストッキング・フットポンプの装着 ❶
● ショック症状（血圧低下・頻脈・尿量減少） ● 意識レベルの低下 ● 創部状態 ● ドレーン排液の性状・量 ● 腹痛・腹部膨満 ● ドレーン排液のアミラーゼ値	● ドレーン管理：挿入部の皮膚状態の観察、皮膚障害予防 ❷ ● 創部の清潔保持 ● 点滴管理 ★長期絶食時は、PICC留置・TPN管理が必要な場合がある ● 患者指導 ・骨障害予防：カルシウム・ビタミンDの摂取 ・下痢・栄養障害予防：水分摂取・脂肪の多い食品の回避 ・貧血症状について ❸
● 腹部症状（腹痛・腹部膨満・腸蠕動音） ● 悪心・嘔吐 ● 排ガス・排便の有無 ● 食事摂取状況 ● 離床状況	● 早期離床 ・創部痛コントロール：鎮痛薬の使用 ・経鼻的胃管カテーテル挿入の介助、ドレーン管理
● 食事内容・摂取量・摂取方法 ● 早期ダンピング症状（冷汗・動悸・頻脈・下痢・悪心・嘔吐・腹痛・腹部膨満） ● 後期ダンピング症状（低血糖症状：めまい・脱力感・冷汗・動悸・空腹感・手指振戦）	● 食事指導 ・ダンピング症状、逆流性食道炎の予防 ★高タンパク・高脂質・低炭水化物主体の食事、食事中の水分摂取を控える、分割食 ・症状出現時の対応 ★食事をやめて休憩、摂取するスピード・量を調整 ・低血糖時の対処方法 ・食後の体位 ★食後１時間程度側臥位

先輩ナースより❶

長期間の装着により皮膚障害を起こす可能性があるため、装着部位の観察を怠らないようにしましょう。

先輩ナースより❷

ドレーン挿入部の発赤を伴う疼痛は、膵液瘻の徴候や排液の脇漏れによる皮膚障害が考えられます。医師への報告とともに、皮膚保護剤の使用、こまめなガーゼ交換を行い、悪化を予防しましょう。

先輩ナースより❸

術後は造血に必要な鉄・ビタミンB12の吸収不良が起こります。特に胃全摘術後は必至です。ビタミンB12は体内に4.5年分の蓄積があるため、術後５年以降に貧血症状が出現します。

★★☆ 急変・重症化リスク

下血　腹痛　ステロイド

45 潰瘍性大腸炎（UC）
ulcerative colitis

症状	観察項目
下腹部痛 肛門痛	・痛みの程度・部位・出現状況 ・腸蠕動音などの腹部症状の有無・程度 ・腹膜刺激症状の有無・程度 ・鎮痛薬の使用状況、薬効時間
下腹部痛・肛門痛／粘液便・下痢（下血）	・肛門、肛門周囲の皮膚 ・排便状況、下血量 ・睡眠状況 ・治療薬の種類、副作用症状 ・血液データ
粘液便 下痢（下血）	・頻脈、血圧低下 ・貧血、脱水症状 ・IN-OUTバランス ・食事方法・内容・摂取量
体重減少	・悪心・嘔吐の有無、嘔吐量・性状 ・口腔粘膜の状態、口内炎の有無 ・体重、血液データ ・全身倦怠感、易疲労感 ・食欲、食事方法・摂取量、水分摂取量 ・食後の腹痛増強の有無・程度 ・合併症症状の有無・程度・処置内容
発熱	・静脈、中心静脈カテーテル挿入部 ・ドレッシング材のはがれ、中心静脈器具破損 ・ステロイドや免疫抑制薬の服用、副作用症状 ・合併症症状の有無・種類・程度 ・血液データ

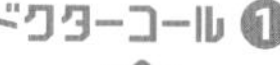

激しい腹痛の持続、腹部膨満感は、腸管狭窄や腸閉塞の可能性があります。悪心・嘔吐や腸蠕動音など腹部症状を観察し、医師に報告する。

ドクターコール ❷

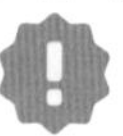

大量出血に伴う血圧低下、ショック症状に注意する。また、下血の性状、量の観察とともにバイタルサインや患者状態をすぐ医師に報告する。

疾患のココに注意！

- 近年は効果のある薬剤が多数発売され、**保存的に経過をみる**症例が多くなっている。
- 重症例には**ステロイドホルモン**が使用される場合が多い。
- 手術は**大腸全摘が基本**である。

看護ケア

激しい腹痛
ドクターコール❶

- 温罨法
- 鎮痛薬の使用
- 安楽な体位の工夫
- ステロイドや免疫抑制薬、免疫調製薬など使用

大量出血
ドクターコール❷

- 腸管安静、輸液管理、食事調整 ❶
- 貧血進行があれば、鉄剤の投与や輸血療法の検討依頼
- 止痢薬の使用
- 陰部洗浄、皮膚保護の外用薬使用
- 睡眠薬の内服、ストレス緩和
- 患者指導 ❷：便の観察、下血量、食事、治療や退院後の不明点確認

- 食事調整、補助食品の検討
  ※症状増悪時は、絶食 ❸となり中心静脈栄養（TPN）や経管栄養となる
- 間食や摂取可能な物の確認
- 口腔ケア、外用薬の使用

- 解熱薬使用、冷罨法
- 感染予防対策
  - 口腔ケア（絶飲食時も）
  - 静脈・中心静脈カテーテル刺入部の管理・消毒
  - 手洗い、うがい、マスク着用
- 合併症ケア
  - 関節痛、結節性紅斑（活動期に多い）、原発性硬化性胆管炎など（抗菌薬や冷罨法、安静や下肢挙上）
  - 胆汁酸製剤、内視鏡検査の出棟準備、治療後の対応

先輩ナースより❶

ストレスは、腸蠕動を亢進させ、腹痛増強につながります。寛解期では、厳しい食事制限は必要ありません。しかし、病状に悪影響を及ぼす食品、香辛料、脂質の多い食事は避け、暴飲暴食はやめるように指導しましょう。

先輩ナースより❷

寛解期を延長させるため疾病や栄養・薬物療法の重要性を患者さん自身が理解し、治療に参加することが重要です。「～してはいけない」だけではなく、「～ならばしてもいい」など肯定的な言葉でも説明しましょう。また、患者さんだけでなく家族や介護者にも理解・協力してもらいましょう。

先輩ナースより❸

絶食中であっても飴、ガムなど摂取可能な物があれば医師に確認し、取り入れていくことでストレス緩和につながります。

★★☆
急変・重症化リスク

腹痛　肛門病変　瘻孔

46 クローン病（CD）
Crohn' s disease

ドクターコール ❶

激しい腹痛や嘔吐が出現した場合、腸管穿孔や腸閉塞の可能性がある。腹部膨満感や、腹膜刺激症状、腸蠕動音などを観察し、すぐ医師に報告する。

ドクターコール ❷

38℃を超える発熱が持続する場合は、腹腔内膿瘍・腸管の炎症性腫瘍、肛門周囲膿瘍を合併していることがある。

ドクターより ❶

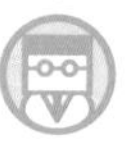

肛門病変も多いので、肛門の観察も忘れないようにしてください。早期発見につながる場合があります。

症状	観察項目	
腹痛 肛門痛	• 痛みの程度・部位・出現状況（けいれん性疼痛） • 肛門、肛門周囲の皮膚状態 ❶	• 腸蠕動音、腹膜刺激症状 • 鎮痛薬使用状況、薬効 • 排便状況 • 既往歴、血液データ
合併症 肛門病変 腸管狭窄	• 発熱 • 排便状況、悪心・嘔吐、嘔吐量・性状 • 腹痛の程度・部位・出現状況（刺し込むような痛み） • 血液データ	• 肛門・肛門周囲の皮膚状態 ・裂肛、肛門潰瘍や痔瘻の有無・程度・部位・処置内容 ・膿瘍形成の程度・圧痛・部位・処置内容
下痢 粘血便	• 頻脈、血圧低下 • IN-OUTバランス • 排便状況・性状、下血量	• 肛門・肛門周囲の皮膚状態 ❶ • 食事内容・摂取量 • 血液データ
体重減少	• 体重 • 悪心・嘔吐 • 全身倦怠感 • 排便状況 • 口腔粘膜の状態、口内炎の有無	• 血液データ • 既往歴（腸手術歴） • 食欲、食事方法、摂取量 • 中心静脈カテーテル挿入部
合併症 ぶどう膜炎 結節性紅斑 など	• 発熱、全身倦怠感 • 視力低下、飛蚊症、充血、鈍痛	• 下肢の状態（発赤斑点、圧痛、関節痛） • その他の合併症症状の有無・種類・程度

疾患のココに注意！

- 腸管に複数箇所の病変を形成する。
- 腸管と腸管に、腸管と尿路系に、直腸と膣に、瘻孔を形成することもある。
- 肛門に痔瘻を形成することも多く、**必ず肛門病変の有無を観察する。**

看護ケア

激しい腹痛
ドクターコール❶

- 温罨法
- 鎮痛薬の使用
- 安楽な体位の工夫
- ステロイド、免疫抑制薬、免疫調製薬、生物学的製剤の投与
- 感染予防対策の確認（手洗い、うがい、マスク着用）

発熱、激しい腹痛
ドクターコール❷

- 解熱薬投与、冷罨法
- 抗菌薬やTNFα阻害薬(レミケード)などの投与
- 血培採取、内視鏡検査の出棟準備 ❶
- 陰部洗浄や皮膚保護剤使用
- ドレナージ、ストーマなどの管理
- ガーゼ、面板交換、外用薬使用

- 止痢薬の使用
- 食事調整
- 中心静脈カテーテル管理
- 脱水予防
  - 水分摂取の促進
  - 補液、輸液管理

- 食事調整 ❷（高エネルギー、低脂肪、低残渣）
- 成分栄養剤（エレンタール®など）や半消化態栄養剤（ラコール®など）の摂取
  ※症状増悪時は、絶食となり中心静脈や経管栄養となる
- 中心静脈栄養カテーテルの管理
- 口腔ケア、外用薬使用
- 患者指導 ❸：禁煙、食事指導（成分栄養剤などの利用）

- ぶどう膜炎：点眼、ステロイド療法
- 結節性紅斑：安静、下肢挙上、冷罨法
- 他の合併症のケア

先輩ナースより❶

経口腸管洗浄剤で腸閉塞、穿孔の可能性があるため注意しましょう。腹痛、悪心・嘔吐、排便状況を観察しながら投与してください。
上記症状が出現した場合は、投与を中止し医師へ報告します。

先輩ナースより❷

過労や過度のストレスは、症状悪化の誘因となるため、ストレス回避や休息が大切です。寛解期では、厳しい食事制限はありませんが、肉や不溶性食物繊維などは避けるよう、病状に悪影響を及ぼす食品を把握するよう説明しましょう。

先輩ナースより❸

症状をコントロールしていくには疾病や栄養・薬物療法の重要性を患者さん自身が理解し受け入れてもらうことが重要です。また、患者教育は患者さん自身だけでなく、家族や介護者にも理解・協力してもらいましょう。

★★☆
急変・重症化リスク

大腸の血流障害 腹痛 血便

47 虚血性大腸炎（IC）
Ischemic colitis

ドクターコール❶

強い炎症や腸管壊死の場合、発熱、頻脈、腹痛、腹部膨満感が出現する。症状が持続する場合は、穿孔や腹膜炎の可能性がある。上記症状や腹膜刺激症状出現は注意が必要となる（側臥位屈曲位や体動があまり見られなくなるため確認が必要）。安易に鎮痛薬を使用せず、状態観察しすぐに医師に報告する。

ドクターコール❷

腹部膨満感が持続していたり、悪心・嘔吐が頻回に出現すると腸閉塞の可能性がある。また、意識障害、ショック状態に移行することもあるため、バイタルサインとともに腹部症状、意識レベルを観察し医師に報告する。

先輩ナースより❶

穿孔や腹膜炎には腹膜刺激症状が出現します。しかし、まれに高齢者や壊死型では腹膜刺激症状が出現しない場合があるため注意しましょう。

症状	観察項目
頻回排便（下痢） 鮮血便（一過性） 突然の激しい腹痛（左下腹部に多い）	・発熱 ・悪心・嘔吐、嘔吐量・性状 ・腹痛の有無・程度・部位 ・排便状況、便性状、排ガス ・患者の表情・体位・体動状況 ・冷汗、腹膜刺激症状（筋性防御やブルンベルグ徴候）の有無❶ ・食事内容、摂取量、水分摂取量 ・鎮痛薬の使用の有無、作用時間 ・脱水、貧血症状 ・血液データ
悪心・嘔吐	・発熱、頻脈 ・腹痛の有無・程度・部位 ・腹部膨満感、腸蠕動音❷ ・嘔吐量・性状 ・排便状況、便性状、排ガス ・食事内容・摂取量、水分摂取量 ・血液データ、X線所見

★腹部を徐々に圧迫した後に、圧迫を解除すると痛みを感じる（反跳痛、反動痛ともいう）

★腹部を軽く圧迫したときに腹壁が緊張して硬くなる

疾患のココに注意！

- 腹痛と血便がよくみられる。
- **大腸の虚血の程度**により症状は変化する。
- 診断には**大腸内視鏡検査**が必要である。憩室炎や大腸がんなど、類似の症状を呈する場合もあり、症状が落ち着いた後も内視鏡検査をすることが勧められる。
- 大半の人は静脈から水分や栄養分を補給（輸液）しながら、**絶食する**（腸を休める）ことで回復するが、手術が必要な人もわずかにいる。

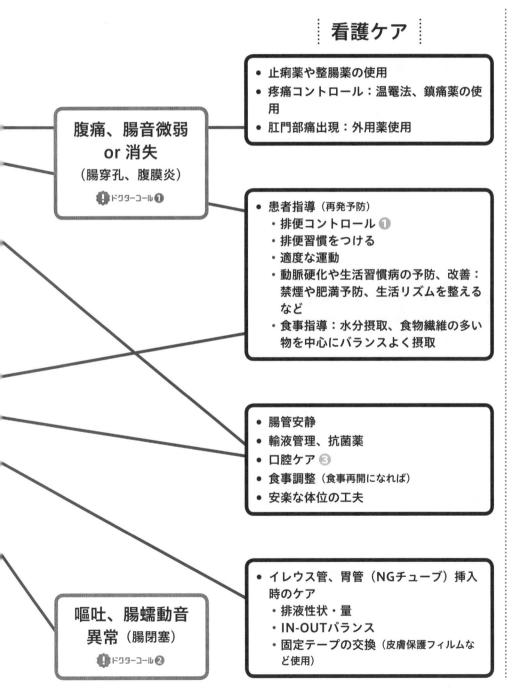

看護ケア

腹痛、腸音微弱 or 消失（腸穿孔、腹膜炎）
ドクターコール❶

- 止痢薬や整腸薬の使用
- 疼痛コントロール：温罨法、鎮痛薬の使用
- 肛門部痛出現：外用薬使用

- 患者指導（再発予防）
  - 排便コントロール ❶
  - 排便習慣をつける
  - 適度な運動
  - 動脈硬化や生活習慣病の予防、改善：禁煙や肥満予防、生活リズムを整えるなど
  - 食事指導：水分摂取、食物繊維の多い物を中心にバランスよく摂取

- 腸管安静
- 輸液管理、抗菌薬
- 口腔ケア ❸
- 食事調整（食事再開になれば）
- 安楽な体位の工夫

嘔吐、腸蠕動音異常（腸閉塞）
ドクターコール❷

- イレウス管、胃管（NGチューブ）挿入時のケア
  - 排液性状・量
  - IN-OUTバランス
  - 固定テープの交換（皮膚保護フィルムなど使用）

先輩ナースより❷

炎症が強かった場合、軽快に向かう際に腸が狭窄してしまうことがあります。食事や腹部症状の観察をしっかり行っていきましょう。

先輩ナースより❸

絶食中であっても口腔ケアは声かけや実施をします。ときどき、口腔ケアを断る人がいます。しかし、唾液の分泌量が低下し、口腔内が乾燥しやすくなるため細菌繁殖につながります。特に高齢者は、絶食で口腔周囲の筋力低下や肺炎などの感染症につながるため、必要性を説明し実施してもらうようにしましょう。

ドクターより❶

便秘は虚血性大腸炎再発の可能性を高めてしまいます。便秘が起こると腸管内圧が高くなり、腸への血流が低下して発症します。

★☆☆ 急変・重症化リスク

前処置 腹痛 腹部膨満

48 大腸ポリープ［内視鏡治療］

症状	観察項目
前処置 ❶ 腹痛→腹痛持続 腹部膨満 嘔吐	・腹痛の程度 ・腹部膨満感の有無 ・腸蠕動音の有無 ・下剤の残量 ・排便状況 ・悪心・嘔吐
治療後 下血 ❷	・出血量 ・血圧低下 ・脈拍 ・冷汗 ・血便の色調変化 ・凝血の程度 ・腹痛の程度
治療後 腹痛 ❸	・腹痛の程度 ・腹部膨満感の有無 ・排ガスの有無

先輩ナースより❶

狭窄症状がある患者さんは前処置で腸閉塞や腸穿孔を起こす可能性があります。前処置をする前に医師に閉塞症状がないか確認しておきましょう。

先輩ナースより❷

ポリープの切除個数が多いほど下血傾向です。治療後、切除個数を把握しておきましょう。

先輩ナースより❸

内視鏡挿入時、多量の空気を流入するため、検査直後は大腸内にガスが充満し、腸蠕動も回復していないため、腹痛や腹部膨満が起こりやすいです。

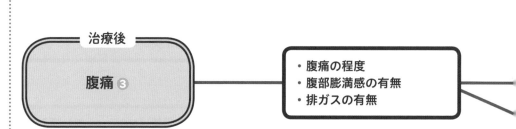

疾患のココに注意！

- 狭窄症状がある大腸がんの術前に他のポリープを切除する場合、**前処置で穿孔する場合がある。**
- **出血と腸管穿孔**が特に注意する合併症である。
- 術後すぐに症状が出る場合が多いが、腸管の血流障害などで数日してから症状が出る症例もある。

看護ケア

- 便の観察
- 脱水予防（水分摂取を促す）
- 嘔吐時は含嗽を促す
- 転倒転落予防（環境整備）❹
- 下剤の残量確認

- 便の観察
- 安静保持
- 転倒転落予防

- 患者指導（退院後）
  - アルコールの摂取は１週間禁止
  - 激しい運動を避ける
  - 身体異常の際は早急に受診

大量出血

ドクターコール❶

- 止血術に出棟する準備

- 排ガスを促す
- 安静保持

治療翌日にも腹痛持続の場合、腸管穿孔を疑う

ドクターコール❷

先輩ナースより❹

ニフレック内服後、すぐに便意があり、トイレに間に合わない患者さんがいます。下剤内服前に前回の内服状況を確認し、おむつや防水シーツ、ポータブルトイレを準備しておきましょう。

ドクターコール❶

頻回に血便を認めたり、量が多い場合は、医師に連絡する。下血がなかなか肛門から出なくて、腸管内にとどまっていることもあり、血圧低下や冷汗、ショック症状で見つかる場合もある。緊急内視鏡下の止血術が必要となる。

ドクターコール❷

治療直後は、腸管内にガスが充満していることによる不快感、悪心、徐脈、血圧低下などの症状を訴える。数時間後には消失するが、１～２日経過しても上記症状に加え、激しい腹痛があれば医師に報告する。

★★☆
急変・重症化リスク

腹痛 腹部腫瘤 下血

49 結腸がん

ドクターコール ❶

激しい腹痛・腹部膨満の増強は、腸穿孔の可能性がある。腹膜刺激症状のある腹痛は要注意。安易に鎮痛薬を使用せず、症状を観察して医師に報告する。

ドクターコール ❷

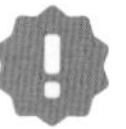

腫瘍からの出血が疑われる。大量出血に伴う血圧・意識レベルの低下に注意。下血の色・量の観察と共にバイタルサイン値や患者の状態を医師に報告する。

ドクターコール ❸

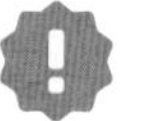

膀胱に腫瘍が浸潤したことによる結腸と膀胱の交通が疑われる。精査が必要。腹痛や発熱などがみられることも多い。

ドクターより❶

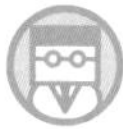

糞尿はS状結腸がんや直腸がんで、まれにみられます。

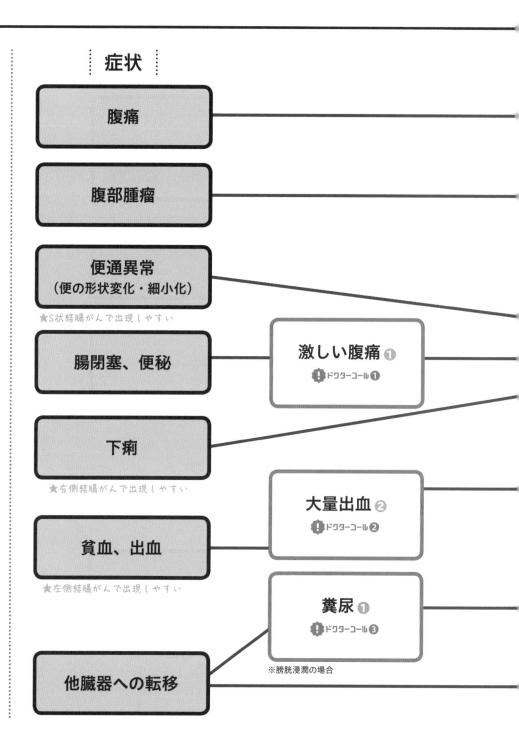

症状

- 腹痛
- 腹部腫瘤
- 便通異常（便の形状変化・細小化）
  ★S状結腸がんで出現しやすい
- 腸閉塞、便秘 → 激しい腹痛❶（ドクターコール❶）
- 下痢
  ★右側結腸がんで出現しやすい
- 貧血、出血 → 大量出血❷（ドクターコール❷）
  ★左側結腸がんで出現しやすい
- 他臓器への転移 → 糞尿❶（ドクターコール❸）
  ※膀胱浸潤の場合

疾患のココに注意！

- 進行がんでは、**腹痛、腹部腫瘤、下血**といった症状が出る。
- **腸閉塞や大量出血**を呈する症例も多く、手術しなくてもイレウス管などの処置が必要な症例もある。
- 進行がんであっても、肝など他臓器に転移があっても、切除する場合が多い。

観察項目	看護ケア
・腹痛の部位・程度 ・腹部膨満・下血など随伴症状の有無 ・腹部膨隆の部位・圧痛 ・腹部膨満感 ・食欲不振	・疼痛コントロール 　・鎮痛薬の使用 　・温罨法 　・安楽な体位の工夫
・腹部症状（腹痛・腹部膨満・腸蠕動音・排ガスの有無など） ・便回数・性状（色・下血・形） ・食事・水分摂取量 ・離床状況	・便秘・腸閉塞への対応 　・整腸薬の使用 　・食事の調整（易消化食・流動食） 　・下剤の与薬、浣腸 ❸ 　・適度な運動 　・腹部マッサージ ★症状悪化時や術前に、絶食・点滴管理、胃管やイレウス管を留置することもある ・下痢への対応 　・止痢薬の使用 　・食事の調整（繊維性食品、刺激物を避ける） 　・温罨法 　・輸液管理（脱水症状がある場合）
・血液データ（RBC・Ht・Hb・PLT） ・血圧低下 ・気分不良・顔色・ふらつき ★貧血傾向であれば輸血・輸液を実施する場合もある	・転倒転落予防 　・離床時の見守り 　・環境整備（ベッド位置やポータブルトイレの設置など） 　・動きやすい靴や寝衣などの提案 ・患者指導 　・排便時の便性状・色の観察
・尿の性状 ・発熱、腹痛 ・肝・肺・腹膜播種による症状	・症状緩和 ・不安の軽減 ・化学療法時の看護

先輩ナースより❶

緊急手術が必要な場合、術前準備を行います（除毛・臍処置・術野の清潔ケア）。患者さんの不安や痛みに配慮しましょう。

先輩ナースより❷

１人で対応しようとせず、至急応援を呼びます。ドクターコール・バイタルサイン測定・モニター装着や輸液などの実施・記録係など役割分担し、あわてずに対応しましょう。

先輩ナースより❸

浣腸による刺激で、下血が起こる可能性があります。安易に実施せず、医師に相談しましょう。浣腸を実施した場合は、反応便のほかに、腹痛・腹部膨満の増強に注意して観察します。

★★☆
急変・重症化リスク

腹痛 出血 腹部膨満

50 結腸がん［手術］

ドクターコール❶

ドレーンからの大出血と大量下血の場合がある。
いずれの場合もすぐに検査を行い、輸血や止血処置が必要か、判断される。

ドクターコール❷

ドレーンから便汁が流出している場合、多くが腹痛、腹膜炎を呈する。腹腔内に漏れた腸液が体内に大量に残っている場合には、追加のドレナージ処置となり、ほとんどのケースで緊急手術となる。

ドクターコール❸

術後の腸閉塞は癒着性の場合が多いが、腹痛増強や腹部緊満時は、腸管の血流障害による腸管壊死を起こしている場合がある。その場合は緊急手術となる。

ドクターコール❹

腫瘍による腹痛の他に術後合併症による腹痛が考えられる。安易に鎮痛薬を使用せず、症状を観察し、医師に報告する。

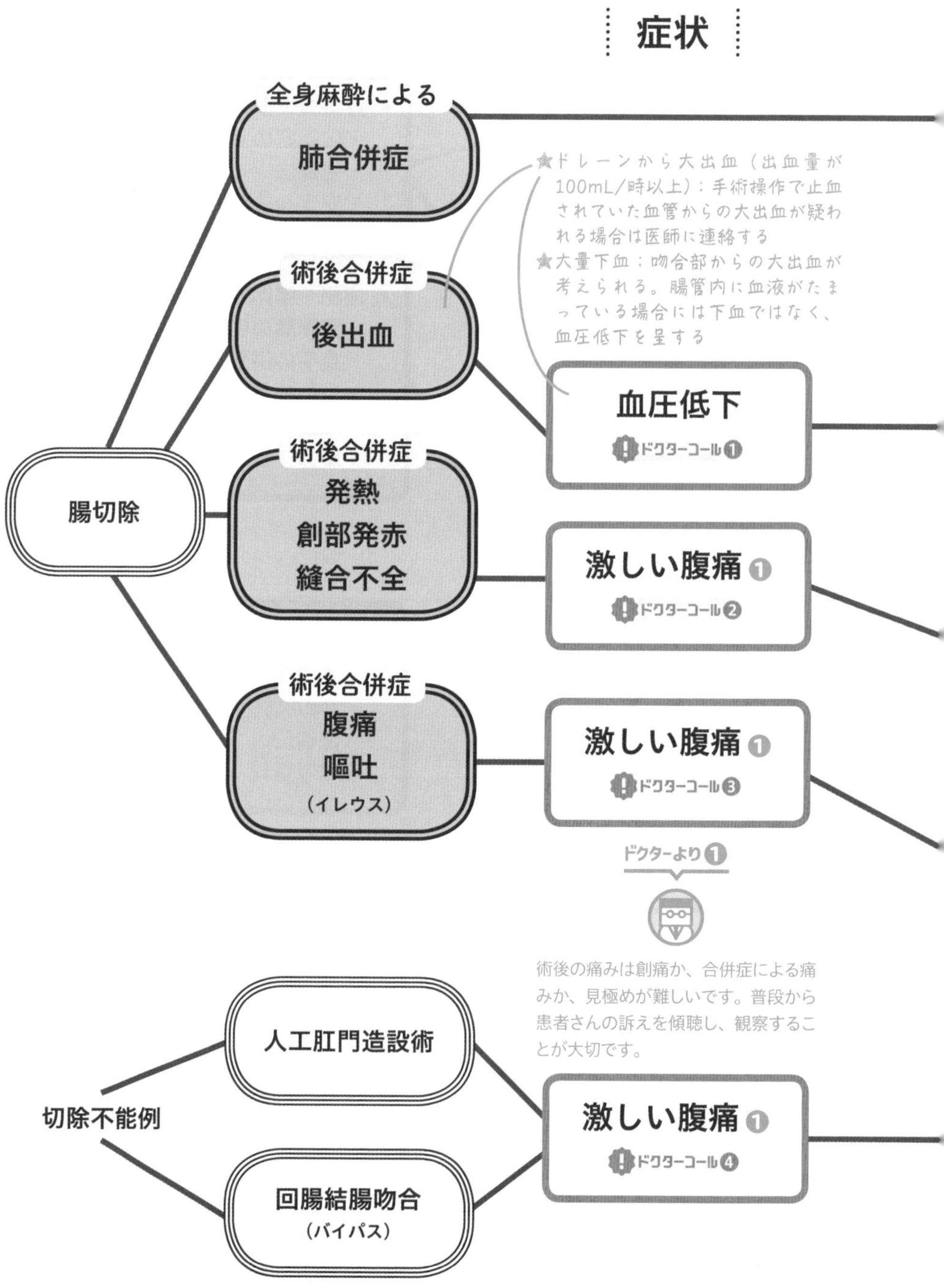

症状

腸切除
- 全身麻酔による：肺合併症
- 術後合併症：後出血 → 血圧低下（ドクターコール❶）
- 術後合併症：発熱／創部発赤／縫合不全 → 激しい腹痛❶（ドクターコール❷）
- 術後合併症：腹痛／嘔吐（イレウス） → 激しい腹痛❶（ドクターコール❸）

切除不能例
- 人工肛門造設術
- 回腸結腸吻合（バイパス）
→ 激しい腹痛❶（ドクターコール❹）

★ドレーンから大出血（出血量が100mL/時以上）：手術操作で止血されていた血管からの大出血が疑われる場合は医師に連絡する
★大量下血：吻合部からの大出血が考えられる。腸管内に血液がたまっている場合には下血ではなく、血圧低下を呈する

ドクターより❶

術後の痛みは創痛か、合併症による痛みか、見極めが難しいです。普段から患者さんの訴えを傾聴し、観察することが大切です。

疾患のココに注意！

- 手術後は、腹腔鏡手術であっても（傷が小さくても）患者は**痛みを訴える**。
- **術後出血や腸管壊死**は緊急を要するので、正常な経過を多くみておく必要がある。
- 手術創が大きくても小さくても、**術後に冷や汗をかいたり、血圧が低下したり、意識がもうろうと**なった状態は明らかに異常である。

観察項目	看護ケア
● 痰の量・性状 ● SpO_2値 ● 顔色・チアノーゼ ● 創部痛の程度 ● 離床状況	● 酸素投与 ● 喀痰を促す ❶ ・排痰方法指導（ハフィング） ・体位ドレナージ ・口腔・鼻腔内吸引 ● 呼吸しやすい体位の工夫 ● 早期離床（弾性ストッキング着用・創部痛コントロール）
● 血圧の変動 ● 創部状態 ● 下血（肛門から出血） ● ドレーン排液の性状・量 ● 腹部膨満 ● 創部痛の部位・程度	● ドレーン管理 ● 創部の清潔保持 ● 下血の確認
● 発熱・血圧低下・頻脈・冷汗・意識レベルの低下（ショック症状） ● 創部状態 ● 腹部膨満 ● 腹痛・創部痛の部位・程度 ● ドレーン排液の性状・量	● ドレーン管理 ● 創部の清潔保持 ● 下血の確認
● 腹部症状（排ガス・腸蠕動音・腹部膨満） ● 腹痛 ● 食事摂取量 ● 悪心・嘔吐 ● 排便状況 ● 離床状況	● 早期離床 ● 創部痛コントロール ● 退院指導 ・排便コントロール（水分摂取・緩下剤の内服） ・食事（消化しやすい物） ・適度な運動 ※症状悪化時は、絶食・点滴管理や胃管・イレウス管留置の場合もある ❷
● 腹部症状 ● 腹痛 ● 悪心・嘔吐 ● 食事摂取量 ● 排便状況	● 不安の軽減 ❸ ● 痛みの緩和

※ストーマの観察・ケアについては、p.110「52 直腸がん［手術］」参照

先輩ナースより❶

術中の気管挿管により、術後咽頭部の痛みや違和感を感じることがあります。これらは術後徐々に軽減することを説明し、できるだけ自己で排痰するように促しましょう。

先輩ナースより❷

胃管・イレウス管からの排液が少ない場合には、チューブが閉塞している可能性があるため、ミルキングを行います。排液量が多い場合には、脱水症状（尿量減少・口渇感・頻脈・血圧低下）を観察し、医師に報告します。

先輩ナースより❸

再手術では、吻合部の安静を保持するため、一時的ストーマが造設される場合があります。術前のストーマサイトマーキングでは、患者さんの不安の軽減に努めましょう。

★★☆
急変・重症化リスク

肛門痛 下血 腹部膨満

51 直腸がん

ドクターコール❶

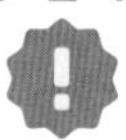

腫瘍が肛門周囲の筋肉などに浸潤して、強い痛みを訴える場合がある。また肛門周囲に炎症を起こし、肛門周囲膿瘍を呈する場合もある。かなり強い痛みである場合が多く、強力な鎮痛薬や放射線療法が必要となる。

ドクターコール❷

腫瘍からの出血が疑われる。頻回に出る場合は医師に報告する。内視鏡検査や輸血・輸液が必要な場合がある。

ドクターコール❸

腫瘍による腸管狭窄、糞便の貯留が考えられる。絶食や肛門からの減圧処置が必要な場合がある。

ドクターコール❹

直腸やS状結腸は膀胱と近接しており、ときどき腫瘍が膀胱に浸潤する。

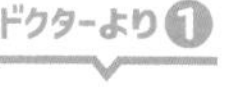

ドクターより❶

腸管膀胱瘻の病態も念頭におき、臨床症状を理解しましょう。精査が必要です。

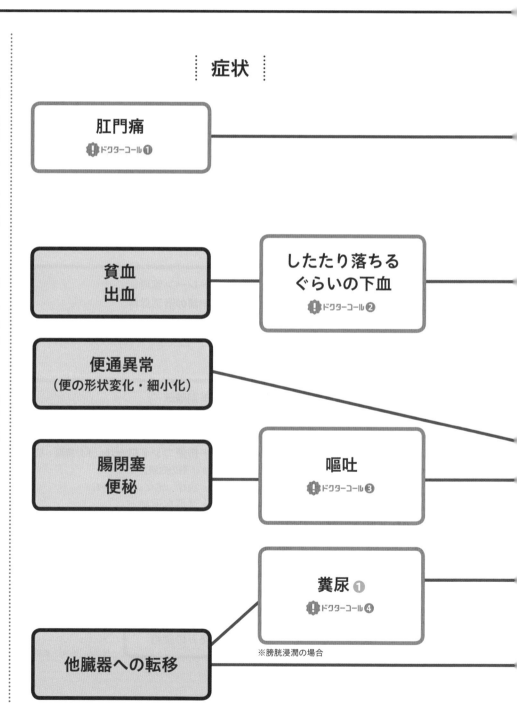

症状

- 肛門痛（ドクターコール❶）
- 貧血・出血 → したたり落ちるぐらいの下血（ドクターコール❷）
- 便通異常（便の形状変化・細小化）
- 腸閉塞・便秘 → 嘔吐（ドクターコール❸）
- 他臓器への転移 → 糞尿❶（ドクターコール❹）
  ※膀胱浸潤の場合

疾患のココに注意！

- 腫瘍が大きくなると、**痛み**、**出血**、**腹部膨満**などの症状が出る。
- 尿路系と近接しているので、**糞尿や発熱**、**腹痛**といった症状が出る場合もある。
- 女性で膣に浸潤する場合は、**便性の帯下**を認めることもある。

観察項目 / 看護ケア

観察項目	看護ケア
・痛みの程度 ・下血などの随伴症状の有無	・疼痛コントロール 　・鎮痛薬の使用 　・安楽な体位の工夫
・血液データ（RBC・Ht・Hb・PLT） ・便の性状・下血の量 ・血圧低下の有無 ・意識レベルの低下 ・気分不良・顔色 ・ふらつき	・転倒転落予防 　・離床時の見守り 　・環境整備（ベッド位置やポータブルトイレの設置など） 　・動きやすい靴や寝衣などの提案 ・患者指導 ❶ 　・排便時に便の性状・下血の有無を観察する
・腹部症状（腹痛・腹部膨満・腸蠕動音・排ガスの有無） ・便回数・性状（色・形） ・食事・水分摂取量 ・離床状況	・整腸薬の使用 ・食事の調整（易消化食、流動食） ・下剤の与薬 ❷ ・適度な運動 ・腹部マッサージ ※症状悪化時や術前に、絶食・点滴管理や経肛門イレウス管を留置する場合もある ❸
・尿の性状 ・発熱 ・腹痛	・症状緩和 ・不安の軽減 ・化学療法時の看護
・肝・肺・腹膜播種による症状	（同上）

先輩ナースより❶

貧血予防にフェロミア®などの鉄剤を内服していると、黒色便との判別が困難な患者さんもいます。その場合は観便しましょう。下血の場合、血の生臭いにおいで気づくこともあります。

先輩ナースより❷

腫瘍の部位によっては、浣腸で出血・穿孔を起こす危険性があります。安易に実施せず、医師に相談します。

先輩ナースより❸

経肛門イレウス管は、固定テープが汚れたり屈曲しやすいため、挿入部を必ず確認しましょう。また便汁で詰まりやすいです。その場合医師による洗浄処置が必要になります。

腹痛　出血　腹部膨満

52 直腸がん［手術］

ドクターコール❶

ドレーンからの大出血と大量下血の場合がある。経肛門ドレーン挿入時はドレーンからの出血と、肛門からの出血（いわゆる下血）の場合がある。出血が多いと凝固してドレーンが閉塞する場合も多い。いずれの場合もすぐに検査を行い、輸血や止血処置が必要か、判断される。

ドクターコール❷

ドレーンから便汁が流出している場合、多くが腹痛、腹膜炎を呈する。ドレナージ不足が考えられる場合、追加の処置が必要であり、緊急手術となる。

ドクターコール❸

腸管の血流障害による腸管壊死の可能性があり、緊急手術を要する。腸管の血流障害を伴わない癒着性イレウスでは、絶食・イレウス管留置が第１選択である。

ドクターコール❹

ストーマが陥没し、腹腔内に落ち込みそうな場合は、便が腹腔内に漏れる可能性がある。再手術を要する。術直後からストーマをよく観察する。

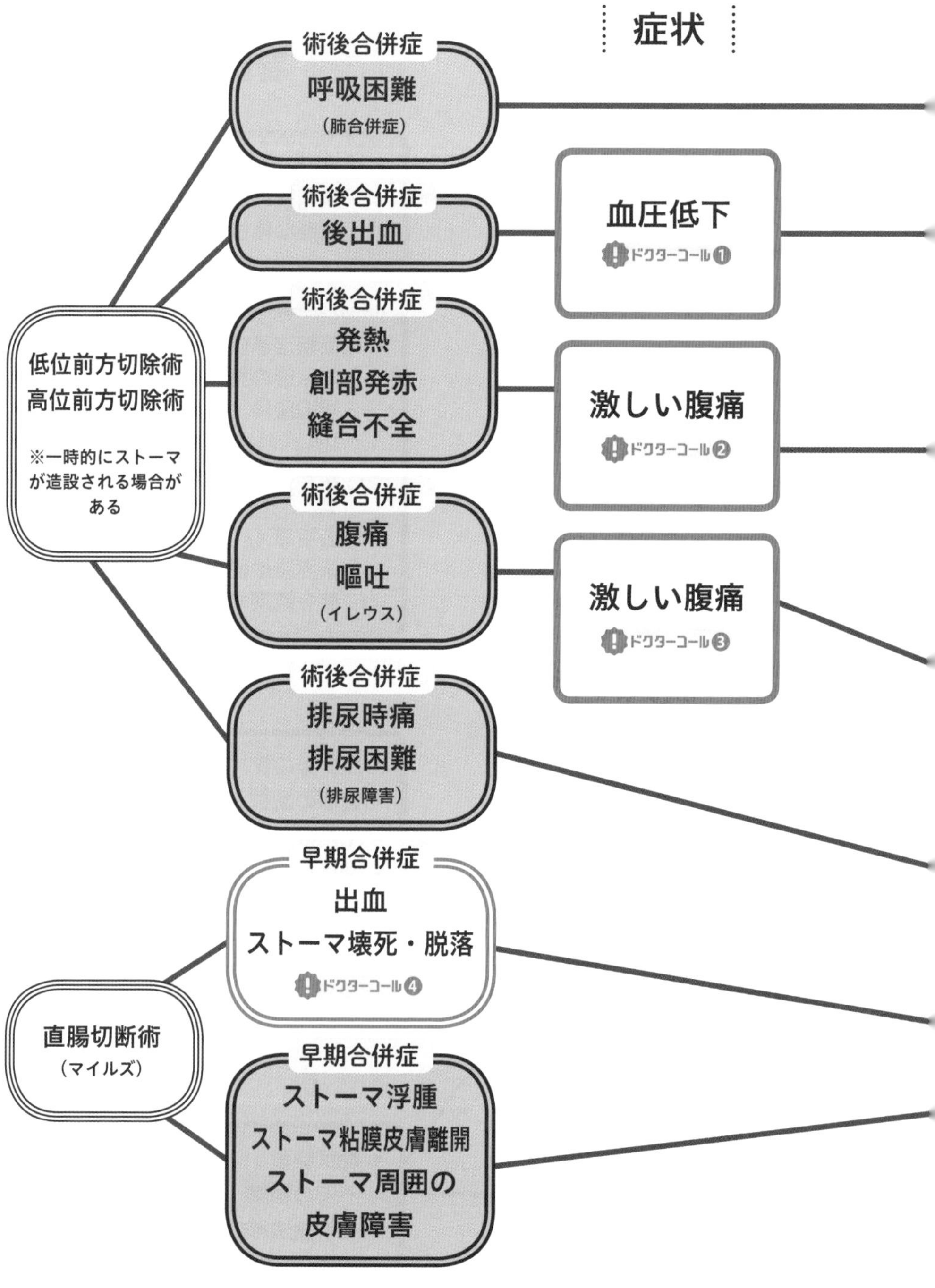

症状

低位前方切除術
高位前方切除術
※一時的にストーマが造設される場合がある

- 術後合併症：呼吸困難（肺合併症）
- 術後合併症：後出血 → 血圧低下（ドクターコール❶）
- 術後合併症：発熱、創部発赤、縫合不全 → 激しい腹痛（ドクターコール❷）
- 術後合併症：腹痛、嘔吐（イレウス） → 激しい腹痛（ドクターコール❸）
- 術後合併症：排尿時痛、排尿困難（排尿障害）

直腸切断術（マイルズ）

- 早期合併症：出血、ストーマ壊死・脱落（ドクターコール❹）
- 早期合併症：ストーマ浮腫、ストーマ粘膜皮膚離開、ストーマ周囲の皮膚障害

疾患のココに注意！

- 手術後は、たとえ腹腔鏡手術であっても（傷が小さくても）**患者は痛みを訴える。**
- 予防的なストーマが造設されていても縫合不全は起こる。**術後の腹膜炎**については、よく観察する必要がある。
- 経肛門ドレーンが留置されていても縫合不全は起こる。閉塞しないように注意する。

観察項目 / 看護ケア

観察項目 看護ケア はp.106「50 結腸がん［手術］」参照

観察項目
- 血圧の変動
- 創部状態（発赤・熱感・腫脹・浸出液の有無）
- ドレーン排液の性状・量
- 腹部膨満
- 創部痛の部位・程度

看護ケア
- ドレーン管理 ❶
- 創部の清潔保持

観察項目
- 発熱・血圧低下・頻脈・冷汗・意識レベルの低下
- 創部状態・腹部膨満
- 創部痛・腹痛の部位・程度
- ドレーン排液の性状

観察項目
- 排ガス
- 腸蠕動音
- 腹部膨満
- 腹痛
- 食事摂取量
- 悪心・嘔吐
- 排便状況

看護ケア
- 早期離床
- 創部痛コントロール
- 患者指導
  - 排便コントロール：整腸薬・緩下剤の内服　※浣腸は禁止 ❷
  - 食事：消化しやすい物
  - 肛門周囲の皮膚障害予防

観察項目
- 尿の性状・量
- 尿意
- 下腹部膨満
- 排尿時痛

看護ケア

バルン挿入中
- 尿路感染予防
  - 飲水摂取の促し
  - 清潔ケア
- 患者指導：膀胱訓練

バルン抜去後
- 排尿困難時、バルン再留置・導尿
- 患者指導
  - 骨盤底筋運動
  - 水分摂取の促し
  - 自己導尿（退院後も必要な場合）

観察項目
- ストーマ状態（色・大きさ・出血）
- ストーマ周囲の皮膚状態
- 排ガス・排便
- 腹部の状態（創部やドレーンの位置、しわ・たるみ）
- 食事摂取量・体重変化

看護ケア
- ストーマケア（合併症予防・悪化防止のためのケア方法や装具選択の検討）
- 患者指導 ❸
  - ストーマ管理（日常生活について・困ったときの対処法）
  - 体重管理

先輩ナースより❶

ダグラス窩・骨盤底ドレーンの排液が淡黄色・尿臭の場合、尿管損傷の可能性があります。尿量減少・排液の急な増加に注意しましょう。また尿管位置の確認のために術前あるいは術中に尿管ステントを挿入する場合があります。血尿の有無も観察しましょう。

先輩ナースより❷

術後の浣腸は、縫合不全の危険性があります。また、術後2～3か月は肛門括約筋の機能低下により、便失禁が起こりやすいことも説明しましょう。

先輩ナースより❸

患者さんから退院後の生活について情報収集し、継続できるケア方法を考えます。また指導内容を記録し、統一した指導が行えるようにしましょう。

腹痛　抗菌薬　腹部膨満

53 虫垂炎

症状

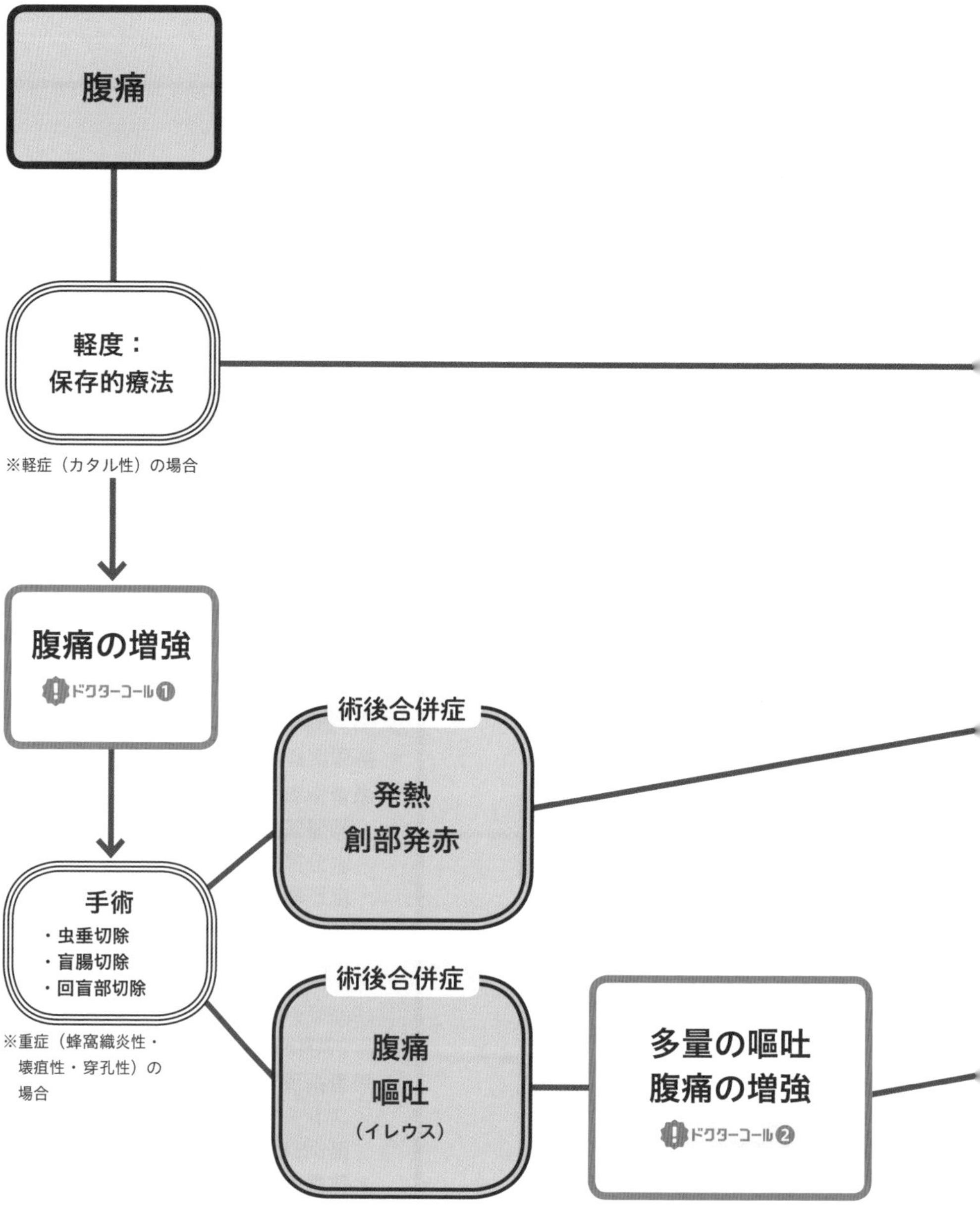

腹痛

軽度：
保存的療法

※軽症（カタル性）の場合

腹痛の増強
ドクターコール❶

手術
・虫垂切除
・盲腸切除
・回盲部切除

※重症（蜂窩織炎性・壊疽性・穿孔性）の場合

術後合併症
発熱
創部発赤

術後合併症
腹痛
嘔吐
（イレウス）

多量の嘔吐
腹痛の増強
ドクターコール❷

ドクターコール❶

虫垂炎の増悪が疑われる。幼児では初診時診断が難しく、進行が早い。高齢者は訴えが不明瞭である。発見が遅れた結果、穿孔していることが多く、死に至ることもある。緊急手術が必要であり、保存的治療中であってもショック徴候の観察は重要である。

ドクターコール❷

術後早期のイレウスは麻痺性の場合が多く、腹膜炎の消退とともに改善することが多いため、まずは様子観察となる。しかし嘔吐や腹痛などの症状が出現した場合、イレウス管留置などドレナージ治療が必要となることがあり、医師に報告する。特に食事再開後の症状に注意して観察する。

疾患のココに注意！

- まずは抗菌薬で保存的に炎症を軽快させ、落ち着いた時期に腹腔鏡下に手術するといった方法が広がりつつある。
- 汎発性腹膜炎になっている場合は、緊急手術となる。
- 小児や高齢者では穿孔しやすかったり、症状が出にくかったりするため、注意を要する。

観察項目

- 抗菌薬の副作用
- 点滴部位の異常
- 血液データ（WBC・CRP）
- 圧痛点の部位・程度（マックバーニー点・ランツ点）
- 腹膜刺激（筋性防御・ブルンベルグ徴候・筋硬直など）
- ショック徴候（血圧低下・頻脈・発熱・意識レベル低下）
- 腹痛の部位・程度
- 腹部膨満

看護ケア

- 点滴管理 ❶
  - 副作用出現時、点滴中止・医師に報告
  - 抗アレルギー薬の投与、点滴刺入部の観察・ケア
- 患者指導
  - 食事開始後に腹部症状が出現した場合、がまんせずに伝えること

先輩ナースより❶

入院時に、薬剤アレルギーなどの既往について聞き取りを行うように心がけましょう。

観察項目

- 発熱
- 創部状態（発赤・腫脹・熱感）
- 創部痛の程度
- 腹部膨満
- ドレーン排液の性状・量

看護ケア

- 創部の清潔保持
  - シャワー浴などの清潔ケア
  - 浸出液が多い場合、こまめにガーゼ交換
- ドレーン管理 ❷
- 創部痛コントロール
  - 鎮痛薬の使用

先輩ナースより❷

膿瘍部に留置されていることが多く、粘稠度の高い排液のため閉塞に注意して観察・ミルキングを行いましょう。

観察項目

- 腹部症状（腹部膨満・腹痛・腸蠕動音・排ガスの有無）
- 悪心・嘔吐
- 便回数・性状
- 食事摂取量
- 離床状況

看護ケア

- 症状からの異常の早期発見
- 排便コントロール
  - 離床を促す
  - 整腸薬の内服

※イレウス管やNGチューブが留置される場合もある

★☆☆
急変・重症化リスク

膨隆 腹腔鏡手術 メッシュ

54 鼠径ヘルニア［手術］

ヘルニア門の閉鎖
・腹腔鏡手術
・前方到達法

症状

早期術後合併症
後出血
血腫形成

血圧低下
ドクターコール❶

早期術後合併症
創部腫脹・痛み
創部の違和感
（漿液腫形成）

早期術後合併症
発熱

発熱持続
ドクターコール❷

晩期術後合併症
鼠径部の
膨隆・重苦感・
痛み
（ヘルニア再発）

ドクターコール❶

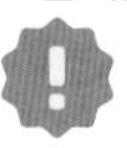

後出血は術直後から、血腫形成は術後しばらくしてから出現する場合がある。創部の継続的な観察が必要。血圧低下を伴う創部の急な腫脹や血性浸出液の流出に注意する。

ドクターコール❷

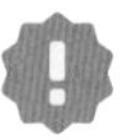

術後創部痛の予防に消炎鎮痛薬が定期処方される場合がある。それにもかかわらず発熱が持続したり、痛みが軽減しない場合に感染が疑われる。人工物であるメッシュが感染を起こした場合には、再手術になる可能性がある。

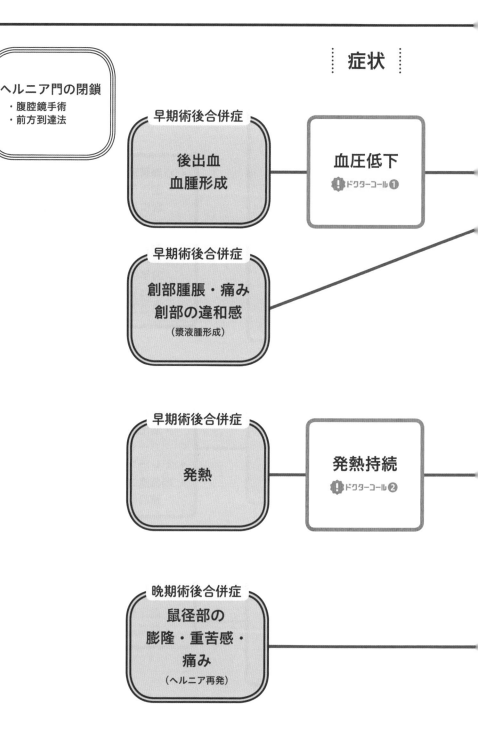

疾患のココに注意！

- 一度出現したヘルニアは自然治癒することはないため、**手術適応**となる。
- 近年は**腹腔鏡手術**が主流となっている。
- 腹腔鏡手術でも前方到達法でも、メッシュをあてて、腸管が脱出しないように固定する。
- 合併症としては、**局所の出血**などがある。

観察項目	看護ケア
・創部状態（発赤・腫脹・熱感・浸出液の有無） ・創部周囲の皮膚の色調（出血斑・皮下出血） ・血圧の変動・頻脈 ・痛みの部位・程度	・皮膚の色調が変化している部位のマーキング ❶ ・創部の清潔保持 　・浸出液のある場合、ガーゼ交換 ・疼痛コントロール 　・鎮痛薬の使用 ※穿刺が必要な場合もある
・熱型 ・創部状態（感染徴候：発赤・腫脹・熱感） ・創部痛の程度	・抗菌薬の投与 ・創部の清潔保持 　・清潔ケア 　・ガーゼ交換 ・症状緩和 　・創部痛コントロール（鎮痛薬の使用）❷ 　・発熱時、冷罨法
・症状の程度	・患者指導（再発予防） 　・排便コントロール：水分摂取・食物繊維の多い食事・整腸薬や下剤の内服 　・腹圧をかけないADL（重い物を持つのを避ける、自転車に長時間乗らない）

先輩ナースより❶

マーキングすることで皮下出血の部位・悪化していないかを目視でき、スタッフ間で共有できます。患者さんにマーキングの同意を得て行いましょう。また皮下出血の治癒過程（色調の変化）について学習しておきましょう。

先輩ナースより❷

消炎鎮痛薬の定期内服により、熱型の観察が困難な場合があることを理解したうえで、感染徴候の観察をしっかり行いましょう。

★★☆ 急変・重症化リスク

腹痛　イレウス管　腹部膨満

55 腸閉塞（イレウス）

症状

ドクターコール❶

患者さんのイレウス管に対する忍耐は1週間ぐらいが限界である。

ドクターコール❷

絞扼性イレウスの可能性がある。腸管の血流不全により壊死し、最悪の場合死に至るため、緊急手術となる。急激な腹痛の増強は医師にすぐに報告する。

ドクターより❶

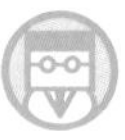

イレウス管先端のバルンが先進部になって、腸重積をきたす場合もあります。

保存的治療
- 腸管の減圧（イレウス管）
- 絶飲食
- 薬物療法（腸蠕動亢進薬）

※軽度の閉塞性イレウス、麻痺性イレウス（腸管運動麻痺）の場合

悪心・嘔吐
腹痛
腹部膨満

おおむね1週間イレウス管を留置していても改善がない場合　ドクターコール❶

激しい腹痛❶
ドクターコール❷

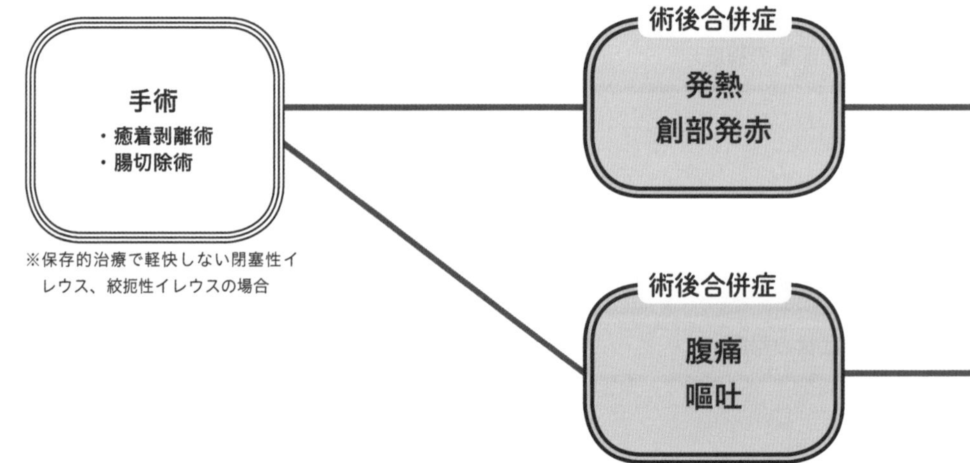

※保存的治療で軽快しない閉塞性イレウス、絞扼性イレウスの場合

疾患のココに注意！

- 腹痛が強くなければ、まずはイレウス管、補液などで保存的に経過をみる。
- 腹痛が強ければ、**絞扼性イレウス**の可能性があり、手術を考慮する。

観察項目	看護ケア
・排ガス・便回数・性状 ・腹痛の程度 ・腹部膨満 ・腸蠕動音（金属音） ・脱水症状（頻脈・血圧低下・尿量低下・口渇感・全身倦怠感） ・ドレーン排液の性状・量 ・ドレーン挿入部の皮膚異常（発赤・潰瘍・びらん） ・X線所見（ニボー像） ★閉塞性イレウスの特徴	・ドレーン管理 ❶ 　・閉塞予防（ミルキング、ベッドより低い位置に置いているか） 　・抜去予防（固定の長さに変化がないか・固定テープの位置） 　・挿入部の皮膚損傷予防（テープ固定の工夫・皮膚保護材の使用） 　・転倒転落予防：環境整備、機器使用時（陰圧吸引装置（メラサキューム®）など）は離床を考慮した機器の固定 ・点滴・内服管理 ❷ 　・蠕動亢進薬の投与 　※麻痺性イレウスの場合 ・清潔保持 ❸ 　・口腔ケア 　・シャワー浴や清拭 ・患者指導 　・絶食、絶飲食指示 ❷ 　・食事開始後の注意点 ★指示に基づいた食事、徐々に十分咀嚼する、空気の嚥下に注意
・発熱 ・創部状態（感染徴候） ・創部痛の程度 ・腹部膨満	・バイタルサイン・症状からの異常の早期発見 ・創部の清潔保持 　・浸出液があればガーゼ交換 　・清潔ケア ・創部痛コントロール（鎮痛薬の使用）
・腹部症状（腹部膨満・腸蠕動音・排ガス） ・腹痛 ・食事摂取量 ・便回数・性状 ・悪心・嘔吐	・早期離床 ・患者指導 　・排便コントロール（緩下剤・整腸薬の服用、食物繊維の多い食事、飲水摂取） 　・受診のめやす（腹部膨満、腹痛、排ガス・排便の停止時）

先輩ナースより❶

排液量が多い場合は、脱水予防に追加輸液が必要です。IN-OUTバランスを確認し、医師に報告します。

先輩ナースより❷

内服薬を管から注入する場合、管の挿入長さによってはクランプしないと薬が流出します。クランプ中は、腹痛・悪心増強に注意しましょう。

先輩ナースより❸

蠕動亢進薬を使用した直後は腹痛が増強する場合があります。ケアを実施する際は、患者さんの負担にならないよう配慮しましょう。

ドクターより❷

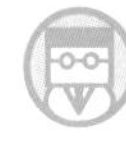

少量の水分やジュース類は、飲んでもイレウス管から排出されるため、飲用しても可としています。
私は飴玉やガムも可としています。患者さんのストレスの解消と、飴玉やガムが腸管の蠕動を促すはたらきを期待しています。

4

肝胆膵

❗ ここが大事！

肝臓は血管が豊富な臓器であることから、肝がんが破裂すると大量出血を生じる可能性があります。また、膵液は血管を溶かす作用があることから、膵疾患により膵液が漏れることで、周囲の血管と組織を溶かしてしまいます。さらには膵液や胆汁内に細菌感染を起こすこともあります。出血や敗血症に至る前にバイタルサインの変動や特徴的な症状を観察し、合併症の予防と早期発見に努めます。

肝胆膵疾患では、急性期と慢性期で症状や治療、看護が異なります。急性期には合併症の予防と早期発見に努め、慢性期には疾患の進行を予防する介入が重要になります。

肝胆膵疾患の患者さんは、絶食のため点滴や経鼻栄養チューブ、術後は膵管や胆管にドレーンが留置されることが多く、管理が必要です。

肝胆膵疾患の患者像

特徴	看護のポイント
膵液はタンパク質や周囲の組織を分解する作用があるため、出血や臓器の損傷を引き起こす可能性がある 重症膵炎ではDIC（播種性血管内凝固症候群）などを引き起こし、命を落とす可能性がある	●膵炎は膵酵素が膵臓を損傷、壊死させることで、強い心窩部痛や背部痛が生じます。苦痛な症状の緩和と長期絶食など治療に協力できるよう援助が必要です。 ●膵炎が悪化すると出血や感染を伴い敗血症に至るリスクがあります。
慢性肝炎では、肝硬変、肝がん、肝不全へ至るまでにさまざまな合併症を生じる 進行を予防する知識や合併症の徴候の観察が重要となる	●慢性肝炎、肝硬変へ至ることで、食道静脈瘤や肝がん、肝性脳症などを生じ、繰り返し治療を必要とします。 ●食事療法や薬物療法など必要な治療が正しく受けられるよう観察や指導が必要です。
がんや転移巣からの出血、消化管穿孔、閉塞を引き起こす可能性がある	●膵臓がんでは病巣部や十二指腸への浸潤により出血や穿孔、閉塞をきたす可能性があります。 ●緊急内視鏡での止血や閉塞部位へのステント留置などの治療が必要になることがあります。 ●肝臓は血管が豊富なため、がんの破裂により大量出血を引き起こす可能性があり、血圧低下や激しい腹痛には注意が必要です。 ●肝機能低下やがんに伴う腹水により、腹部膨満感、腹痛、全身倦怠感が生じるため、麻薬の使用など緩和治療も重要となります。
術後は膵管や胆管に入れたドレーンの管理が必要	●排液の色や性状・においなどから、早期に異常を察知し、医師へ報告しましょう。 ●事故（自己）抜去や転倒などにも注意が必要です。

★☆☆
急変・重症化リスク

抗ウイルス予防 B型慢性肝炎 C型慢性肝炎

56 ウイルス性肝炎

ドクターコール❶

出血傾向がある際には、DICの可能性がある。止血しない際には医師に報告する。

ドクターコール❷

意識障害がある際は、肝性脳症や脳浮腫、その他の脳疾患の可能性がある。血圧やその他症状を観察し医師に報告する。

MEMO

ウイルス性肝炎の感染経路

①経口感染

A型：貝類・生牡蠣・糞便

E型：鹿・猪・豚肉の加熱不十分

②血液感染

B型：膣分泌液・精液・母乳・唾液などの体液

C型：B型同様（性的接触・母子感染はまれ）

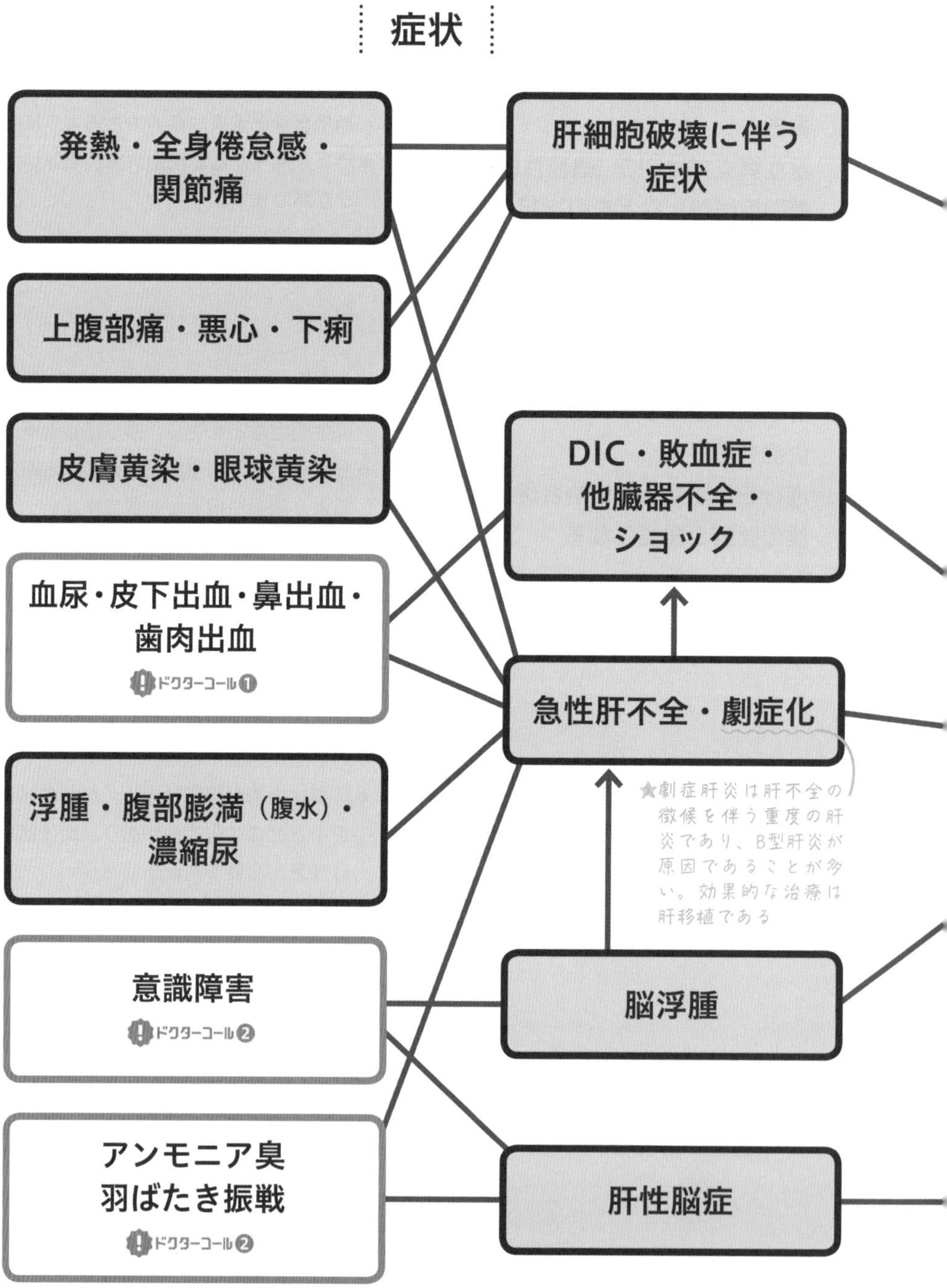

症状

- 発熱・全身倦怠感・関節痛
- 上腹部痛・悪心・下痢
- 皮膚黄染・眼球黄染
- 血尿・皮下出血・鼻出血・歯肉出血 ドクターコール❶
- 浮腫・腹部膨満（腹水）・濃縮尿
- 意識障害 ドクターコール❷
- アンモニア臭 羽ばたき振戦 ドクターコール❷

- 肝細胞破壊に伴う症状
- DIC・敗血症・他臓器不全・ショック
- 急性肝不全・劇症化
- 脳浮腫
- 肝性脳症

★劇症肝炎は肝不全の徴候を伴う重度の肝炎であり、B型肝炎が原因であることが多い。効果的な治療は肝移植である

疾患のココに注意！

- 近年、B型肝炎ウイルス、C型肝炎ウイルスに対する**抗ウイルス治療**が急速に進歩している。
- B型慢性肝炎患者に対する核酸アナログ製剤（エンテカビルやテノホビル）内服で血中HBVDNAがほぼ全例で陰性化が認められ、C型慢性肝炎患者に対する直接作動型抗ウイルス薬の内服でウイルスは95%以上排除可能となった。

観察項目	看護ケア
● 体温の経過 ● 発熱の随伴症状（発汗・顔面紅潮・顔面蒼白・悪寒戦慄・頭痛） ● 食事摂取量・水分摂取量 ● 輸液量・点滴内容 ● 排尿回数・尿量・尿性状 ● 排便回数・便性状 ● 痛みの程度・持続時間 ● 解熱鎮痛薬・制吐薬の使用状況 ● 皮膚掻痒の有無	● 解熱鎮痛薬・制吐薬の使用 ① ● 下痢時は整腸薬使用 ● 清潔ケア援助 ● 摂取しやすい食事内容に変更 ● 点滴投与（肝庇護薬） ● 内服薬投与（抗ウイルス薬など）① ● 禁酒・禁煙指導 ● 他者への感染予防対策 ② ● 安静を指導 ● 皮膚掻痒に対して内服薬投与・軟膏塗布
● 体温の経過・血圧低下・血圧値高値・頻脈・頻呼吸・四肢冷感・冷汗・顔面蒼白 ● 出血部位・出血量・採血や処置後の止血状態 ● 血液データ（PLT・PT・Fib・FDP・Dダイマー・T-Bil・D-Bil・Hb・RBC・CRP・WBC・Alb） ● 下腿・足背・手背・顔面などの浮腫の程度 ● 腹部膨満・緊満・体重 ● 尿量・尿性状 ● 意識レベル・四肢麻痺・頭痛・嘔吐・瞳孔不同・対光反射 ● 黄疸の程度	● 全身管理のためICUへ転室 ● 末梢血管ルート確保・輸液 ● モニター装着・救急カート・AED準備 ● 採血・輸血準備 ● 出血部位の止血 ● 採血など処置後の確実な止血 ● ベッド上安静を指導 ● 尿道留置カテーテル挿入 ● 嘔吐時は誤嚥予防 ● 安楽な体位の工夫・清潔ケア・排泄介助 ● 皮膚損傷・褥瘡予防対策 ● 心肺蘇生についての意思確認
● 肝性昏睡レベル ● 高度な黄疸の持続 ● 血液データ（NH_3） ● 排便回数・便性状 ● その他の意識レベル低下の原因（麻痺・呂律困難・瞳孔不同）	● 末梢血管ルート確保・輸液 ● 肝性脳症改善アミノ酸注射薬投与 ● 浣腸（排便コントロール） ● 頭部CT撮影の搬送 ● ルート類自己抜針や転倒転落などの自害・他害行為の予防 ● モニター管理 ● ICU・重症個室への転室 ● 心肺蘇生について意思確認

先輩ナースより①

肝障害の際は、鎮痛薬の使用が制限される場合があります。
医師に指示された薬の用法・用量を守り、安楽に過ごせるよう援助しましょう。

ドクターより①

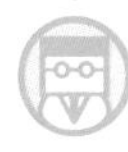

C型慢性肝炎、肝硬変患者への抗ウイルス治療はめざましく進歩しており、高い肝細胞がん発がん抑制が認められています。

先輩ナースより②

ウイルス性肝炎は、他者へ感染させる可能性があり、ウイルスの型によって、入院中だけではなく退院後もパートナーなどへの感染予防対策が実施できるよう指導が必要です。

★★☆
急変・重症化リスク

非代償期 腹水 肝性脳症

57 肝硬変

ドクターコール❶

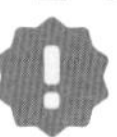

非代償期では、胃・食道静脈瘤の発生や凝固因子・血小板の減少により出血傾向となる。鮮血の吐血以外に、タール便、コーヒー残渣様嘔吐も上部消化管出血の可能性があり、すぐ医師に報告する。

ドクターコール❷

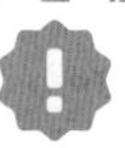

痔核出血は鮮血で、大量出血する場合がある。下血時は、痔核出血以外の消化管出血の可能性もある。
血圧低下、冷汗・顔面蒼白など出血性ショックの徴候を観察し、医師に報告する。

ドクターコール❸

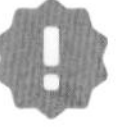

明らかな意識障害がなくても、興奮気味、イライラ感、傾眠などのいつもと異なるサインがあれば肝性脳症を疑い、観察したうえで医師に報告する。

症状

- 浮腫・腹水
- 黄疸
- 皮下出血・歯肉出血・鼻出血 → 出血傾向
- コーヒー残渣様嘔吐・・潜血〜暗赤色吐血・黒色便（タール便）（ドクターコール❶） → 胃・食道静脈瘤破裂 消化管出血
- 顔面蒼白・冷汗・悪心 ❶ → 胃・食道静脈瘤破裂 消化管出血
- 血便 ❷（ドクターコール❷） → 痔核
- 羽ばたき振戦・アンモニア臭・イライラ感・傾眠（ドクターコール❸） → 肝性脳症

疾患のココに注意！

- 非代償性肝硬変に伴う**難治性腹水**、**低アルブミン血症**、**高アンモニア血症**および**肝性脳症**に対して、種々の薬剤が新しく開発されている。トルバプタン、分岐鎖アミノ酸製剤、レボカルニチンやリファキシミンをうまく使用すれば、非代償性肝硬変患者の諸症状はかなり緩和されるようになってきている。

観察項目	看護ケア
・皮膚圧痕・損傷の有無 ・利尿薬・Alb製剤の反応 ・腹部膨満・緊満 ・食事摂取量・全身倦怠感 ・血圧値・尿量・体重・腹囲 ・血液データ（Alb）	・皮膚損傷予防のためルート類・テープ類・衣類の調整 ・環境整備・清潔ケア援助・安楽な体位の工夫 ・食事内容の工夫 ・尿量増加・低血圧持続時は利尿薬について医師に相談 ・体重測定・腹囲測定
・眼球黄染・皮膚黄染 ・血液データ（T-BiL・D-Bil・肝胆道系酵素） ・皮膚掻痒感・皮膚擦過傷	・清潔ケア・爪切り ・室温調整・衣服の調整 ・掻痒部に軟膏塗布
・血圧低下、頻脈の有無 ・脈拍触知不可・動悸・めまい ・意識レベル ・排便・吐物の性状・量 ・血液データ（RBC・Hb・PLT・PT・血型） ・痔核や歯肉出血部位の痛み	・出血性ショック時の対応 　・下肢挙上・末梢血管ルート確保 　・モニター装着・救急カート・AED準備 　・吸引の準備・窒息予防 　・緊急内視鏡検査・治療の準備 　・採血・輸血の準備 ・痔核出血への対応 　・排便コントロール・刺激物の摂取を控える 　・出血・痛みに対し軟膏塗布 ・歯肉・鼻出血への対応 　・圧迫止血
・肝性昏睡レベル ・血液データ（NH_3） ・肝性脳症以外の原因の観察（麻痺・呂律困難・瞳孔不同・上下肢のしびれ） ・排便回数・量・性状	・肝性脳症への対応 ③ 　・点滴・浣腸施行 　・転倒転落やルート類自己抜去の予防 　・排便コントロール 　・低タンパク食・禁酒・禁煙指導

先輩ナースより①

悪心は吐血の徴候の可能性があります。冷汗や顔面蒼白、バイタルサインを観察し、異常があれば臥床安静を促し、医師に報告します。
吐下血後は、出血性ショックから心停止に至ることを予測し行動しましょう。

先輩ナースより②

少量ずつの痔核出血は軟膏塗布や排便コントロールで対応します。

先輩ナースより③

アルコールは少量でも肝機能の悪化を促進させます。代償期の食事は高エネルギー・減塩食、非代償期は低タンパク・減塩食にできるよう指導します。

★★☆
急変・重症化リスク

経皮的ラジオ波焼灼療法（RFA）　マイクロ波凝固療法（MCT）

58 肝臓がん ［経皮的治療］

ドクターコール❶

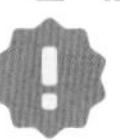

肝臓、肋間動脈、門脈損傷による腹腔内出血や他臓器損傷は外から見てわからないため、腹部緊満やバイタルサイン、顔色を観察し、出血性ショックの徴候を認めた際にはすぐ医師に報告する。

ドクターコール❷

治療後、生体反応として発熱することは正常である。しかし、いったん落ち着いていた発熱が再燃したり、38℃以上の発熱が持続する際は、肝膿瘍や感染の可能性があるため医師に報告する。

先輩ナースより❶

治療後、生体反応として数日間発熱や腹部膨満感が続くことがあります。
鎮痛解熱薬の使用や清潔ケアなど、日常生活が苦痛なく過ごせるよう援助が必要です。

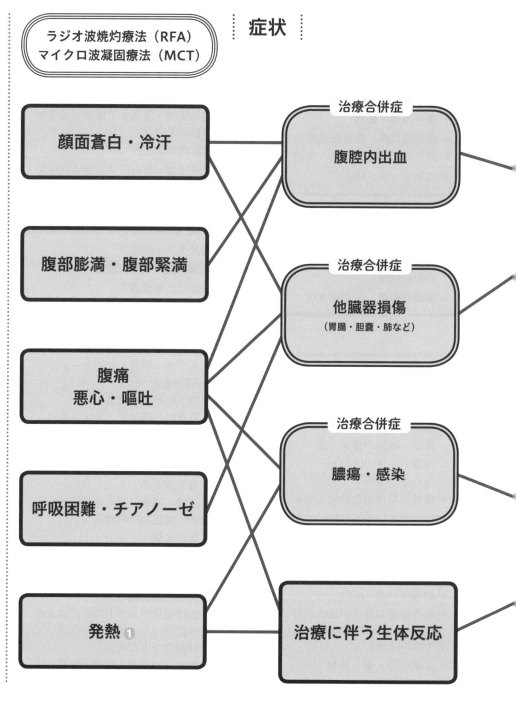

ラジオ波焼灼療法（RFA）
マイクロ波凝固療法（MCT）

症状

顔面蒼白・冷汗

腹部膨満・腹部緊満

腹痛
悪心・嘔吐

呼吸困難・チアノーゼ

発熱❶

治療合併症
腹腔内出血

治療合併症
他臓器損傷
（胃腸・胆嚢・肺など）

治療合併症
膿瘍・感染

治療に伴う生体反応

疾患のココに注意！

- 現在、手術以外の治療として代表的なものは、経皮的局所治療である**経皮的ラジオ波焼灼療法（RFA）**、**マイクロ波凝固療法（MCT）**と**肝動脈カテーテル療法**（p.126）がある。
- 近年、分子標的治療薬や免疫チェックポイント阻害薬が肝細胞がんに対して保険適用となり、肝切除を含めた集学的治療の幅が広くなってきている。

観察項目

- 血圧低下・頻脈・四肢冷感・意識レベル低下・SpO_2値低下・呼吸数増加

ドクターコール❶

- 腹痛の有無
- 穿刺部出血の有無・程度
- 腹部膨満の程度
- 悪心・嘔吐の有無

看護ケア

- 治療当日
  - ベッド上安静・モニター装着 ❷
  - 穿刺部出血がある場合は出血範囲をマーキング
  - 腹痛・悪心・嘔吐には鎮痛薬・制吐薬の使用
- 出血性ショック・他臓器損傷時
  - モニター装着・下肢挙上・救急カート・AED準備・末梢血管ルート確保・輸液
  - 緊急手術の準備
  - 気胸時は胸腔ドレーン・酸素吸入準備
  - 重症個室へ転室・X線・CT撮影の搬送
  - 家族へ連絡・心肺蘇生の意思確認

先輩ナースより❷

治療後は腹腔内出血予防のためベッド上安静になります。腹圧がかからないよう食事のセッティングや排泄の援助が必要になります。

観察項目

- 体温の経過・血圧低下・上昇・頻呼吸・SpO_2値低下
- 痛みの部位・程度・持続時間
- 全身倦怠感・腹部膨満感
- 顔面紅潮・顔面蒼白・発汗
- 鎮痛薬の使用状況と効果
- 輸液・抗菌薬の使用状況
- 食事摂取量・水分摂取量
- 排尿回数・量
- X線・CT所見
- 血液データ（CRP・WBC・腎機能・肝胆道系酵素・T-Bil・D-Bil）

看護ケア

- 冷罨法・解熱鎮痛薬の使用
- 抗菌薬の投与
- 38℃以上の高体温時は血液培養採取を考慮

ドクターコール❷

- 清潔ケア援助
- 摂取しやすい食事内容に変更

MEMO

肝臓がんに対する内服抗がん薬として、ソラフェニブのみであったが、2018年からレンバチニブが適用された。ソラフェニブに比べ、レンバチニブは手足症候群などの副作用が少なく、効果も高い。さらに2020年から免疫チェックポイント阻害薬であるアテゾリズマブと分子標的治療薬であるベバシズマブの併用治療が保険適用となった。

★★☆
急変・重症化リスク

肝動脈塞栓療法（TAE） 肝動脈化学塞栓療法（TACE）

59 肝臓がん［カテーテル治療］

ドクターコール❶

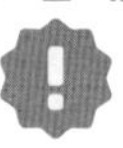

動脈出血は拍動性であり、急激に出血性ショックに至る危険がある。治療直後から30分後、1時間後と指示時間まで観察し、発見時はただちに圧迫止血を実施し、医師に報告する。

ドクターコール❷

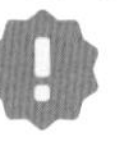

治療中に生じた血栓が圧迫解除後や歩行時に肺血栓塞栓症となることがある。チアノーゼや胸痛など生じた際には、早急に医師に報告する。

ドクターコール❸

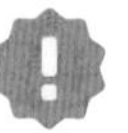

腹腔内出血は目に見えないため、腹部緊満や出血性ショックの徴候時は、血圧を測定し医師に報告する。

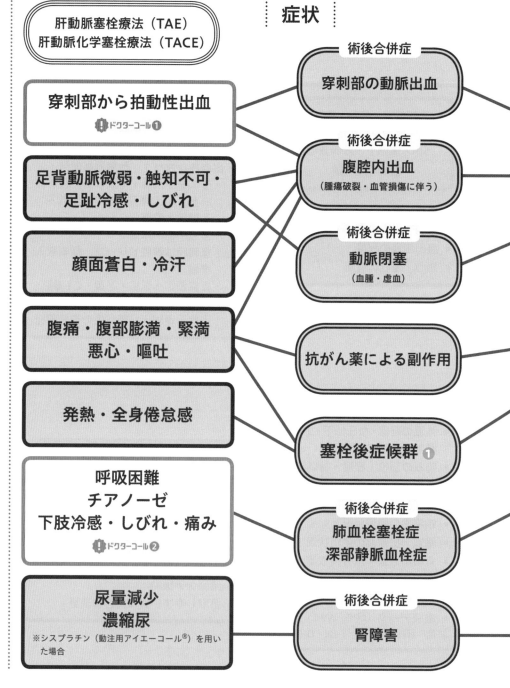

肝動脈塞栓療法（TAE）
肝動脈化学塞栓療法（TACE）

症状

- 穿刺部から拍動性出血（ドクターコール❶）
- 足背動脈微弱・触知不可・足趾冷感・しびれ
- 顔面蒼白・冷汗
- 腹痛・腹部膨満・緊満 悪心・嘔吐
- 発熱・全身倦怠感
- 呼吸困難 チアノーゼ 下肢冷感・しびれ・痛み（ドクターコール❷）
- 尿量減少 濃縮尿 ※シスプラチン（動注用アイエーコール®）を用いた場合

術後合併症 穿刺部の動脈出血

術後合併症 腹腔内出血（腫瘍破裂・血管損傷に伴う）

術後合併症 動脈閉塞（血腫・虚血）

抗がん薬による副作用

塞栓後症候群 ❶

術後合併症 肺血栓塞栓症 深部静脈血栓症

術後合併症 腎障害

疾患のココに注意！

- 肝切除や経皮的ラジオ波焼灼療法の適応がない肝細胞がん患者が対象で、肝予備能がよく、肝臓以外にがんの転移がなく、がんが2～3個で3cm以上の場合、もしくは大きさにかかわらず4個以上の場合に選択される治療法である。
- 治療効果が期待できず、かつ肝予備能が徐々に低下している症例には、繰り返して治療を行うのではなく、肝動注療法や薬物療法に移行する必要がある。

観察項目	看護ケア
頻脈・血圧低下・SpO_2値低下 ドクターコール❸ • 意識レベル低下・四肢冷感 • 腹部膨満・緊満の程度・腹部膨満感 • 腹痛・腹部圧痛の程度・持続時間 • 治療前・後での足背動脈触知の変化・左右差 ❷ • 後脛骨動脈触知 • 下肢の痛み・チアノーゼ • CT所見	• 治療当日の出血予防・早期発見 　• モニター装着・時間ごとのバイタルサイン・穿刺部の観察 　• ベッド上安静・下肢屈曲しないよう指導 ❸ 　• 安楽な体位の工夫・体位変換介助 　• 食事摂取セッティング・介助 • 穿刺部動脈出血時 　• 発見時は圧迫止血・再度圧迫固定 • 出血性ショック時 　• モニター装着・末梢血管ルート確保・輸液 　• 救急カート・AED準備 　• 緊急止血術の準備 　• 輸血準備 　• 家族への連絡・心肺蘇生の意思確認
• 体温の経過 • 解熱鎮痛薬・制吐薬の使用状況と効果 • 食欲低下 • 食事摂取量・水分摂取量 • 輸液量	• 解熱鎮痛薬・制吐薬の使用 • 摂取しやすい食事内容に変更 • 清潔ケア援助 • 食後・シャワー後の安静を指導 • 点滴投与（肝庇護薬）
• SpO_2値低下・頻呼吸・冷汗・努力呼吸・呼吸音減弱 • 胸部痛・胸部圧迫感の有無・程度 • 下肢の痛み・冷感・しびれの部位・程度	• 肺血栓塞栓症時 　• モニター装着・救急カート準備 　• 酸素吸入・挿管準備 　• 抗凝固薬の投与 • 下肢冷感・痛みの出現時 　• 弾性ストッキングを除去
• 尿量・性状・利尿薬の使用状況・効果 • 輸液量 • 尿道留置カテーテル挿入時 　• 尿漏れの有無・下腹部膨満・カテーテル内尿流出の有無・挿入部の異常 • 血液データ（腎機能）	• 治療当日～数日間 　• 指示時間に尿量測定を実施し、利尿薬・点滴の投与 　• 指示範囲内で水分摂取を促す

先輩ナースより❶

塞栓後症候群は合併症というよりは治療に伴う反応です。がんが死滅すると免疫反応により38℃程度の発熱が生じますが、解熱薬にて対応します。

先輩ナースより❷

治療後、足背動脈の触知が微弱や触知不可を観察することで合併症の発見につながるため、治療前の足背動脈の触知が良好か左右差がないかを確認しておく必要があります。

先輩ナースより❸

治療した側の下肢を屈曲すると出血リスクが高まります。治療後当日は下肢屈曲しないよう指導と食事や体位変換の介助が必要です。
穿刺部からの出血時は、後に皮下血腫や感染につながる可能性があり継続して観察が必要です。

★★★ 急変・重症化リスク

肝不全　腹水　胆汁漏

60 肝臓がん［手術］

症状

肝切除術 ❶
- 部分切除
- 亜区域切除
- 区域切除
- 葉（2区域）切除
- 3区域切除

肝切除術に胆道再建を伴うもの

術後合併症：肺炎　無気肺　胸腹水貯留 → 異常呼吸・SpO_2値低下（ドクターコール❶）

術後合併症：後出血　胆汁漏 → ドレーン排液異常（ドクターコール❷）

術後合併症：創感染　腹腔内膿瘍 → ドレーン排液異常（ドクターコール❷）

★肝門部領域の肝臓がんに対しては、胆管切除・胆道再建が加わり、胆汁漏・腹腔内感染のリスクが高まる

術後合併症：吐下血（消化管出血）→ 大量の吐下血（ドクターコール❸）

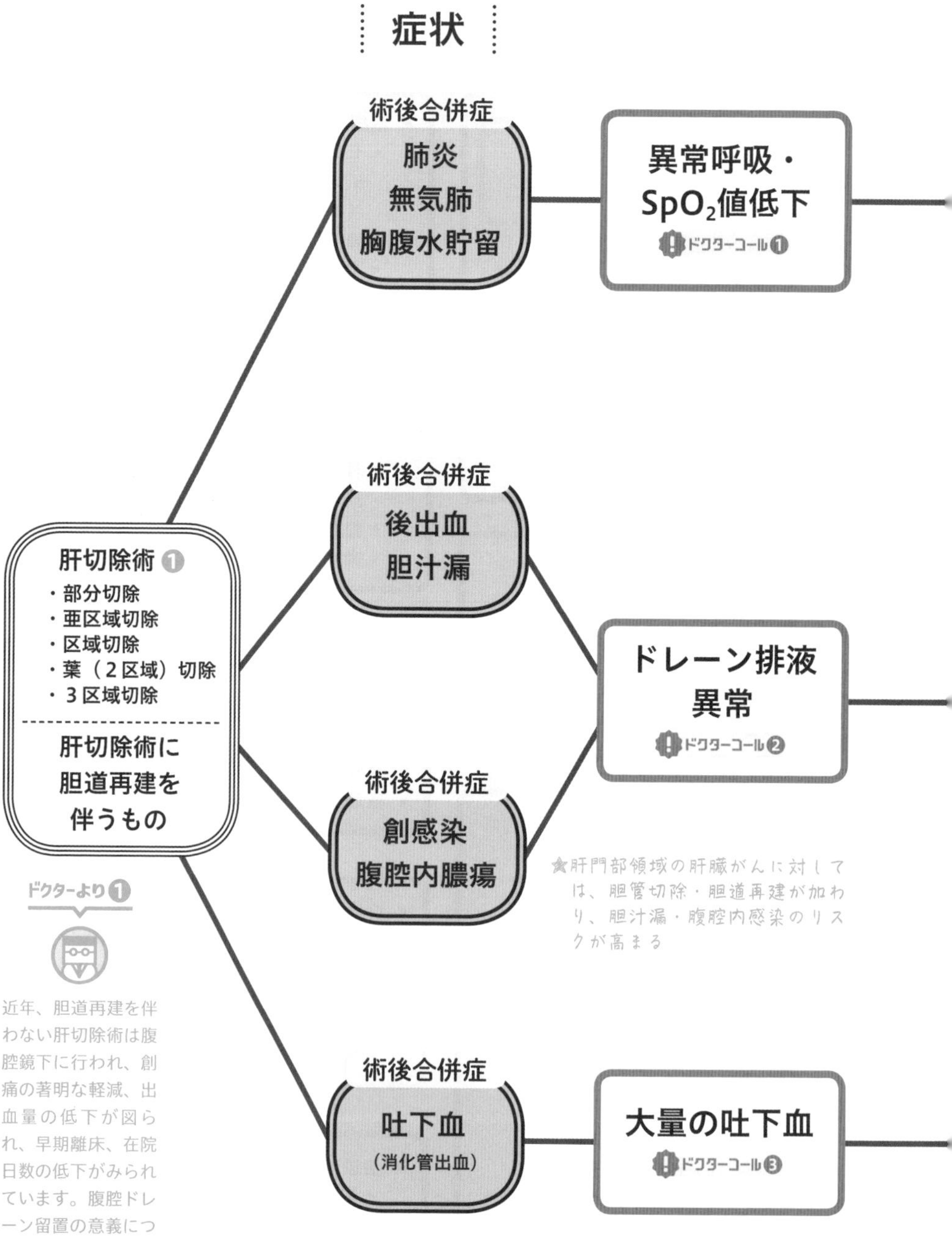

ドクターより❶

近年、胆道再建を伴わない肝切除術は腹腔鏡下に行われ、創痛の著明な軽減、出血量の低下が図られ、早期離床、在院日数の低下がみられています。腹腔ドレーン留置の意義についても賛否のあるところです。

ドクターコール❶

手術創が大きな場合が多く横隔膜の動きが抑制され、また肝臓を横隔膜より剥離する操作により右胸水が貯留しやすい。利尿薬やタンパク製剤を投与したり、胸腔穿刺を実施する場合がある。

ドクターコール❷

肝臓は血流が豊富であり、切離断面からの出血が起こりやすい。
腹腔内への胆汁漏は、大量出血をまねく危険性がある。
腹腔内ドレーン排液が血性（術直後で100mL/時以上）または胆汁色、腹痛増強時は、すぐに医師に報告する。

ドクターコール❸

術後創部痛などのストレスが一因となり急性胃粘膜病変を発症しやすい。また肝硬変症では食道・胃静脈瘤を合併していることが多い。消化管出血が起こると、肝不全・多臓器不全に陥り死に至ることがある。

疾患のココに注意！

- 肝臓がんには原発性肝がんと転移性肝がんがあり、主な原発性肝がんには**肝細胞がん**と**胆管細胞がん**がある。
- 原発性肝がんの場合、ウイルス性肝炎や脂肪肝により肝障害を伴っている場合が多く、障害の程度によって肝機能が低下し、**肝硬変**を併存している場合もある。
- 許容される肝切除量は肝予備能（肝機能）によって規定されるため、切除領域の全肝に対する比率を術前に評価する。術前に門脈枝塞栓術を行い、切除領域の体積比率を減らす工夫をすることがある。

観察項目	看護ケア
• SpO_2値 • 肺雑音・痰の性状 • 意識レベル低下・発熱 • 顔色・チアノーゼ • 全身浮腫 • 体重増加・尿量減少 • 離床状況	• 離床介助 • 症状緩和 　・セミファーラー位、腹式呼吸 　・酸素投与・吸引 　・排痰方法指導 • 点滴管理 　・血液製剤や利尿薬の投与 • 胸腔穿刺・腹腔穿刺の介助 ❶ 　・ドレーン管理
• 発熱 • 創部状態 • 血圧低下・頻脈 • 腹痛・腹部膨満 • 黄疸 • ドレーン排液の性状・量・ビリルビン値 • 便の性状・色 • 血液データ （WBC・CRP）	• ドレーン管理 ❷ 　・腹腔ドレーン、RTBD・Cチューブ • 創部の清潔保持 　・清潔ケア・ガーゼ交換 • 血糖コントロール ❸ 　・血糖測定、インスリンの投与 　・低血糖、高血糖症状出現時の対応
• 血圧低下・頻脈 • 意識レベル • 悪心・嘔吐・吐下血量 • 心窩部痛・腹痛 • 便の性状・色	• 吸引・酸素投与 　・疼痛コントロール、精神的ケア • 点滴管理 　・抗潰瘍薬の投与 • ストレス緩和

※内視鏡検査、止血術が施行される場合がある

先輩ナースより❶

短時間での急な排液は、血圧低下などのショックを起こすことがあります。排液中の管理に気をつけましょう。

先輩ナースより❷

術後はさまざまなドレーンが留置されています。留置期間、排液の性状・量などがそれぞれ異なるため、把握しておきましょう。

先輩ナースより❸

術後は二次性糖尿病を合併しやすく、かつ手術侵襲や高カロリー輸液などの併用で血糖値が変動します。創傷治癒の促進には、血糖コントロールも大切です。

★☆☆
急変・重症化リスク

全身倦怠感　黄疸　アルコール

61 肝障害

症状

薬物性肝障害
- 肝細胞障害型
- 胆汁うっ滞型

発熱
悪心・嘔吐
全身倦怠感

アルコール性肝障害
- アルコール性脂肪肝
- アルコール性肝炎
- アルコール性肝硬変

など

せん妄状態
ドクターコール

ドクターコール

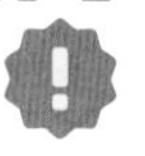

アルコールを中断後、血中アルコール濃度が低下するに従い、精神・身体症状が出現する。事故などの二次的障害を予防するためにも、主治医・精神科医の診察を受け、向精神薬などを投与する。
離脱症状は病気の程度・最終飲酒量により異なるが、断酒後、7～72時間前後に起こるため、観察が大切。軽症では3日程度で軽快するが、幻覚やせん妄状態の場合は、4～7日程度かかる。

疾患のココに注意！

- 肝障害出現時の症状は**全身倦怠感や食欲不振**など不定症状が多いが、進行すれば**黄疸**の出現を認める。
- 肝障害の原因として肝炎ウイルス感染以外では、主なものとして**薬物性肝障害**と**アルコール性肝障害**があるが、どちらも最優先の治療は原因薬物の中止と禁酒である。
- 最近は、飲酒歴のない脂肪性肝炎（非アルコール性脂肪性肝炎）が話題で、減量と基礎疾患である糖尿病、脂質代謝異常および高血圧などのコントロールが治療の中心となる。

観察項目

- 発熱
- 悪心・嘔吐
- 発疹の部位
- 血液データ（AST・ALT上昇）
- 服用した薬剤の種類・量
- 服用した時間
- 摂取した食物・時間

- 黄疸の部位
- 血液データ（ALP上昇）
- 皮膚の掻痒感

- 血液データ（γ-GTP上昇・AST優位(AST＞ALT)・WBCの軽度上昇）
- 食欲低下
- 全身倦怠感
- 飲酒量・最終飲酒日
- 食事摂取状況
- 多量飲酒後の発熱・腹痛・黄疸（アルコール性肝炎の場合）
- 肝腫大（右季肋部の膨隆）

★アルコール性脂肪肝・線維症の場合は、明らかな自覚症状を認めないことも多い

- クモ状血管腫
- 手掌紅斑

※p.122「57 肝硬変」参照

看護ケア

- 冷罨法
- 嘔吐時の対応
- 内服・点滴管理
  - 原因と思われる薬剤の中止 ❶
  - 肝庇護療法：肝機能改善のための薬の投与
- 患者指導
  - 安静（肝保護目的）
  - 脂肪分の少ない食事
  - 内服管理 ❷

- 皮膚障害予防：清潔ケア・軟膏処置

※掻痒感が強いとき、重症の黄疸時には薬剤を投与する場合がある

- 患者指導：禁酒
- 点滴・栄養管理
  - 肝庇護薬の投与
  - ビタミンB_1・Mgの補給
  - 栄養障害の改善 ❸
- アルコール離脱症状への対応
  - 安全確保（危険物を預かる、必要時、身体拘束を検討）
  - 睡眠薬や抗不安薬の投与

先輩ナースより❶

内服後30日以内に発症する場合がほとんどですが、無症状のことも多いです。原因特定のために情報収集をしっかり行いましょう。

先輩ナースより❷

患者さんに内服している薬の効果・副作用を理解してもらうことが大切です。飲み合わせが悪い薬もあるため、市販のサプリメントなどを服用する際は、医師や薬剤師に相談することを勧めましょう。

先輩ナースより❸

病態により栄養管理が異なります。

- アルコール性脂肪肝・線維症：高タンパク・低糖質・低脂肪食
- アルコール性肝炎：高カロリー・高タンパク食（重症例はタンパク制限あるいは禁食）
- アルコール性肝硬変：高カロリー・高タンパク食（非代償期はタンパク制限）

★☆☆
急変・重症化リスク

経皮経肝胆嚢ドレナージ（PTGBD） 内視鏡的乳頭括約筋切除術（EST） 黄疸

62 胆石症

ドクターコール

シャルコー3徴は急性胆管炎を指す。シャルコー3徴に意識障害・ショック症状を加えた5つを「レイノルズ5徴」という。この症状は、急性閉塞性化膿性胆管炎を指し、致死率が高く迅速な対応が必要であり、早期発見が求められる。
状態によって抗菌薬投与・内科的ドレナージ・外科手術あるいは外科的ドレナージ（PTCD）が行われる。

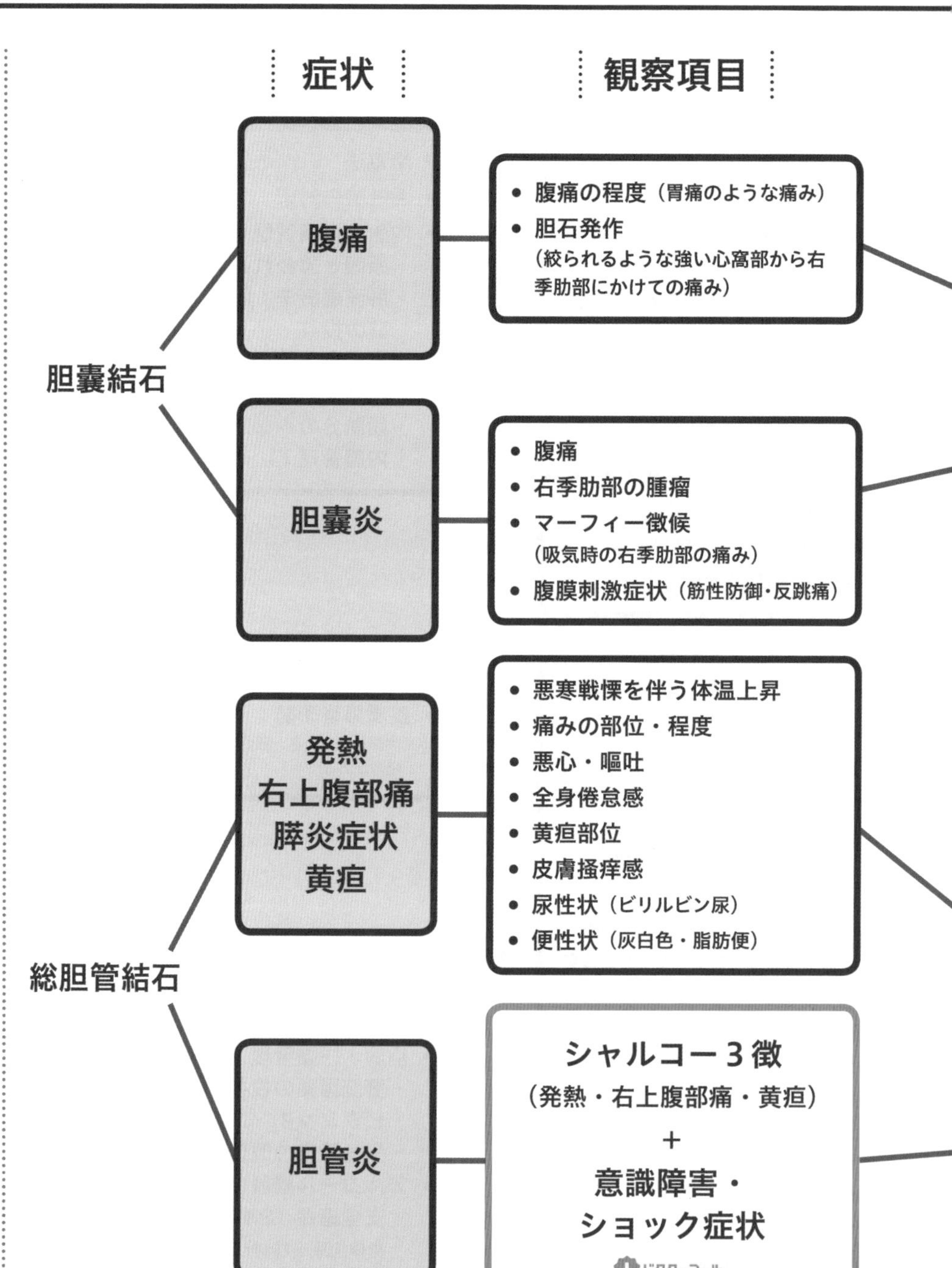

疾患のココに注意！

- 胆嚢管に結石が嵌頓した**胆嚢蓄膿症**では、経皮経肝胆嚢ドレナージ（PTGBD）に適応となる。
- **総胆管結石性胆管炎**の場合は右上腹部痛、発熱および黄疸を伴う肝障害が出現し、内視鏡的乳頭括約筋切除術（EST）や内視鏡的胆道ドレナージの適応となる。また、**ミリッチ症候群**とは胆嚢頸部または胆嚢管に存在する結石により主として総胆管の圧迫や狭窄あるいは閉塞をきたした病態で、右季肋部痛、発熱とともに胆道系酵素上昇・黄疸出現を伴う肝障害が出現する。

看護ケア

- **経皮経管胆嚢ドレナージ（PTGBD）の看護**
  - **腹痛・背部痛観察**
  - **ドレーン管理**（排液の性状・量、固定の確認）❶
- **患者指導**
  - **絶食や安静**
- **症状の緩和**
  - **鎮痛薬・鎮痙薬の使用** ❷
  - **安楽な体位の工夫**（シムス位、セミファーラー位、安楽枕の使用）
- **点滴管理**
  - **抗菌薬の投与**
- **退院指導**
  - **食事**（低脂肪・低カロリー・高タンパク）
  - **脂肪制限食**（便秘になりやすいため、排便コントロールも必要）
  - **アルコールやたばこ、コーヒー、香辛料などの刺激物を避ける**
  - **食生活**（暴飲暴食禁止、食後の休息1～2時間）
  - **日常生活**（過労やストレスを避ける、規則正しい生活）
  - **内服薬管理**

★利胆薬は数か月～1年と長期投与となるため、自己中断しないように説明

- **症状の緩和**
  - **発熱時は冷罨法・保温、解熱薬の投与**
- **黄疸症状による皮膚損傷予防**
  - **掻痒感に対し清拭・軟膏処置、寝衣の調整、不感蒸泄を軽減**
- **内視鏡的逆行性膵胆管造影（ERCP）のケア**
  - **鎮静薬使用による意識レベルの観察**
- **内視鏡的乳頭括約筋切開術（EST）のケア** ❸
- **経皮経管胆道ドレナージ（PTCD）またはPTGBD の看護**
  ※閉塞性黄疸の場合に実施
- **内視鏡的経鼻胆管ドレナージ（ENBD）のケア**
  ※閉塞性胆管炎の場合に実施

先輩ナースより❶

血性排液：胆道出血や門脈出血
胆汁量の減少：カテーテルの閉塞やずれ・逸脱が考えられます。

先輩ナースより❷

痛みの訴えに対し、モルヒネはオッディ筋を収縮させ胆道内圧を上昇させるため使用禁止です。

先輩ナースより❸

出血は術後3日目くらいまで、経口摂取再開後も要注意です。
急性膵炎や十二指腸穿孔は、筋性防御を伴う激しい腹痛を伴います。
急性胆管炎は、悪寒戦慄を伴う39℃以上の発熱がみられます。いずれも緊急内視鏡やドレナージ治療が必要です。
膵炎や胆管炎の所見の確認のため、術後3時間後に採血を行う場合があります。

内視鏡下 腹腔鏡下 開腹下

63 胆石症 [手術]

ドクターコール

後出血は緊急手術となる場合がある。また胆汁漏は胆汁性腹膜炎を引き起こし、命にかかわるほど重症化する危険性がある。ドレナージや緊急手術が必要となる。

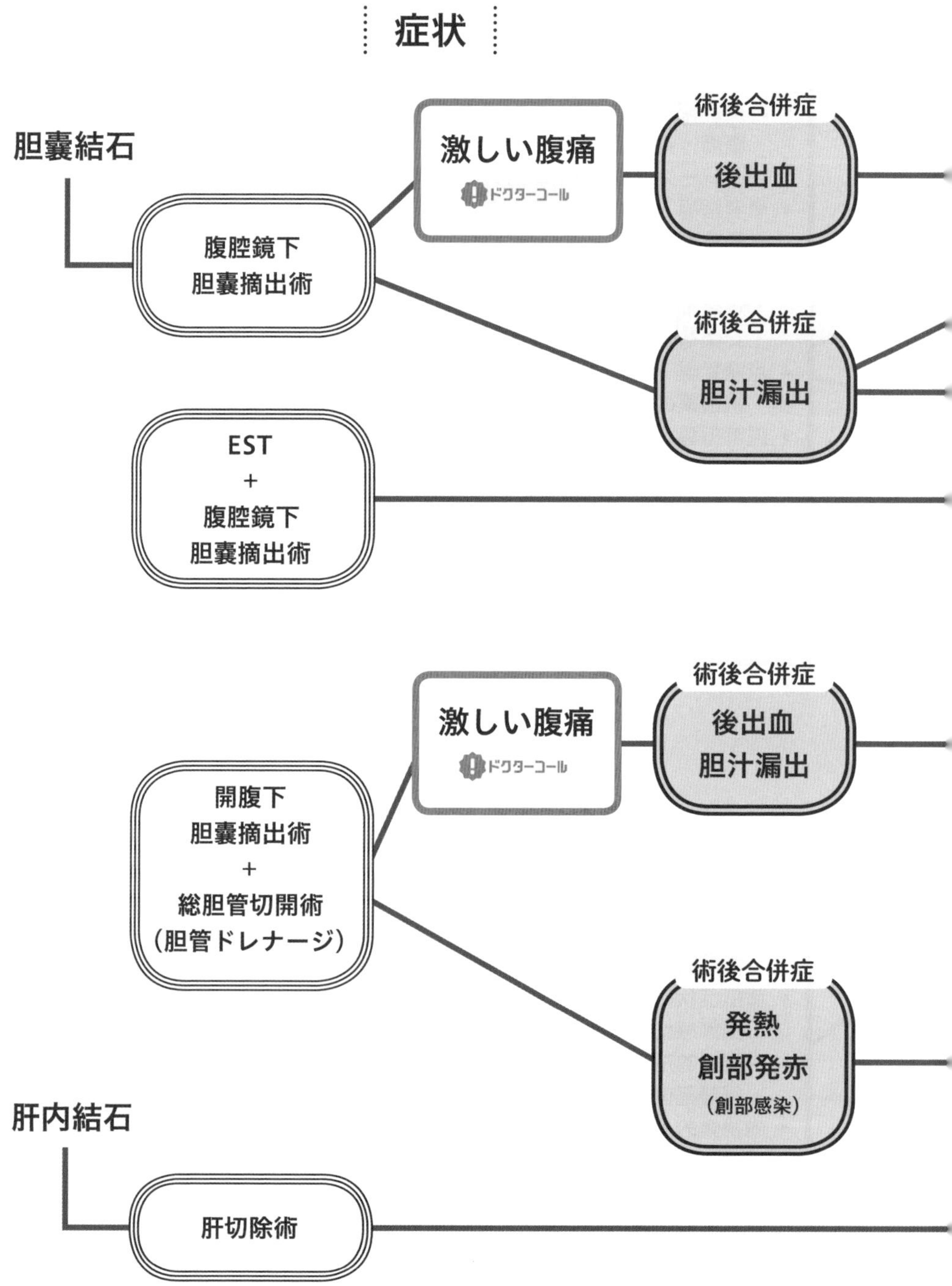

症状

胆嚢結石

腹腔鏡下
胆嚢摘出術

激しい腹痛
ドクターコール

術後合併症
後出血

術後合併症
胆汁漏出

EST
+
腹腔鏡下
胆嚢摘出術

開腹下
胆嚢摘出術
+
総胆管切開術
(胆管ドレナージ)

激しい腹痛
ドクターコール

術後合併症
後出血
胆汁漏出

術後合併症
発熱
創部発赤
(創部感染)

肝内結石

肝切除術

疾患のココに注意！

- 胆嚢穿孔、壊疽性胆嚢炎、胆嚢水腫、膵炎合併、黄疸をはじめとする**肝機能障害、胆管結石は手術適応となる。**
- **結石の部位により、術式が異なる。**外科的手術のみの場合と、内視鏡的治療後に外科的手術を行う場合がある。
- 胆嚢を摘出すると軟便や下痢傾向になるとの指摘はあるが、生活上に支障をきたすような後遺症は起こらないとされている。

観察項目

看護ケア

- ショック症状（血圧低下・頻脈・意識レベル低下）
- 腹痛の部位・程度
- 腹部膨満

- 発熱（悪寒を伴う）❶
- 悪心・嘔吐

- 安楽な体位の工夫
- 再手術の準備

※内視鏡的処置（ENBD）や緊急止血術などが実施される場合もある

症状 観察項目 看護ケア は
p.132「62 胆石症」（ESTの看護ケア）と上記の「胆嚢摘出術」を参照

- 発熱
- ショック症状
- 悪心・嘔吐
- 腹痛の部位・程度
- 腹部膨満
- Tチューブ・Cチューブ排液の性状・量

- ドレーン管理 ❷
  - 抜去予防：ドレーンの固定確認
  - 閉塞予防：性状観察、ミルキング
  - 皮膚障害予防：ドレーン挿入部からの漏れがある場合は皮膚保護剤の使用・ガーゼ交換
- 再手術の準備

- 発熱
- 創部の感染徴候
- 創部痛の程度
- 血液データ（炎症反応）

- 創部の清潔保持
  - ガーゼ交換、浸出液の性状観察
- 点滴管理
  - 抗菌薬の投与、副作用観察
- 症状緩和
  - 創部痛コントロール
  - 発熱時、冷罨法

症状 観察項目 看護ケア はp.128「60 肝臓がん［手術］」を参照

先輩ナースより❶

腹腔鏡下手術では、術後ドレーンが留置されることは少なく、症状観察がとても大切です。
発熱や腹痛に対し、解熱鎮痛薬を安易に使用せず、随伴症状を観察し医師に報告しましょう。

先輩ナースより❷

チューブにより管理方法が異なります。
【Tチューブ】
胆管狭窄を防ぐ目的で挿入される。瘻孔形成を確認後に抜去するため3週間ほど留置。
【Cチューブ】
胆管の減圧を目的に胆嚢管を経由し留置される。術後3日～1週間で抜去。
急な排液量の減少や性状（血性は出血、緑色は感染）に注意しましょう。
チューブ抜去後数日間は胆汁漏による胆汁性腹膜炎のリスクがあり、観察を継続します。

★★☆
急変・重症化リスク

腹痛 体重減少 黄疸

64 胆嚢がん

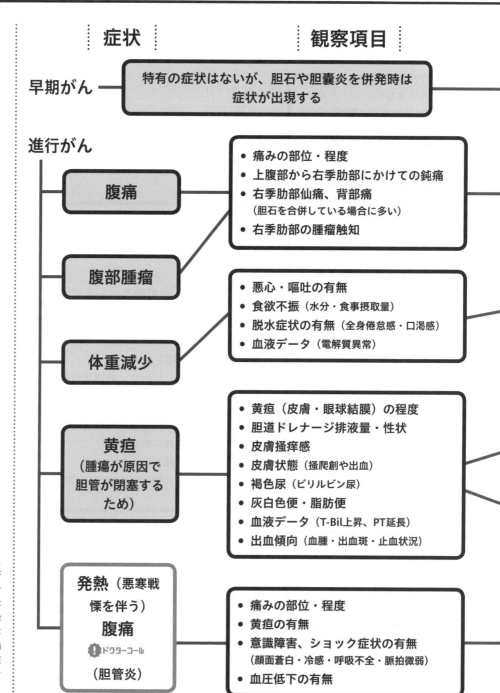

症状 / 観察項目

早期がん

- 特有の症状はないが、胆石や胆嚢炎を併発時は症状が出現する

進行がん

腹痛 / **腹部腫瘤**

- 痛みの部位・程度
- 上腹部から右季肋部にかけての鈍痛
- 右季肋部仙痛、背部痛（胆石を合併している場合に多い）
- 右季肋部の腫瘤触知

体重減少

- 悪心・嘔吐の有無
- 食欲不振（水分・食事摂取量）
- 脱水症状の有無（全身倦怠感・口渇感）
- 血液データ（電解質異常）

黄疸（腫瘍が原因で胆管が閉塞するため）

- 黄疸（皮膚・眼球結膜）の程度
- 胆道ドレナージ排液量・性状
- 皮膚掻痒感
- 皮膚状態（掻爬創や出血）
- 褐色尿（ビリルビン尿）
- 灰白色便・脂肪便
- 血液データ（T-Bil上昇、PT延長）
- 出血傾向（血腫・出血斑・止血状況）

発熱（悪寒戦慄を伴う）腹痛 ドクターコール（胆管炎）

- 痛みの部位・程度
- 黄疸の有無
- 意識障害、ショック症状の有無（顔面蒼白・冷感・呼吸不全・脈拍微弱）
- 血圧低下の有無

ドクターコール

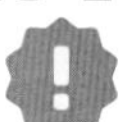

胆管炎を放置すると肝臓に膿がたまる肝膿瘍となり、ドレナージ治療が必要になったり、全身に感染が広がり敗血症になり、生命の危機に陥る場合がある。症状がみられたらすぐに医師に報告する。

疾患のココに注意！

- 胆嚢、胆管、乳頭部を合わせて胆道と呼ぶ。胆道がんの中で、**胆嚢、胆嚢管にできた悪性腫瘍**を胆嚢がんという。
- 粘膜または筋層に限局するがんを早期胆嚢がんといい、胆嚢内に限局している早期の段階では、特異症状はないといわれている。進行し、胆嚢外（胆管・肝臓・十二指腸・腹膜）へ浸潤・転移することにより症状がみられるようになる。そのため、**進行がんで発見されるケースが多い。**

看護ケア

症状 観察項目 看護ケア はp.132「62 胆石症」を参照

★血圧低下に注意

- **症状の緩和**
  - 鎮痛薬や解熱薬の使用
  - 安楽な体位の工夫
- **精神的な援助 ❶**
  - 不安の軽減
  - 環境整備

- **症状の緩和**
  - 制吐薬の使用
  - 水分、栄養補給（食事内容について栄養士に相談）
- **点滴管理**

- **掻痒感の緩和**
  - 清潔ケアやレスタミン軟膏塗布
  - 肌にやさしい衣類の使用
- **胆道ドレナージの管理 ❷**
  - ドレーン事故抜去の防止（固定位置や挿入部縫合の確認、固定方法の工夫）
  - ドレーン挿入部周囲皮膚の清潔保持
  - ドレーンからの逆行性感染予防（排液バッグは挿入部より低く保つ）

- **患者指導**
  - 出血予防（爪を短く切る、保湿ケア）
  - 打撲、転倒転落予防
- **採血後の止血を十分に行う**

- **内視鏡処置の準備**（※重症化した場合）
  - 患者説明（絶食）
  - 胆管ドレナージの管理
  - 輸液管理・抗菌薬投与

先輩ナースより❶

進行がんの状態で発見されるケースが多く、患者さんの不安は計り知れません。
患者さんの表情や言動に注意し、思いを表出できる機会を意図的につくり、かかわるようにしましょう。

先輩ナースより❷

胆汁は通常、黄金色の性状です。胆汁が混濁していたり、緑色を呈する場合は、感染が疑われます。発熱、腹痛など症状の出現や悪化、バイタルサインの異常、ドレーンの管理状況を注意して観察しましょう。

★★★ 急変・重症化リスク

胆汁漏 黄疸 胆管炎

65 胆嚢がん［手術］

ドクターより❶

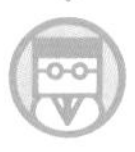

胆嚢がんに対する腹腔鏡下手術は、現在のところ推奨されていません。その是非については、現在、研究段階です。

ドクターコール❶

動脈性の出血の場合は出血性ショックを伴うようなケースもあり、十分な注意が必要。出血のめやすは100mL/時であるが、少量であっても腹腔内に貯留している場合もあるため、血性の濃淡・バイタルサイン・創部状態の観察を行い、医師に報告する。

ドクターコール❷

胆管チューブが誤抜去や逸脱した場合、同じ経路からの再挿入が施行されるが、瘻孔が形成されていなければ（通常2週間要する）再挿入は困難で再手術となる場合もある。各勤務でドレーン挿入部の位置や挿入部の縫合が外れていないか確認し、少しでも抜けたときは医師に報告する。X線撮影などで確認される場合がある。

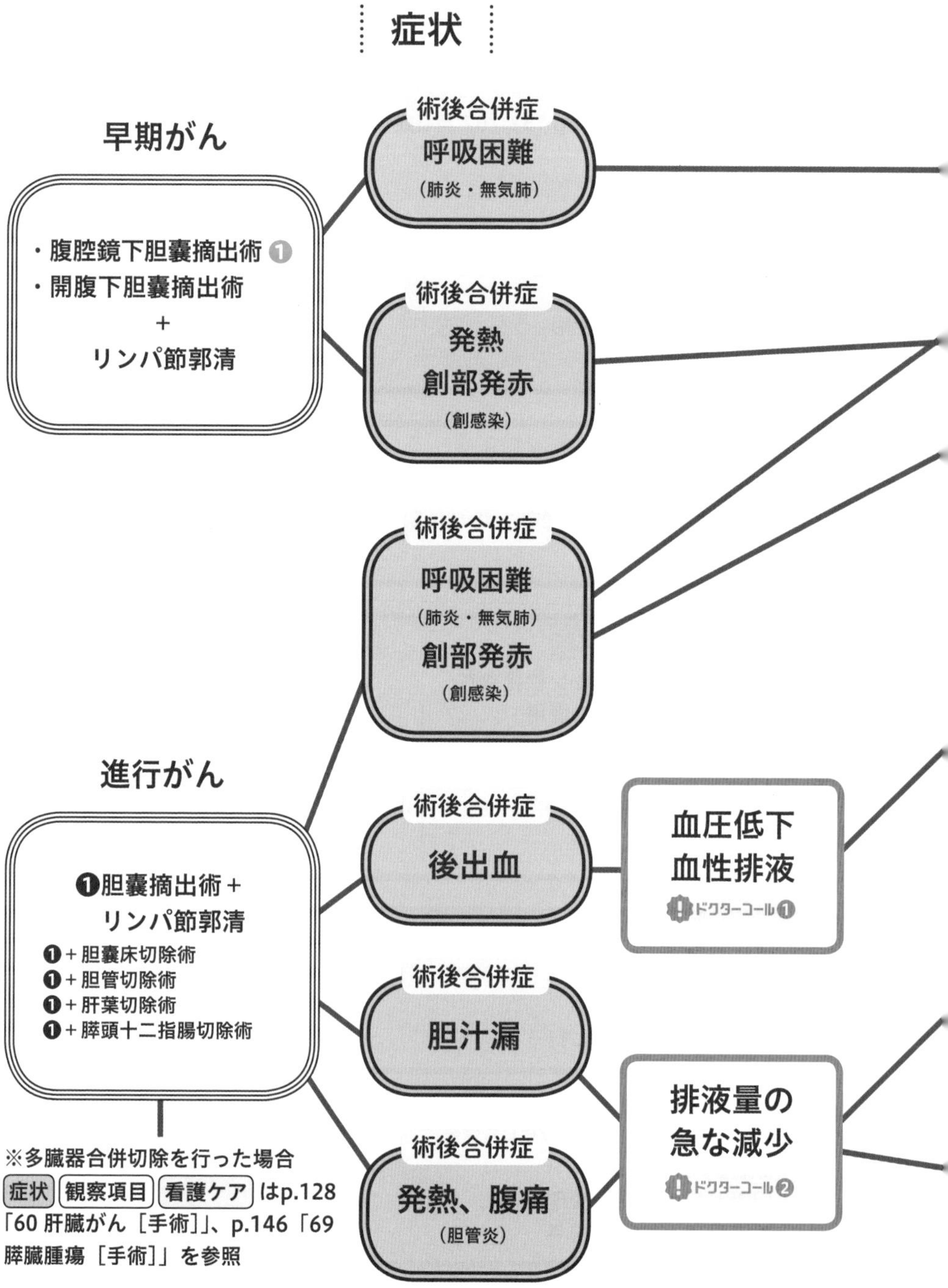

症状

早期がん

- 腹腔鏡下胆嚢摘出術 ❶
- 開腹下胆嚢摘出術

＋

リンパ節郭清

→ 術後合併症：呼吸困難（肺炎・無気肺）

→ 術後合併症：発熱、創部発赤（創感染）

進行がん

❶胆嚢摘出術＋リンパ節郭清

❶＋胆嚢床切除術

❶＋胆管切除術

❶＋肝葉切除術

❶＋膵頭十二指腸切除術

→ 術後合併症：呼吸困難（肺炎・無気肺）、創部発赤（創感染）

→ 術後合併症：後出血 → 血圧低下、血性排液 ドクターコール❶

→ 術後合併症：胆汁漏 → 排液量の急な減少 ドクターコール❷

→ 術後合併症：発熱、腹痛（胆管炎） → 排液量の急な減少 ドクターコール❷

※多臓器合併切除を行った場合 症状 観察項目 看護ケア はp.128「60 肝臓がん［手術］」、p.146「69 膵臓腫瘍［手術］」を参照

疾患のココに注意！

- がんの部位と進行度に応じてさまざまな術式が選択される。
- 胆石性胆嚢炎や胆嚢ポリープに対して（腹腔鏡下）胆嚢摘出術を行い、術後に胆嚢がんが判明し、追加手術を改めて行う場合がある。早期がんの場合は胆嚢摘出術のみで終わることもある。
- 一般に拡大胆嚢摘出術（胆嚢および胆嚢床（部肝）切除およびリンパ節郭清）が行われ、さらに進行した胆嚢がんの場合には肝葉切除などの拡大した肝切除や胆管切除、膵頭十二指腸切除術を併せて行うことがある。術式を正確に把握し、術式に合わせた術後観察が重要である。

観察項目	看護ケア
・熱型 ・痰の量・性状 ・SpO_2値	・呼吸しやすい体位の工夫 ・排痰方法指導
・創部状態（発赤・腫脹・硬結・痛み）	・創部の清潔保持：ガーゼ交換 ・疼痛コントロール：鎮痛薬の使用
・胆管チューブ、腹腔内ドレーン排液の性状・量 ・意識レベル低下・ショック症状 ・血圧低下・徐脈 ・腹痛・腹部膨満	・症状からの異常の早期発見 ① 　・モニター管理 ・ドレーン管理 ② ・不安の軽減
・胆管チューブ・腹腔内ドレーン排液の性状・量 ・突然の高熱 ・黄疸・腹痛 ・血液データ（CRP、WBC上昇）	・ドレーン管理 ② 　・抜去予防：ドレーン挿入部の観察、チューブの屈曲、三方活栓のロックによる閉塞の有無確認 　・閉塞予防：ミルキング、洗浄介助 ・皮膚障害予防 ③ 　・ドレーン挿入部周囲の清潔 　・適宜ガーゼ交換やドレッシング材で保護する
・発熱（悪寒戦慄を伴う） ・腹痛	・症状からの異常の早期発見 ・点滴・抗菌薬投与 ・患者説明：絶食

★PTCDチューブ・RTBDチューブ・Cチューブなどの種類があり、チューブの形状や留置方法・部位が異なる

先輩ナースより①

腹腔内ドレーンは腹腔内の出血や吻合部の縫合不全を早期に発見するために挿入されています。胆管空腸吻合部の縫合不全は術後2～4日に発生しやすいです。腹痛や発熱などの腹膜炎の症状やバイタルサイン値の変動に注意して観察しましょう。

先輩ナースより②

胆管チューブは吻合部付近の胆管内圧の減圧と胆管空腸吻合部の狭窄を防ぐ目的で留置されます。
排液量の急激な減少は、チューブの逸脱や閉塞などのトラブルの可能性があります。排液量・性状を経時的に観察しましょう。

先輩ナースより③

胆汁は皮膚に直接付着すると皮膚トラブルの要因となります。

急変・重症化リスク

腹痛 DIC 多臓器不全

66 急性膵炎

ドクターコール❶

急性膵炎発症早期（2週間）は、ショックと重要臓器障害による死亡が多く、それ以降は、壊死部感染から敗血症・多臓器不全をきたして死亡することが多い。著明な症状悪化がない場合でも、血圧低下や頻脈、冷汗などの変化を見逃さず、ショックの徴候があればすぐに医師に報告する。

ドクターコール❷

急性膵炎では、約20〜50％の患者に一過性の高血糖が生じ、インスリンで血糖コントロールが必要となる場合がある。300mg/dL以上の高血糖が持続する場合は、意識障害に至る可能性があるため、医師に報告する。

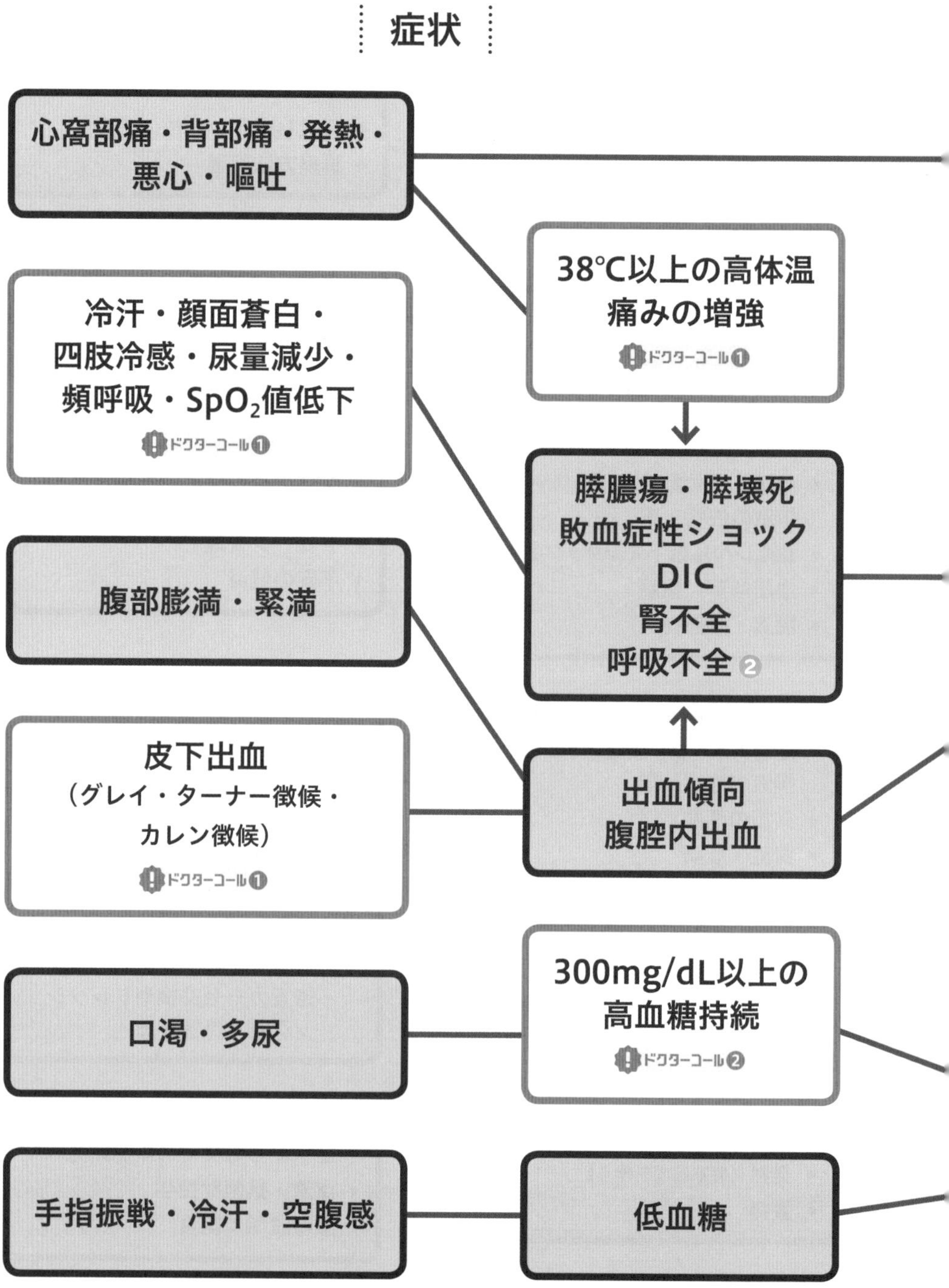

症状

- 心窩部痛・背部痛・発熱・悪心・嘔吐
  - → 38℃以上の高体温 痛みの増強（ドクターコール❶）
  - → 膵膿瘍・膵壊死 敗血症性ショック DIC 腎不全 呼吸不全❷
- 冷汗・顔面蒼白・四肢冷感・尿量減少・頻呼吸・SpO_2値低下（ドクターコール❶）
  - → 膵膿瘍・膵壊死 敗血症性ショック DIC 腎不全 呼吸不全❷
- 腹部膨満・緊満
  - → 出血傾向 腹腔内出血
- 皮下出血（グレイ・ターナー徴候・カレン徴候）（ドクターコール❶）
  - → 出血傾向 腹腔内出血 → 膵膿瘍・膵壊死 敗血症性ショック DIC 腎不全 呼吸不全
- 口渇・多尿
  - → 300mg/dL以上の高血糖持続（ドクターコール❷）
- 手指振戦・冷汗・空腹感
  - → 低血糖

疾患のココに注意！

- 急性膵炎とは、膵臓の急性炎症で、他の臓器にまで影響を及ぼしうる。急性膵炎の2大原因はアルコールと胆石であり、最も多い症状は**上腹部痛**で、左背部まで痛みが拡がることもある。
- 状態が悪化すると、**意識障害**や**ショック状態**となり、播種性血管内凝固症候群（DIC）や多臓器不全を併発して、重症化することもある。

観察項目

看護ケア

- 鎮痛解熱薬・制吐薬使用 ①
- 安楽な体位の工夫（痛みは前屈位で軽減）
- 高体温時は血液培養採取を考慮
- 食事指導
  - 絶食・経管栄養・低脂肪食・禁酒

観察項目：

- 頻脈・血圧低下
- 痛みの程度
- 脈拍触知不可・意識障害
- 尿量・尿性状
- 出血傾向の有無
- 眼球黄染・皮膚黄染
- 血液データ（膵Amy・リパーゼ・CRP・WBC・肝胆道系酵素・腎機能・PT・PLT・Hb）

看護ケア：

- 全身管理
  - モニター装着・酸素投与
  - 輸液・薬物治療（タンパク分解酵素阻害薬・抗菌薬）
  - 尿道留置カテーテル挿入・尿量管理
  - 昇圧薬投与（輸液ポンプ・シリンジポンプを使用）
- 急変への備え
  - 重症個室やICUへ転室
  - 救急カート・AED準備
  - 心肺蘇生の意思の確認
  - 緊急連絡先の確認
- ルート類挿入部と固定部の医療関連機器圧迫創傷（MDRPU）予防（皮膚にやさしいテープ類、被膜剤・リムーバー・皮膚保護剤を使用）
- 安静に伴う褥瘡予防
  - 適切なマットレスを選択・安楽な体位

観察項目：

- 血糖値の経過
- 意識障害の有無
- 水分摂取量・尿量
- 間食の有無
- インスリンの種類・量

看護ケア：

- 高血糖時
  - インスリンの追加・変更を確認
- 低血糖時 ③
  - ブドウ糖を投与

先輩ナースより①

鎮痛薬はNSAIDsの坐薬が効果的ですが、痛みが強い際には非麻薬性鎮痛薬を使用します。非麻薬性鎮痛薬は依存性があるため、注意が必要です。心窩部や背部痛の際は、心疾患など他の原因も予測し観察しましょう。

先輩ナースより②

膵炎に感染が伴うと敗血症を合併したり、重症化するとDICを起こす可能性があります。膵液で血管を損傷すると腹腔内出血を生じる可能性があるため、強い痛みや嘔吐の持続、冷汗や頻脈などショックの徴候に注意しましょう。

先輩ナースより③

低血糖は命にかかわります。患者さんに低血糖症状について理解してもらうことも必要です。点滴でインスリンを投与する際は、輸液ポンプを使用します。

★★☆
急変・重症化リスク

腹痛 脂肪便 糖尿病

67 慢性膵炎

ドクターコール❶

慢性膵炎では持続した鈍痛が生じるが、膵石による膵液うっ滞や飲酒と脂肪摂取により、急性膵炎様症状を認める。症状の増悪時は医師に報告する。

ドクターコール❷

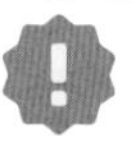

仮性嚢胞は慢性膵炎でしばしばみられ、仮性動脈瘤破裂は危険な合併症の1つである。程度により治療方針は異なるが、激しい腹痛やショック症状を呈した際は、破裂や出血を予測し医師に報告する。

ドクターコール❸

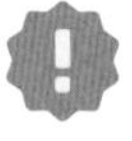

インスリン分泌能低下による高血糖以外に、炎症の波及に伴いグルカゴン分泌能が低下し低血糖を生じやすくなる。他の糖尿病より高めに目標血糖値を設定するが、低血糖を繰り返すなど血糖値変動が激しい際は医師に報告する。

症状

心窩部痛・腰背部痛
皮膚黄染・眼球黄染
悪心・嘔吐
ドクターコール❶

→ 急性膵炎様発作
→ 胆管炎・閉塞性黄疸
→ 仮性嚢胞（感染）

冷汗・顔面蒼白・
四肢冷感
腹部膨満・緊満
ドクターコール❷

→ 仮性動脈瘤・嚢胞破裂
腹腔内出血

脂肪便・下痢
体重減少

→ 膵外分泌機能による
消化吸収障害

口渇・多尿

→ 300mg/dL以上の
高血糖持続
ドクターコール❸

手指振戦・冷汗・
空腹感

→ 低血糖
ドクターコール❸

疾患のココに注意！

- 慢性膵炎とは、何らかの原因で膵臓の正常な細胞が破壊され、線維に置き換わる病態。慢性膵炎では、膵液の通り道である膵管が細くなったり、膵管の中に膵石ができたりして、膵液の流れが悪くなり、腹痛が生じると考えられている。
- 初期症状は主に**腹痛**で、進行すると、消化不良を伴う**脂肪便や下痢、体重減少**および**糖尿病**の発症や悪化が生じる。

観察項目

- 発熱・血圧低下・頻脈
- 痛みの程度・部位
- 黄染の程度
- 血液データ（膵酵素・肝胆道系酵素・CRP・T-Bil・D-Bil・腎機能・Hb）
- 食事摂取の有無・摂取量
- 喫煙・飲酒の有無
- 腹部腫瘤・腹部膨満
- 排便回数・便性状・色
- 吐物の性状・色・量

看護ケア

- 鎮痛薬・制吐薬の使用
- 安楽な体位の工夫（痛みは前屈位で軽減）
- 38℃以上の高体温時は血液培養採取を考慮
- 安静・清潔ケア・日常生活援助
- ショック時・緊急治療の対応
  - モニター装着・末梢血管ルート確保・輸液・下肢挙上
  - 救急カート・AED準備
  - 緊急手術・カテーテル治療・内視鏡治療の準備
- 患者指導 ❶
  - 禁酒・禁煙・低脂肪食
  - 過食・香辛料・刺激物を避ける
- 治療への援助
  - 膵石・胆管炎時は膵管ステント留置術など治療の準備
  - 絶食・経管栄養・輸液・薬物治療管理

観察項目

- 排便回数・便性状・色・量
- 体重の変動
- 腹痛・全身倦怠感
- 食事摂取量
- 腹部膨満感・浮腫
- 血液データ（Alb）

看護ケア

- 下痢時の皮膚ケア
  - 陰部洗浄・軟膏塗布
- 指導
  - 食事指導（低脂肪食）
  - 薬物治療継続（タンパク分解酵素阻害薬）

観察項目

- 血糖値の経過
- 意識レベル
- 水分摂取量・尿量
- 間食の有無
- インスリンの種類・量

看護ケア

高血糖時
- インスリンの追加・変更を確認

低血糖時
- ブドウ糖を投与
- 血糖コントロール・インスリン指導 ❷

先輩ナースより❶

飲酒による慢性膵炎が多く、アルコール性慢性膵炎の発症に喫煙の関与が考えられるため、禁酒・禁煙の指導が重要です。非代償期は、消化吸収障害のため、動物性脂肪は制限しつつ、食物性脂肪は一定量摂取することと高カロリーである必要があります。

先輩ナースより❷

慢性膵炎では約半数が糖尿病になります。
急性膵炎時の一過性の高血糖とは異なるため、血糖測定、インスリン自己注射への指導を計画的に実施します。

★★☆ 急変・重症化リスク

腰背部痛 腹部膨満 黄疸

68 膵臓がん

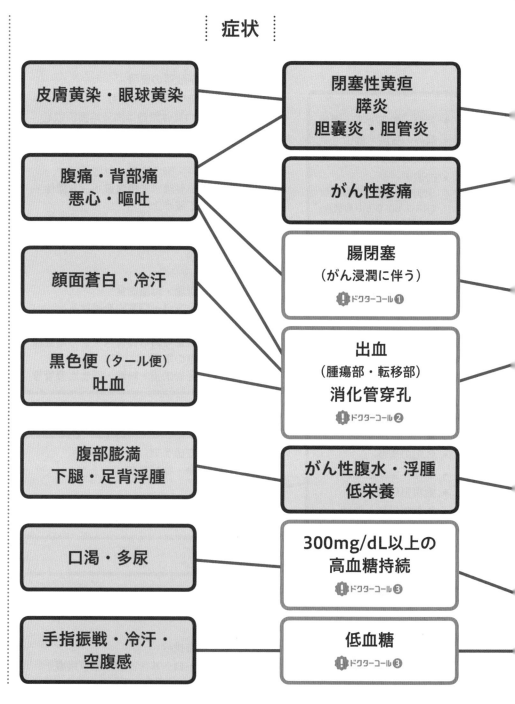

症状

症状	
皮膚黄染・眼球黄染	閉塞性黄疸 膵炎 胆嚢炎・胆管炎
腹痛・背部痛 悪心・嘔吐	閉塞性黄疸 膵炎 胆嚢炎・胆管炎 / がん性疼痛 / 腸閉塞（がん浸潤に伴う）/ 出血（腫瘍部・転移部）消化管穿孔
顔面蒼白・冷汗	出血（腫瘍部・転移部） 消化管穿孔 ドクターコール❷
黒色便（タール便） 吐血	出血（腫瘍部・転移部） 消化管穿孔 ドクターコール❷
腹部膨満 下腿・足背浮腫	がん性腹水・浮腫 低栄養
口渇・多尿	300mg/dL以上の 高血糖持続 ドクターコール❸
手指振戦・冷汗・ 空腹感	低血糖 ドクターコール❸

腸閉塞（がん浸潤に伴う） ドクターコール❶

ドクターコール❶

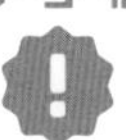

腫瘍の増大や多臓器への浸潤に伴い、腸閉塞とそれに伴いショックを生じる可能性がある。排便の停止や腹痛出現時は、安易に下剤を使用するのではなく、腸閉塞を予測して、医師に報告する。

ドクターコール❷

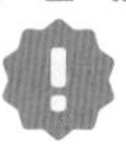

腫瘍の増大や他臓器への浸潤（総胆管や十二指腸に浸潤しやすい）に伴い、出血を生じることがある。腹部症状、吐下血、血圧値低下、頻脈など出血を疑う症状出現時はすぐ医師に報告する。

ドクターコール❸

膵臓のインスリン分泌のはたらきが障害され、高血糖を生じることがある。高血糖・低血糖症状出現時には、血糖測定を行い、医師に報告する。

疾患のココに注意！

- 膵臓がんの多くは、膵管の細胞から発生する。
- 膵臓は、がんが発生しても症状が出にくく、早期の発見は簡単ではない。がんが進行してくると、**腹痛、腰背部痛、食欲不振、腹部膨満感、黄疸**などが出てくる。その他、**急な糖尿病の発症や悪化**がみられることがあり、膵臓がんを発見するきっかけになることもある。
- 神経や血管が切除される結果、膵周囲臓器の機能障害や壊死が起こるため、手術の際は胆嚢や膵臓といった他臓器も切除される。

観察項目	看護ケア
● 痛みの部位・程度・持続時間 ● 吐物の性状・量 ● 水分摂取量・食事摂取量 ● 血圧低下・上昇・発熱 ● 鎮痛薬・制吐薬の使用状況 ● 血液データ（CRP・肝胆道系酵素・膵酵素・T-Bil・D-Bil）	● 痛みの増強前やケア実施前に鎮痛薬・制吐薬の使用 ※痛みが強い際は麻薬の導入を医師に相談・緩和ケアチームに介入依頼 ❶ ● 清潔ケア・排泄ケア援助 ● 摂取しやすい食事内容に変更・NSTに介入依頼 ● 緊急内視鏡治療の準備 ● 点滴・抗菌薬の投与
● 血圧低下・頻脈 ● 四肢冷感・意識レベル低下 ● 排便・排ガスの有無 ● 便性状・吐物の性状・量 ● 腹痛・腹部膨満・緊満 ● 血液データ（RBC・Hb・血型） ● X線・CT・内視鏡検査所見	● 末梢血管ルート確保・輸液 ● モニター装着・救急カート・AED準備 ● 安静・血圧低下時下肢挙上 ● 採血・輸血準備 ● 緊急内視鏡検査の準備 ● 消化管穿孔時は緊急手術の準備 ● 腸閉塞時はイレウス管挿入・緊急手術の準備 ● 家族へ連絡・心肺蘇生の意思確認
● 腹部膨満感・緊満の有無 ● 排ガス・排便の有無・便性状 ● 腹痛・全身倦怠感 ● 皮膚損傷の有無 ● 食事摂取量・水分摂取量・食欲 ● 血液データ（Alb）	● 腹部膨満感・腹痛への対応 ・医師と患者と相談し、腹水穿刺希望時は介助・鎮痛薬・麻薬にて対応 ❷ ● 摂取しやすい食事内容に変更・NST介入依頼 ● 緩和ケアチームに介入依頼 ● 排便コントロール ● 皮膚損傷予防 ・褥瘡予防のためマットレス変更・衣類や靴下で保護 ● 清潔ケア・排泄ケア援助 ● スリッパではなく靴を選択
● 血糖値の経過 ● 意識レベル ● 水分摂取量・尿量 ● 間食の有無 ● インスリンの種類・量	**高血糖時** ● インスリンの追加・変更を確認 **低血糖時** ● ブドウ糖を投与

先輩ナースより❶

痛みの出現時は、進行がんである場合が多く、予後はきわめて不良です。腰背部痛を訴えることが多く、自然治癒することはないため、鎮痛薬の使用を考慮します。NSAIDsで効果が乏しくなると、麻薬導入が考慮されるので、患者さん・家族の希望に添って疼痛コントロールしていく必要があります。

先輩ナースより❷

がん性腹水による腹部膨満・緊満は腹痛や倦怠感を伴います。
麻薬で症状緩和を図りますが、腹水穿刺で対応することがあります。
腹水が血性の場合、血圧低下に注意し、排液する量を医師に確認します。

★★★
急変・重症化リスク

膵液漏　糖尿病　術後出血

69 膵臓腫瘍［手術］

ドクターより❶

膵液漏、感染に引き続く動脈出血は致命的となりうるので、出血を早期に察知しカテーテル治療を行うことが肝要です。

ドクターコール❶

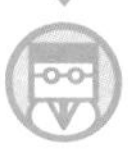

術後4～7日目ごろからの発熱は縫合不全が疑われる。膵空腸吻合部の場合、膵液が腹腔内に漏出し膵液漏となる。膵液漏の発見が遅れると、腹腔内大量出血の原因となるため、熱型とドレーン排液の観察が重要である。

ドクターコール❷

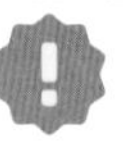

術後2～3週間後に出現する発熱は胆管炎が疑われる。胆管炎はPD・TPなど胆道再建を伴う術式に起こる合併症である。胆管ドレーンの閉塞も原因の1つであり、排液の減少がみられた場合は、すぐ医師に報告する。

膵頭部腫瘍

・膵頭十二指腸切除術（PD）
・幽門輪温存膵頭十二指腸切除術（PPPD）
・亜全胃温存膵頭十二指腸切除術（SSPPD）
・十二指腸温存膵頭切除術（DPPHR）　など

膵体尾部腫瘍

・膵体尾部切除術（DP）
・脾温存膵体尾部切除術（SPDP）
・腹腔動脈合併膵体尾部切除術（DP-CAR）
・膵中央切除術（MP）
など

膵頭部・膵体尾部腫瘍

膵全摘術（TP）

症状

術後合併症
肺炎・無気肺

術後合併症
縫合不全・膵液漏❶
後出血

発熱
ドレーン排液の異常
ドクターコール❶

★膵管チューブの排液量の減少あるいは膵空腸吻合部ドレーン排液量の急な増加や、血性排液（腹腔内出血疑い）・混濁～緑色排液（感染疑い）

術後合併症
胆管炎

発熱
ドレーン排液の異常
ドクターコール❷

術後合併症
創部感染
腹腔内膿瘍

術後合併症
膵内分泌機能の低下

術後合併症
膵外分泌機能の低下
（消化吸収障害）

疾患のココに注意！

- 手術対象となる疾患は、膵管がんのほかに**粘液性嚢胞腫瘍、膵管内腫瘍、腺房細胞腫瘍、神経内分泌腫瘍**などがある。
- 腹腔鏡下手術やロボット支援手術が行われることがある。
- 胆管ドレーンや膵管ドレーンは、症例によって留置される場合とされない場合があり、留置方法にも、外瘻とロストステント（腸管内瘻）がある。
- 低悪性度腫瘍や良性腫瘍の場合、膵臓のみの切除を行い、周囲臓器を温存する場合がある。

観察項目

- 発熱（術後4日ごろまで）
- SpO_2値・呼吸状態
- 痰の性状・量
- 創部痛の程度・離床状況

- 熱型・頻脈・血圧低下
- 腹痛・腹部膨満
- ドレーン排液の性状・量
- 血液データ（CRP・WBC）
- ドレーン排液のアミラーゼ値

- シャルコー3徴（発熱・右上腹部痛・黄疸）
- 便の性状・色
- 胆管ドレーン排液の性状・量

- 発熱
- 腹痛の部位・程度
- 創部の感染徴候
- 血液データ（炎症反応）

- 血糖値の変動
- 高血糖症状・脱水症状

- 食事・水分摂取量
- 便の性状（下痢）・回数

看護ケア

- 呼吸しやすい体位の工夫
- 酸素投与・吸引
- 排痰方法指導
- 離床介助・創部痛コントロール

- ドレーン排液からの異常の早期発見 ①
  - ドレーン管理（胆管空腸吻合部・膵空腸吻合部・胆管・膵管）
- 清潔保持（ドレーン刺入部の皮膚障害予防・創部のガーゼ交換）

- 症状出現時の対応（血糖測定、インスリン療法）②
- 患者指導（血糖自己測定（SMBG）・インスリン自己注射）

- 患者指導 ③
  - 食後すぐに臥床しない（PPPDやSSPPDの場合、胃蠕動が低下し胃内容が停滞するため）
  - 食事内容の検討
- 点滴・内服薬管理
  - TPN、胃蠕動薬の投与、外分泌補充療法（膵酵素剤の内服）、止痢薬の内服

先輩ナースより①

術後はドレーン排液の観察がとても大切です。それぞれのドレーン排液の正常・異常を知っておきましょう。排液中のアミラーゼ値が高値の場合は、膵空腸吻合部の縫合不全が疑われます。

先輩ナースより②

術後はインスリンの分泌が低下するため高血糖をきたしやすい状態になります。高血糖が持続すると、易感染性や創傷治癒遅延などをきたしたり、浸透圧利尿により、脱水症状を起こす危険性もあります。

先輩ナースより③

上腸間膜動脈根部の神経叢郭清により長引く下痢を生じることがあります。また術後経口摂取が進まない患者さんもいます。少量分割食や嗜好を取り入れた食事にするなど、医師・栄養士に相談しましょう。

5

代謝・内分泌

ここが大事！

内分泌代謝疾患は、ホルモンの分泌異常（増加または低下）、またはホルモンが作用する対象臓器の異常（ホルモンの受容体や情報伝達の障害）によって起こります。内分泌臓器のはたらきや疾患の特徴を理解しましょう。

患者さんは自覚症状に乏しいことも多く、検査データが示す意味を理解し、病気と上手に付き合っていけるよう支援することが重要です。

代謝・内分泌疾患の患者像

特徴	看護のポイント
全身のさまざまな臓器に影響を与え、合併症などを引き起こす	●早期の治療開始が重要です。良好な状態が継続できるよう治療目標に向かって支援します。
病状は変化しやすく、改善と悪化を繰り返すことがある	●入院治療などで一度改善しても、患者さんの生活状況により悪化することがあります。患者さんの生活を振り返り、治療の妨げとなる要因を探し改善できるよう支援することが重要です。
治療に疲弊し、自己中断の可能性がある	●継続的な治療への負担感、期待する治療効果が得られないことへの不満、仕事や子育てによる多忙、高齢に伴う身体・認知機能の低下など、患者さんの心身の状態はさまざまです。変化をとらえ、治療中断に至らないよう支援していきます。

★☆☆ 急変・重症化リスク

急性合併症 慢性合併症 シックデイ

70 糖尿病

ドクターコール❶

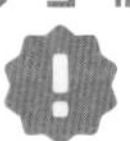

意識障害、昏睡状態の場合は、血圧・呼吸状態の観察、血糖測定を行い医師に報告する。

ドクターより❶

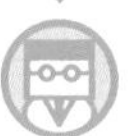

自覚症状が多岐にわたり、自覚症状のみでは診断が困難で、血液検査などが必要なことがあります。

ドクターより❷

ケトアシドーシスの際の悪心・嘔吐、腹痛などの症状は急性腹症と、また意識障害は脳血管障害と誤診されることがあります。

ドクターより❸

SGLT2阻害薬使用中には、血糖が正常でも、糖尿病ケトアシドーシスになることがあり注意が必要です。

心筋梗塞を発症しても、神経障害のために痛みを感じないことがあります。

ドクターより❹

単神経障害でステロイド治療が行われている場合は、インスリン治療となる場合もあります。

症状 ❶❷❸

急性合併症

低血糖 ドクターコール❶

- 発汗、手指振戦、動悸
- 眠気、集中力低下、全身倦怠感、脱力、頭痛
- 意識障害、昏睡、けいれん

★低血糖症状は、経口血糖下降薬やインスリン製剤の不適切な使用などにより誘発される

急性合併症

高血糖 ドクターコール❶

- 発熱、低体温、多尿、口渇、体重減少、易疲労感、腹痛、嘔吐、麻痺、けいれん、精神障害、昏睡状態

★高血糖の急性合併症には、糖尿病ケトアシドーシスや高浸透圧高血糖症候群があり、インスリン治療の中断、感染、ストレス、下痢、脱水などにより誘発される

四肢遠位部のしびれ、痛み、温痛覚の低下

起立時のふらつき、胃不全麻痺、便秘、下痢、発汗異常、排尿困難

複視、眼瞼下垂（動眼神経麻痺、外転神経麻痺）、顔面神経麻痺

視力低下

浮腫、呼吸困難
観察項目 看護ケア はp.170「79 糖尿病腎症」参照

胸痛、呼吸困難
観察項目 看護ケア はp.44「20 狭心症」、p.46「21 急性心筋梗塞」参照

麻痺
観察項目 看護ケア はp.198「92 脳梗塞」、p.200「93 脳出血（脳内出血）」参照

歩行時の下肢痛、足潰瘍・壊疽

疾患のココに注意！

- 糖尿病は**高血糖などによる意識障害などの急性合併症や、網膜症、腎症などの慢性合併症の増悪**を引き起こすだけでなく、感染症を始め、多くの疾患を悪化させたりする。
- **シックデイ（発熱、嘔吐などで食事がとれない）**でも、血糖値が上昇していることがあり、安易にインスリンなどを中止するとケトアシドーシスなどを引き起こし危険である。
- 自己管理が必要な病気で、本人だけでなく家族への指導も重要。シックデイなどに対する指導も必要である。

観察項目	看護ケア ④
●血糖値 ●血圧低下の有無、呼吸状態 ●意識障害の有無 ●食事摂取状況（食事量減少や欠食の有無） ●血糖下降薬の使用状況（過剰投与の有無）	●血糖管理 ① ・ブドウ糖やグルカゴンを投与 ・血糖値が改善するまで頻回に血糖測定 ●患者指導 ② ・低血糖の原因追及と再発予防 ・低血糖発生時の対処方法 （患者本人が対処できない場合は支援者へ指導）
●血糖値 ●血圧低下の有無 ●クスマウル大呼吸・呼気アセトン臭の有無 ●意識障害の程度、けいれんの有無 ●皮膚や口腔粘膜乾燥の有無 ●血糖下降薬の使用状況 （減量や中止の有無） ●食事摂取状況 （ジュースや糖質の過剰摂取の有無） ●高カロリー輸液や点滴内容	●血糖管理 （採血・検尿検査、インスリン製剤や経口血糖下降薬を調整） ●輸液管理 ③ （速効型インスリンの静脈内持続注入） ●患者指導 ④ （高血糖の原因追及と再発予防）
●両足の感覚障害の確認 （打鍵器で両足アキレス腱反射、音叉で振動覚、モノフィラメントで触覚）	●転倒転落予防 ●感覚低下による火傷や怪我の予防 ●痛みによる睡眠障害の改善 ●清潔の保持
●血圧低下の有無 ●腹部の膨満感、胃痛、食欲不振の有無 ●食時中・直後低血糖の有無 ●排泄状況の確認	●転倒転落予防 （起立時に急な動きは避ける） ●食事指導 （脱水予防、消化のよい食事内容） ●排便コントロール ●清潔の保持
●複視、眼瞼下垂、麻痺の有無	●不安などの精神的ケア ④
●眼痛・頭痛の有無 ●視力障害の状態	●視力低下に伴う日常生活の援助、転倒転落予防 ●不安などの精神的ケア ⑤
●足の観察（皮膚色、乾燥、胼胝、鶏眼、爪の変形、爪周囲炎、白癬） ●外傷、感染徴候の有無 （発赤、熱感、腫脹） ●足背、後頸骨動脈の触知の有無	●フットケア（観察、清潔、外傷・感染予防） ●転倒転落予防

先輩ナースより①

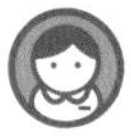

SU薬の服用、腎機能の低下がある場合、低血糖が遷延することがあります。

先輩ナースより②

患者さんの療養生活そのものが治療につながります。患者さん自身が糖尿病をどのように受けとめているのかを知り、患者さんへの指導も行います。

先輩ナースより③

治療により血糖値が急激に変化する場合があります。血糖値が安定するまでは、医師の指示に従い頻回に血糖値を確認します。

先輩ナースより④

単神経障害は自然寛解することが多いですが、急な発症のため精神的ケアが必要です。

先輩ナースより⑤

治療しても視力回復を見込めないことがあるため、患者さんの精神状態には十分配慮しましょう。

急変・重症化リスク ★★☆

視力・視野障害　下垂体機能低下・機能亢進　機能性・非機能性下垂体腺腫

71 下垂体腺腫

先輩ナースより ❶

下垂体腺腫は腺腫細胞からのホルモン産生の有無で機能性腺腫（分泌あり）と非機能性腺腫（分泌なし）に分けられます。腺腫が増大すると圧迫により局所症状が出現します。

ドクターより ❶

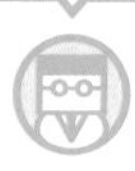

腫瘍の存在部位から、内分泌障害（機能低下・機能亢進）と視力・視野障害の症状が出現します。術後は、術後出血による視機能障害以外に、手術侵襲に伴う下垂体機能低下（特に副腎機能低下に伴う低Na血症や意識障害）に注意が必要です。

ドクターコール

腫瘍細胞が出血や虚血を起こし、意識障害、視力・視野障害が急激に進行する場合は緊急手術が必要となる。
すぐに医師に報告し、モニタリングを開始する。

症状 ❶

非機能性腺腫 ❶

- 視力・視野障害（複視、両耳側半盲）
  - 急激な視力・視野障害（ドクターコール）
- 頭痛（腫瘍が周囲を圧迫して局所症状が出現）

機能性腺腫 ❶

成長ホルモン産生腺腫
- 先端巨人症（骨端線閉鎖後）
- 巨人症（骨端線閉鎖前）

プロラクチン産生腺腫
- [女性]
  - 乳汁漏出
  - 月経異常
  - 不妊症
- [男性]
  - 性欲低下
  - インポテンツ

副腎皮質刺激ホルモン産生腺腫
- 満月様顔貌
- 脂肪沈着
- 中心性肥満
- 免疫力低下
- 皮膚線条
- 易出血性

甲状腺刺激ホルモン産生腺腫
- 動悸
- 発汗異常
- 体重減少

疾患のココに注意！

- 視野障害は、腫瘍が大きくなれば**両耳側半盲**（両眼の外側が見えない）となる。
- 機能性下垂体腺腫では、それぞれの下垂体ホルモンの過剰分泌症状に注意して観察する。

観察項目	看護ケア
・複視の有無 ・視野欠損の有無・欠損部位 ・頭痛の有無	・視覚障害を考慮した転倒転落予防 ・環境整備 ・物品配置の工夫（文字は見やすく大きく記入）
・身体所見の有無 ・ボディイメージの変化についての表現、受容度、疾患に対する理解度	・外観的変化への精神的サポート ・十分に感情を表出できるようなかかわりと環境づくり
・乳汁分泌の有無・程度 ・月経周期	（同上）
・体重の増減 ・皮膚線条の有無 ・歯肉出血の有無 ・内出血の有無 ・身体所見の有無	・体型変化や筋力低下による転倒転落予防 ・感染予防対策の指導（含嗽、手洗いの励行）
・動悸の有無 ・体重の増減 ・ADLの把握と評価 ・睡眠状況	・エネルギー消耗を最小限に抑えるために安静（ストレスを最小限にする）

頻脈 発熱 抗甲状腺薬による無顆粒球症

72 甲状腺中毒症・機能亢進症

ドクターコール

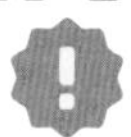

甲状腺クリーゼの病態であり生命の危機に直面している。救急治療が必要となるため、すぐ医師に報告し、モニタリングを開始する。

ドクターより❶

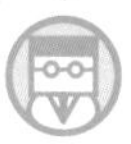

心拍数130/分以上の頻脈、38℃以上の発熱が持続する、精神神経症状などを認める場合は甲状腺クリーゼを疑い、発熱で咽頭痛を伴う場合は抗甲状腺薬による無顆粒球症の可能性を考える必要があります。甲状腺クリーゼは死亡率10%以上、無顆粒球症も死亡例が報告されており、早急な対応が必要です。

症状

- びまん性甲状腺腫大
- 眼症状：眼球突出
- 循環器症状：頻脈、動悸
- 精神症状：イライラ感、不眠
- 発汗過多、暑がり
- 食欲増加、軟便、体重減少
- 無月経、手指振戦
- 不穏、けいれん、呼吸困難（甲状腺クリーゼ）❶❶ ドクターコール

疾患のココに注意！

- 血液中の甲状腺ホルモンが高値である状態を甲状腺中毒症といい、何らかの理由で甲状腺自体がホルモンを産生することにより高値になる状態を甲状腺機能亢進症、甲状腺の破壊などにより甲状腺からホルモンが漏出して高値になる状態を（狭義の）甲状腺中毒症という。
- 甲状腺機能亢進症の代表的疾患がバセドウ病であり、遺伝因子と環境因子により発症する自己免疫性疾患（自己免疫性甲状腺疾患）である。

観察項目	看護ケア ❷
・大きさの程度（典型例では比較的やわらかいが、硬く腫大することもあり、大きさもさまざま） ・嚥下状態	・飲み込みの状況に合わせた食事形態の工夫
・眼球突出の有無・程度 ・眼球結膜の状態	・外観の変化に伴う援助 ・患者の思いや不安を把握して心理面での援助 ★サングラスやスカーフを使用して目立たなくする方法を提案
・頻脈の有無 ・SpO_2値 ・熱型	・安静度に合わせた日常生活の援助 ・安楽な体位の工夫
・言動 ・睡眠状態	・コミュニケーション ・傾聴 ・不安や心配事を１人で抱え込まないよう援助 ・騒音を避ける
・発汗の有無・程度	・身体の清潔の保持 ・心身の安静の援助 ・生活環境の調整 ・室温・湿度の調整
・食欲の有無 ・食事摂取量 ・排便回数、便の性状 ・体重の増減	・食欲がない場合は高カロリー、高タンパク質のバランスのよい食事メニューにする
・手指振戦の有無・程度 ・無月経の期間	・傾聴

先輩ナースより❶

甲状腺クリーゼの詳細な発生機序は不明とされています。抗甲状腺薬による治療を開始する際に甲状腺クリーゼや誘因についての情報提供、服薬指導など患者指導が必須となります。誘因としては内服の自己中断も一因となるため、アドヒアランス（患者が治療方針の決定に賛同し、その決定に従って積極的に治療を受けること）が重要です。

ドクターより❷

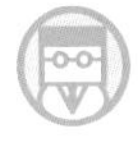

甲状腺機能亢進症に対する治療に加え、眼症状（甲状腺眼症）や抗甲状腺薬による無顆粒球症に対する治療を行うこともあります。

★☆☆
急変・重症化リスク

橋本病　甲状腺ホルモン補充療法　粘液水腫性昏睡

73 甲状腺機能低下症

症状

甲状腺機能低下症状

- 眼瞼・口唇・舌浮腫
- 嗄声
- 無気力
- 易疲労感
- 寒がり
- 嗜眠
- 記憶力低下
- 便秘
- 体重増加
- 脱毛

びまん性甲状腺腫大
（慢性甲状腺炎（橋本病））

粘液水腫による症状

循環器症状
- 徐脈
- 心拡大
- 心嚢水貯留
- 心タンポナーデ

顔貌
- 眼瞼浮腫
- 顔面浮腫
- 口唇の肥厚
- 嗄声
- 眉毛の脱落

体重増加

粘液水腫性昏睡 1

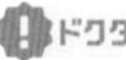

意識障害
低体温
低血圧・徐脈
呼吸不全

循環不全
けいれん
低Na血症
消化管運動低下

ドクターコール

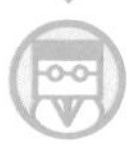

各症状の悪化、治療薬の中断などにより引き起こされる状態。心不全など重篤な合併症を引き起こすため、すみやかに医師に報告する。

ドクターより 1

粘液水腫性昏睡は重度で長期にわたる甲状腺ホルモンの欠乏に由来し、何らかの誘因（寒冷曝露・薬剤・感染症など）により惹起され多臓器不全をきたす病態で、内分泌緊急疾患です。
粘液水腫性昏睡は在院死亡率が29.5%と報告されており、迅速な治療が必要です。意識状態悪化、低体温（35℃台以下）などを認める場合は医師に連絡してください。

疾患のココに注意！

- 甲状腺機能低下症の病因は多彩であり、病因別分類で「**原発性甲状腺機能低下症**」と「**中枢性甲状腺機能低下症**」に分類される。最も多いのは**橋本病**で、慢性甲状腺炎とも呼ばれている。自己免疫疾患（自己免疫性甲状腺疾患）である。
- 甲状腺機能が正常であれば自覚症状はほとんどなく、甲状腺機能低下症となればホルモン補充療法となる。副腎皮質機能低下症を合併している場合があり、甲状腺機能低下症に対する治療開始後に顕在する（＝副腎不全・副腎クリーゼ）ことがある。

観察項目	看護ケア
・眼瞼、口唇、舌浮腫の有無 ・嗄声の有無 ・言動 ・睡眠状態、日中の行動 ・食事摂取量 ・排便回数 ・脱毛の有無 ・体重測定 ・歩行状態 ・皮膚の状態	・皮膚の清潔、保湿 ・排便コントロール ・食事形態の工夫（ヨードの過剰摂取を控える、飲み込みやすい形態） ・転倒転落予防（筋力低下がある場合） ・服薬指導 （服薬の必要性と副作用の理解）
・甲状腺腫大の程度 ・病気の受けとめ方・理解度・知識の有無 （治療方法と継続の必要性、症状・異常の見分け方、対処・予防方法）	・患者指導 ・疾患、治療に対する知識の習得 ・内服薬の自己管理
・症状の有無・程度 ・血液データ（FT_3・FT_4・TSH） ・甲状腺エコー所見 ・細胞診 ・生検 ・胸部X線所見 ・心電図	・薬物療法 ・疾患や治療を受け入れ内服の必要性、副作用が理解でき継続できるよう援助 ・自己判断で中止や増減をしないよう指導
・意識レベル ・血圧低下の有無 ・脈拍数 ・全身状態	・生命にかかわる状態でありICUでの全身管理、治療が必要

★☆☆
急変・重症化リスク

クッシング徴候 代謝合併症 動脈硬化

74 クッシング症候群

症状

★体脂肪分布が異常となり顔面や体幹に脂肪が蓄積することにより生じる

満月様顔貌
中心性肥満
（腹部、後頸部など）
水牛様脂肪沈着、野牛肩

皮膚症状

赤色皮膚線条
皮膚脆弱、腹部皮下出血
色素沈着・紫斑
易感染性

筋肉・骨症状

脆弱性骨折
骨粗鬆症
近位筋の筋力低下
脊椎圧迫骨折

性腺症状

月経異常
男性化症状：多毛、頭髪の脱毛、ざ瘡

精神症状 ❶

不眠、不穏、抑うつ
怒りっぽくなる、情緒不安定

代謝合併症

高血圧、耐糖能異常、脂質異常症

ドクターより❶

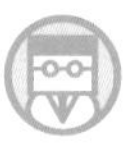

精神症状に対して対応を要する場合があります。また、著しい高コルチゾール血症では免疫抑制により感染症を合併しやすく予後不良です。

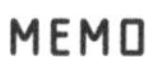

MEMO

- 糖質コルチコイドであるコルチゾールの過剰
  →**クッシング症候群**
- 副腎皮質刺激ホルモン過剰に起因するコルチゾールの過剰
  →**クッシング病**
  （クッシング病は指定難病）

疾患のココに注意！

- コルチゾールの慢性的な過剰に起因する疾患で、**満月様顔貌、赤色皮膚線条、中心性肥満**などの身体徴候（クッシング徴候）と種々の**代謝合併症**などを呈する。クッシング徴候を呈さないものはサブクリニカルクッシング症候群という。
- 代謝合併症は高血圧、高血糖、脂質異常症、骨粗鬆症といった生活習慣病で（逆に、これら生活習慣病を契機にクッシング症候群が診断されることもある）、それぞれの管理も必要となることが多い。
- 適切な治療を受けない場合、代謝合併症に伴う動脈硬化の促進などにより生命予後は悪い。

観察項目	看護ケア
・症状の程度 ・体型の変化	・心理面でのケア ❶ 　・十分に感情を表出できるようなかかわりと環境づくり 　・治療・ケアの必要性を説明しストレスの軽減に努める
・皮膚の状態	・皮膚のケア ・皮膚の清潔保持 　・皮膚を傷つけない入浴・シャワー浴 ・感染予防対策 　・手指衛生・含嗽、歯磨き、マスク着用
・運動能力のアセスメント	・生活環境の整備 　・ベッドの高さ、障害物の除去などの危険防止 ・転倒転落予防 ・QOL維持に対する援助 ・適度な運動 ・食事療法
・月経のサイクル ・身体徴候	・外観上の変化に対して思いを理解し精神的支援に努める ・日常生活で過度な負荷をかけないように指導
・精神症状 ・睡眠状態 ・言動	・十分な睡眠がとれるよう環境整備 ・不安など傾聴し正しい適切な情報提供
・血圧、血糖値、検査所見	・薬物療法 ・食事療法 　・塩分、カロリー制限など異常の早期発見

先輩ナースより❶

クッシング症候群の治療は長期にわたることも多く、特徴的な外観を示すのでそれらをふまえて患者さんに寄り添うことが重要です。
患者さんとのよりよい信頼関係の構築、専門的な知識や観察眼が求められます。

★☆☆
急変・重症化リスク

二次性高血圧症　血管系・代謝合併症　副腎静脈サンプリング

75 原発性アルドステロン症

先輩ナースより❶

特異的な自覚症状はなく検診などで高血圧を指摘されて精査の結果、診断されるケースが多いです。診断の遅れが合併症の重症化（脳卒中、心筋梗塞、不整脈、腎不全など）につながることもあり、早期診断と治療が重要です。

ドクターより❶

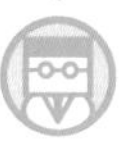

低カリウム血症による脱力発作、四肢麻痺を呈した場合は、カリウムの補正など対応が必要になります。

先輩ナースより❷

テタニー発作は低カルシウム血症による症状の1つです。潜在性テタニーを誘発する方法として、クボスティック徴候やトルーソー徴候があります。

症状 ❶

頭痛・頭重感
めまい
動悸
息切れ
耳鳴り
（高血圧）

四肢麻痺
脱力発作
易疲労感
食欲不振
多尿
夜間頻尿
（低カリウム血症）❶

手指・口唇のしびれ
有痛性の下肢けいれん
（テタニー）❷

疾患のココに注意！

- 副腎からの自律性アルドステロン過剰分泌を原因とする疾患で、代表的な二次性高血圧であり、全高血圧患者の5～10%程度とも推定されている。
- 本態性高血圧症に比して、**脳・心血管**、**腎合併症**の頻度が高く、**肥満**、**耐糖能異常**、**睡眠時無呼吸症候群**の合併も多い。
- 原因としてアルドステロン産生腺腫、特発性アルドステロン症（両側副腎過形成）があり、局在診断のために副腎静脈サンプリングが必要である。

観察項目	看護ケア
・頭痛・頭重感の有無 ・めまいの有無 ・動悸の有無 ・息切れの有無 ・耳鳴りの有無	・安静度に合わせた日常生活の援助
・四肢麻痺の有無 ・脱力発作の有無 ・易疲労感の有無 ・食事摂取量 ・尿量 ❸	・食事・水分摂取状況に応じて食事形態の選択 ・排尿日誌の導入
・しびれの有無・部位 ・痛みの程度 ・けいれんの有無 ・発音・発語の状態	・血圧測定方法の工夫 ・不安の軽減

先輩ナースより❸

排尿日誌を記入して、水分摂取量や排尿のパターンを把握しましょう。特に高齢者では転倒転落予防も重要です。

【頻尿の定義】

・昼間の排尿が7～8回以上

・夜間の排尿が2回以上

【夜間頻尿の定義】

・夜間の排尿のために1回以上起きなければならないという訴え（国際尿禁制学会）

★★☆
急変・重症化リスク

褐色細胞腫クリーゼ　術前管理　悪性・遺伝性

76 褐色細胞腫

ドクターコール

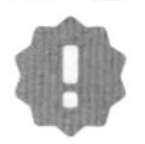

高血圧クリーゼは、血圧が著しく上昇し、ただちに降圧加療が必要な状態である。通常、拡張期血圧は120mmHg以上とされており、症状を観察して医師に報告する。

ドクターより❶

褐色細胞腫による高血圧クリーゼ（褐色細胞腫クリーゼ）は放置すれば不可逆的な臓器障害をきたし、予後不良です。著明な血圧上昇とそれに伴う症状（悪心・嘔吐、意識障害など）に加え、頭痛、動悸、発汗などのカテコラミン過剰症状や急激な循環血漿量低下による脱水症状、循環器症状（胸痛、心不全症状）などを認めた場合は、ただちに処置が必要なので、医師に連絡してください。

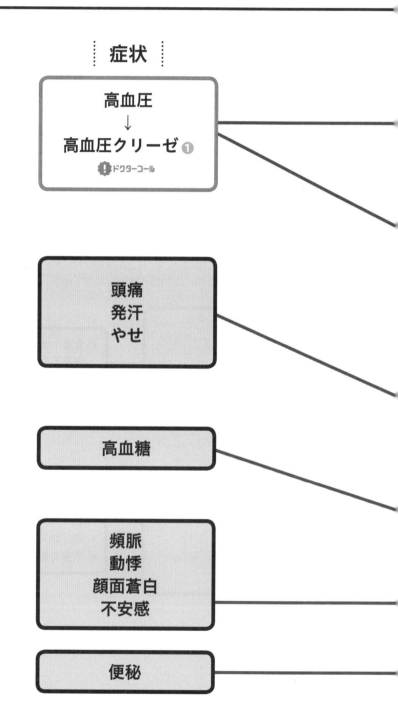

症状

高血圧
↓
高血圧クリーゼ❶
ドクターコール

頭痛
発汗
やせ

高血糖

頻脈
動悸
顔面蒼白
不安感

便秘

腎・泌尿器疾患の患者像

特徴	看護のポイント
尿道留置カテーテルを挿入したときから、尿路感染のリスクが伴う	●尿は、無菌状態で生成されます。本来ならば、菌やウイルスはいません。 ●尿量、性状（血尿の有無）、発熱の有無を観察し、尿路感染の早期発見に努めます。
排尿では、蓄尿障害・排尿障害の２つがある	●正常な排尿は、排尿量にかかわらず、常に残尿はゼロです。「残尿がある」＝「細菌の温床である」と考えます。 ●排尿回数が多いからといって尿を出し切っているとはいえません。残尿は、残尿測定器で測定できます。
排尿自立のために、多職種のサポートが必要	●多職種との連携（排泄動作：リハビリテーション、薬物療法：薬剤師、スキンケア：WOCナース、在宅看護：MSW）で、退院後の日常生活をその人らしく、患者さんを中心にしてサポートしていきます。
排尿管理には排尿パターンを知ることが大切	●排尿日誌などを活用し、１回排尿量や排尿時刻、１日の尿回数や尿量、夜間の排尿量について評価します。

★★☆
急変・重症化リスク

先行感染（溶連菌） 肉眼的血尿 浮腫

77 急性糸球体腎炎

ドクターコール ❶

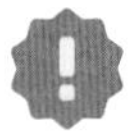

呼吸数の異常・呼吸困難の訴え・チアノーゼの発現は肺水腫や胸水の可能性がある。
呼吸数の異常や呼吸困難の訴え、チアノーゼがある場合にはバイタルサイン測定と症状の確認を行い、医師の指示に従い酸素投与を開始する。

ドクターコール ❷

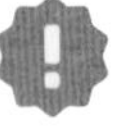

著しい血圧上昇は放置すると各臓器に致命的な障害が起こるため、ただちに降圧治療が必要である。
心血管系の破綻を防ぐには、緊急降圧を必要とすることがあるため、血圧の再検を行い、医師へ報告する。

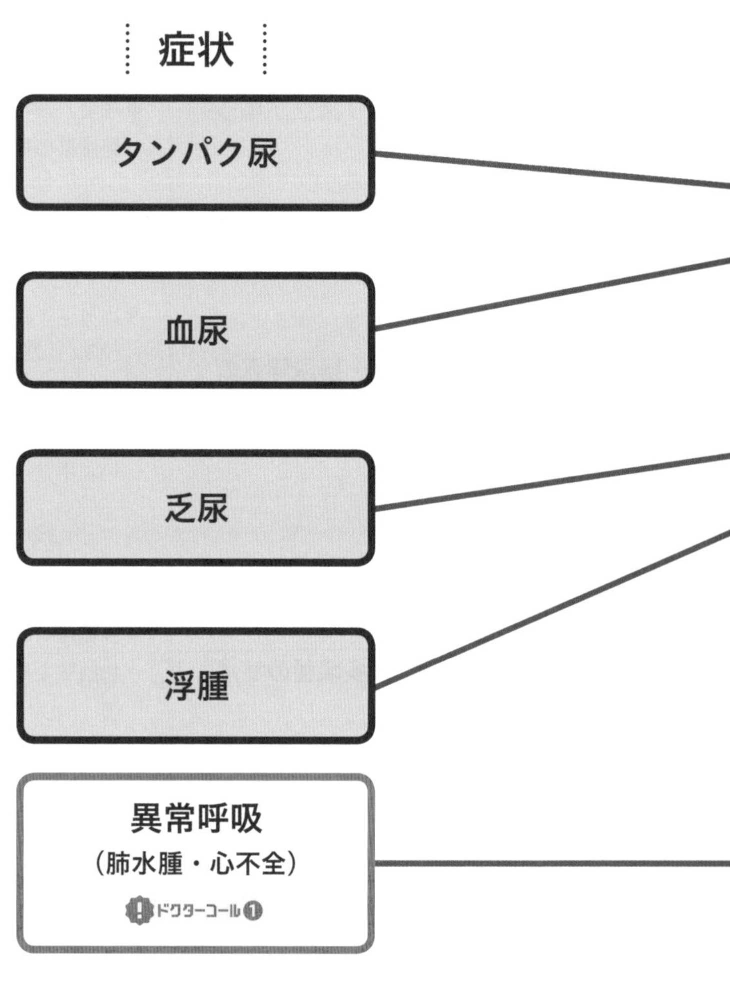

疾患のココに注意！

- 先行感染1～2週間後に**肉眼的血尿、乏尿、浮腫**で気づく。
- 先行感染後の**血尿、浮腫、高血圧**の3大主徴と、**タンパク尿、乏尿、血清補体価（C3、CH50）低値、ASO高値**で診断される。
- 治療は**安静と食事療法（減塩と水分制限）**が中心となる。高血圧に対しては減塩と利尿薬や降圧薬で対応する。乏尿が持続し、肺水腫や胸水で呼吸困難が悪化する場合は、透析療法を一時的に行うこともある。

観察項目	看護ケア
● 血液データ（BUN・クレアチニン・GFR・血清補正価（C3、CH50）・ASO・ASK） ● 尿データ（尿タンパク・尿潜血）	● 安静・保温の理解と援助（腎血流量の確保） ● 不安の軽減 ・気分転換・傾聴 ・ストレスや不安の軽減
● 浮腫の部位・程度 ● 体重増加の有無・IN-OUTバランス	● 水分の管理 ① ・飲水制限 ① ・尿量測定 ● 安楽の援助 ・衣類の調整（ゴムなどの締めつけない衣服） ● 排便コントロール ● 食事療法 ① ・食事指導（間食内容） ・高エネルギー・低タンパク食 ・塩分制限 ・食べやすいものを栄養士と調整
● 呼吸困難・呼吸回数・深さ ● 呼気延長 ● 肺雑音（湿性ラ音）の有無 ● 血痰の有無・SpO_2値 ● 頻脈・頸静脈怒張 ● 湿性咳嗽・泡沫状血痰の有無 ● 喘鳴の有無 ● 安静時/労作時の息切れ ● 意識レベル ● 心電図モニター波形 ● 浮腫・食欲不振・悪心 ● 血液ガスデータ（PO_2・PCO_2） ● 胸部X線・心エコー所見	● 安静・安楽な体位の工夫（ファーラー位・起座位・側臥位） ● 酸素投与 ②
● 頭痛・眼症状・意識状態 ● 麻痺症状の有無 ● 胸痛・背部痛	● 安静の援助 ● 降圧薬内服管理 ● 輸液管理

ドクターより ①

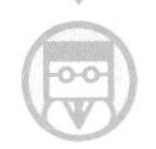

減塩や水分制限などの食事療法は、乏尿期から回復期になると制限が緩和されていくことに留意しましょう。

先輩ナースより ①

水分制限のため、口渇を訴えた場合は氷片を口にくわえたり、含嗽を促したりして口渇感をやわらげるように援助しましょう。

先輩ナースより ②

経鼻カニューレのチューブや酸素マスクのゴムの圧迫による皮膚への負担を軽減させるよう、皮膚保護剤などを使用し、MDRPU（医療関連機器圧迫創傷）予防に努めましょう。

★★☆
急変・重症化リスク

高度タンパク尿　低アルブミン血症　浮腫

78 ネフローゼ症候群

ドクターコール❶

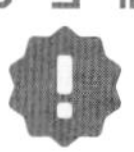

ショックバイタルや呼吸困難、急激な胸痛、下肢の腫脹・下肢痛の訴えは血栓が発生し、塞栓を起こしている可能性がある。好発部位は腎静脈、深部静脈、肺動脈である。
バイタルサインと症状の確認を行い、安易に鎮痛薬を使用せず、即時に医師に報告する。

ドクターコール❷

抗凝固薬による出血が疑われるため、大量出血に伴う血圧・意識レベルの低下に注意する。
出血の部位・程度の観察とともに、バイタルサインや患者の状態を医師に報告する。

ドクターコール❸

電解質の異常によりK値が上昇し、不整脈が出現する。
心電図モニターのアラームが鳴った際にはモニターの波形を必ず確認し、バイタルサインや症状を確認すると同時に医師へ報告する。
透析療法を必要とすることもある。

症状

浮腫・胸水・腹水

★浮腫に対しては、ループ利尿薬などの利尿薬を使用する。高張アルブミン製剤は、乏尿や血圧低下を認める症例や呼吸困難を伴う全身性浮腫、胸腹水を呈する症例などの重症例に投与される

高脂血症
タンパク尿・低タンパク血症

★高度の低タンパク血症を伴う症例は、凝固能亢進による下肢静脈や腎静脈を含む深部静脈血栓症のリスクが高い。そのため、肺血栓塞栓症発症にも留意する必要がある

血栓症
- 腎静脈血栓症
- 深部静脈血栓症
- 肺血栓塞栓症

胸痛・腹痛・下肢痛
ドクターコール❶

大量出血 ❶
ドクターコール❷

不整脈
ドクターコール❸

腎不全
- 水・食塩の蓄積による体液異常
- 電解質異常
- 老廃物の蓄積

免疫抑制薬使用による副症状
- 骨髄抑制
- 感染症
- 消化器症状

疾患のココに注意！

- 高度のタンパク尿（3.5g/日以上）、低アルブミン血症（血清アルブミン3.0g/dL以下）、浮腫、高脂血症などにて診断される。
- 主な一次性ネフローゼ症候群は、微小変化型ネフローゼ症候群、膜性腎症、巣状分節性糸球体硬化症である。
- 一次性ネフローゼ症候群では、ステロイド療法や免疫抑制薬治療を行うことが多い。

観察項目	看護ケア
・浮腫の部位・程度 ・体重増加の有無・IN-OUTバランス ・呼吸困難・呼吸回数・深さ ・肺雑音（湿性ラ音）の有無 ・チアノーゼの有無 ・SpO_2値・胸部X線所見 ・腹痛の有無・程度 ・腹部膨満感	・水分管理 　・飲水制限・尿量測定・輸液管理 ❷ ・安楽の援助 　・安静・安楽な体位の工夫（ファーラー位・側臥位・起座位） 　・衣類の調整（ゴムなどの締めつけのない衣服） ・排便コントロール ・ストレスや不安の軽減
・血液データ（LDLコレステロール、中性脂肪、総コレステロール、Alb、TP） ・尿データ（尿タンパク、SI）	・食事療法 　・食事指導（間食内容） 　・高エネルギー・低タンパク食 　・水分制限・塩分制限 　・食べやすいものを栄養士と調整
・X線・エコー所見 ・血液データ（Dダイマー・FDP・PT・APTT・INR・ACT・TT） ・呼吸困難の有無 ・呼吸回数・深さ・SpO_2値 ・血圧低下の有無 ・意識レベル ・抗凝固薬による出血傾向 ❶	・下肢静脈還流の促進 　・弾性ストッキング装着 　・フットポンプの使用
・血圧上昇の有無・K値 ・心電図モニター（不整脈の有無）	・感染予防対策 ❶ 　・手洗い・手指消毒 　・清潔保持・環境整備 　・マスク着用
・血液データ（RBC・WBC・好中球数・PLT） ・発熱の有無・悪心・嘔吐	・転倒転落予防 　・歩行時見守り 　・ルート類の整理 　・環境整備（ベッドの位置やポータブルトイレの設置など）

先輩ナースより❶

採血や静脈留置針の刺し換えの際は、確実に止血できているか確認しましょう。転倒や外傷でも容易に大量出血につながるので、生活指導を徹底しましょう。

先輩ナースより❷

腎機能の低下により、電解質異常が起こりやすい状態です。点滴の速度により心負荷がかかったり、適切な薬効が得られなかったりします。輸液速度は生命に直結するので医師の指示に従い、輸液ポンプやシリンジポンプを使用し投与しましょう。

ドクターより❶

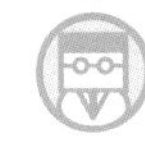

ネフローゼ症候群の患者さんは易感染性で、ステロイド、免疫抑制薬治療でさらに易感染となります。咳、痰などの気道感染症状や排尿時痛などの尿路感染症状、発熱などに常に注意が必要です。

アルブミン尿　高血圧・浮腫　SGLT2 阻害薬

79 糖尿病腎症

症状 / 観察項目

症状	観察項目
血圧上昇	● 立位と臥位の血圧の差 ● 起立時のふらつき
疲労感・全身倦怠感 悪心・食欲不振 皮膚掻痒感 アンモニア性口臭 浮腫	● 血圧低下の有無 ● 意識状態 ● 呼吸困難・息切れの程度 ● 浮腫の程度、尿量、体重増加の有無 ● 尿タンパク・アルブミン量 ● 血液データ ● 貧血の有無 ※腎不全状態、クレアチニン 8mg/dL以上になると出現する可能性が高い
呼吸困難 意識障害 ドクターコール	（同上）
自覚症状がない	● 血液データ ● 尿データ

ドクターコール

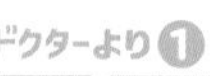

意識障害や呼吸困難があれば腎不全の可能性が高いため、患者の状態を観察し医師に報告する。

★近年はアルブミン尿を伴わず腎機能が低下する非典型的な（年齢的な腎硬化症を主とする）糖尿病患者が増え、包括的な病名として糖尿病性腎臓病が使用されるようになっている

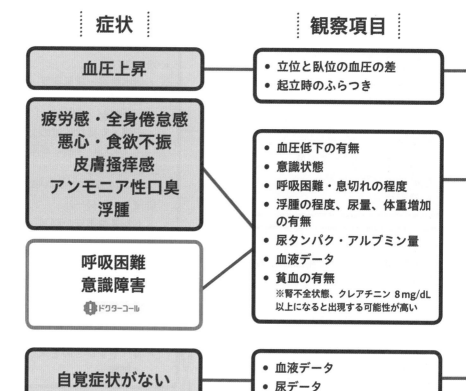

MEMO

糖尿病腎症の病期分類

病期	尿アルブミン値（mg/gCr）あるいは尿タンパク値（g/gCr）	GFR（eGFR）（mL/分/1.73m²）
腎症１期（腎症前期）	正常アルブミン尿（30未満）	30以上
腎症２期（早期腎症期）	微量アルブミン尿（30～299）	30以上
腎症３期（顕性腎症期）	顕性アルブミン尿（300以上）あるいは持続性タンパク尿（0.5以上）	30以上
腎症４期（腎不全期）	問わない	30未満
腎症５期（透析療法期）	透析療法中 ❶	

日本糖尿病学会編著：糖尿病治療ガイド2020-2021. 文光堂, 東京, 2020：84. より引用

ドクターより❶

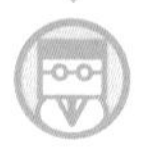

腎代替療法には血液透析、腹膜透析、腎移植があります。慢性腎臓病G3b～G4期の患者さんに対してそれぞれの療法について説明を行い、選択を促すようにすると、スムーズに腎代替療法へ移行できます。

疾患のココに注意！

- 糖毒性により細小血管や糸球体、尿細管間質に障害が生じる典型的な糖尿病腎症は、**微量アルブミン尿、顕性アルブミン尿、さらに腎機能低下**と進展する。
- 血糖管理以外に、肥満、高血圧、脂質異常症、喫煙などの多数の危険因子への介入が必要である。
- RAS（renin angiotensin system）阻害薬に加え、SGLT2（sodium-glucose cotransporter 2）阻害薬やGLP-1（glucagon-like peptide 1）受容体作動薬に腎保護効果があるとのエビデンスが増えている。

看護ケア

- **血圧コントロール**
- **転倒転落予防** ①

- **酸素投与**
- **呼吸状態が楽な体位** ②

★浴水を起こしやすい状態として心肺機能低下の有無を把握しておく

- **体重コントロール**

★毎日同じ時間に体重測定を実施する

- **血糖コントロール** ③
  - ※低血糖に注意する
- **精神的なケア** ④

★不安を訴えやすい環境をつくる

- **電解質の補正**

★カリウムの血中濃度上昇時は不整脈の出現に注意する

糖尿病腎症の全期において ⑤

- **血糖コントロール**

★貧血の場合、偽低値になるためグリコアルブミンを指標とする

- **血圧コントロール**
  - 減塩、薬物療法
- **脂質異常症の管理**
  - 薬物療法
- **食事療法**
  - タンパク質の制限（腎症３期以上）、減塩、アルコール摂取の制限
- **生活指導**
  - 禁煙、肥満の是正、有酸素運動

先輩ナースより①

腎機能の低下に伴う血圧上昇、降圧薬の内服による起立性低血圧に注意します。

先輩ナースより②

起座位や枕を抱えるなど、患者さんが楽な体位を保ちましょう。

先輩ナースより③

腎機能低下に伴い、薬物代謝の遅延などが起こり低血糖のリスクが高くなります。

先輩ナースより④

腎症の進行に伴い、患者さんは、さまざまな疑問や戸惑いを感じています。患者さんが理解できるよう説明や指導をしましょう。

先輩ナースより⑤

腎症３期までは自覚症状のないことが多いため、腎症病期に沿った治療や生活指導が必要です。

★★☆
急変・重症化リスク

尿路の逆行性感染　敗血症　尿培養検査

80 腎盂腎炎

ドクターコール

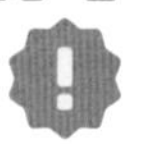

発熱や随伴症状のため水分摂取ができておらず脱水となったり、腎実質に炎症が及ぶと、腎機能が低下し、腎不全に至る恐れもある。尿量や検査データ、食欲不振の状態など確認し、脱水や腎機能の低下の徴候があればすぐに医師に報告する。

ドクターより❶

基礎疾患を合併する複雑性腎盂腎炎の起因菌は多岐にわたり、重症化の危険も高いです。CTなどの画像診断も含めた迅速な診断、広域な抗菌薬による治療開始、必要に応じた泌尿器科的処置が重要です。

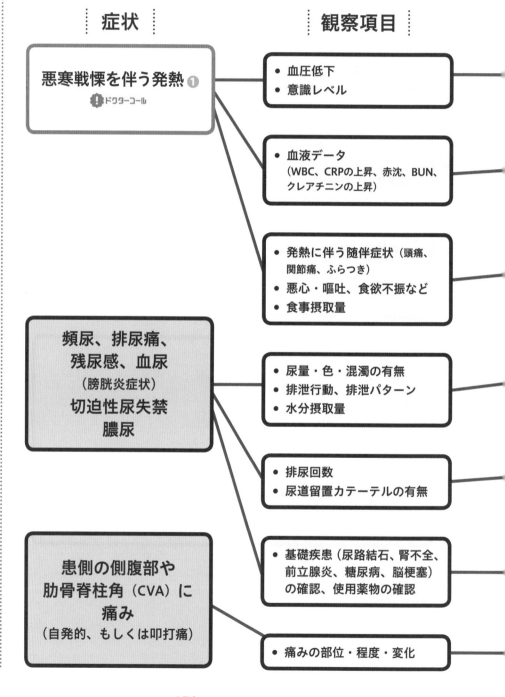

症状	観察項目
悪寒戦慄を伴う発熱❶ ドクターコール	• 血圧低下 • 意識レベル
	• 血液データ（WBC、CRPの上昇、赤沈、BUN、クレアチニンの上昇）
	• 発熱に伴う随伴症状（頭痛、関節痛、ふらつき） • 悪心・嘔吐、食欲不振など • 食事摂取量
頻尿、排尿痛、残尿感、血尿（膀胱炎症状）切迫性尿失禁 膿尿	• 尿量・色・混濁の有無 • 排泄行動、排泄パターン • 水分摂取量
	• 排尿回数 • 尿道留置カテーテルの有無
	• 基礎疾患（尿路結石、腎不全、前立腺炎、糖尿病、脳梗塞）の確認、使用薬物の確認
患側の側腹部や肋骨脊柱角（CVA）に痛み（自発的、もしくは叩打痛）	• 痛みの部位・程度・変化

疾患のココに注意！

- 先行する膀胱炎症状（自覚のない症例も）に加え、発熱、**倦怠感などの全身症状と患側の肋骨脊椎角部圧痛・叩打痛などの局所症状**にて疑う。
- **尿路の逆行性感染**により有熱性に発症し、腎実質に組織破壊が波及すると**敗血症**が起きる。
- 基礎疾患のない単純性腎盂腎炎の起因菌は、約７割が大腸菌であり、腎排泄型の薬剤で、βラクタム抗菌薬やキノロン系薬などが使用される。**尿・血液培養検査**による菌の同定と薬剤感受性試験が最も大切である。

看護ケア

- 輸液管理
- 急変時対応

- 抗菌薬の副作用、効果の観察 ②

- 冷罨法
- 食欲不振への対応
- 転倒転落予防
- 動作時の介助

- 水分摂取を促す
- 輸液管理

- 尿道留置カテーテル管理
  - 留置されていたら→指示を確認し交換もしくは抜去の考慮
  - 留置されていなければ→指示を確認し挿入を考慮

- 生活指導 ①
  - 患者、家族への疾患・治療の理解、感染予防行動を促す

- 鎮痛薬の使用

ドクターより②

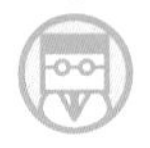

多剤耐性菌が増加傾向にあり、菌同定、薬剤感受性試験結果によるdefinitive therapyへの切り替えが重要です。

先輩ナースより①

腎盂腎炎は、基礎疾患のない単純性腎盂腎炎と基礎疾患のある複雑性腎盂腎炎があります。複雑性腎盂腎炎のほうが重症化しやすい特徴があります。
複雑性腎盂腎炎の患者さんの場合、基礎疾患や自己導尿や排尿が多くなる薬を飲んでいるなど、今後も感染のリスクがあります。腎盂腎炎を繰り返さないためにも、患者さんの疾患への理解の程度、排泄行動を確認し、必要であれば家族も含めて生活指導を行いましょう。

★☆☆
急変・重症化リスク

側背部痛　尿路感染症　腎機能障害

81 尿路結石症

ドクターコール❶

結石が腎臓から尿管に下降すると疝痛発作という激痛を生じる。疝痛発作は腎盂内圧の上昇と、腎被膜の伸展、尿管の蠕動亢進によって起こる。随伴症状として悪心・嘔吐などの消化器症状や顔面蒼白、血圧低下を起こすことがある。

ドクターコール❷

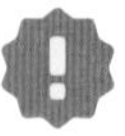

尿路から逆向性に細菌が腎実質に侵入し、急性腎盂腎炎を発生し、さらに腎盂内圧の上昇により、血中に菌が侵入し敗血症を起こす可能性がある。バイタルサイン、全身状態の観察を行い、すぐに医師に報告する。

ドクターコール❸

尿管結石による圧迫、狭窄などにより尿の停滞によって水腎症を引き起こす。そのままにしておくと、疼痛・腎機能低下・感染の悪化を起こす可能性があり、一時的に尿管ステントまたは腎瘻を挿入する場合があるため、医師に報告する。

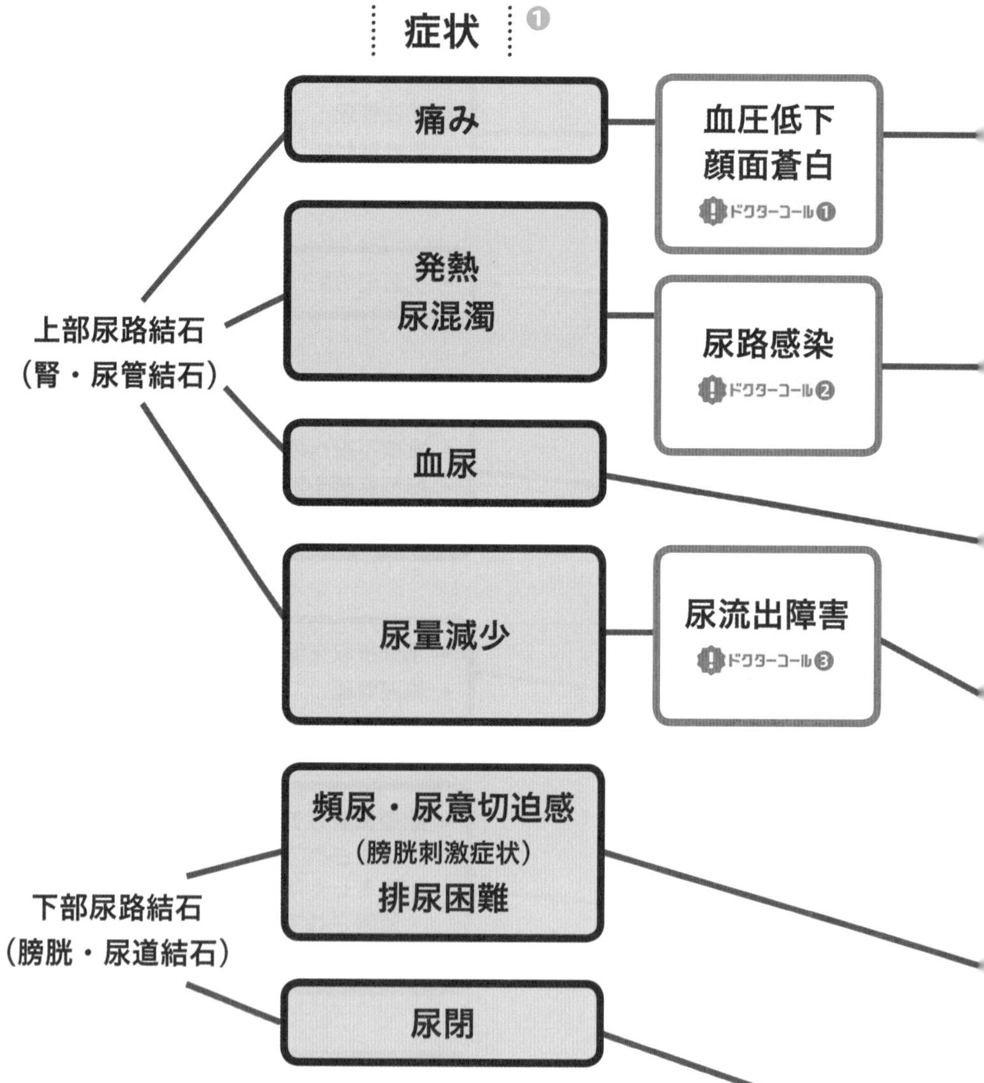

症状 ❶

上部尿路結石（腎・尿管結石）
- 痛み → 血圧低下 顔面蒼白（ドクターコール❶）
- 発熱 尿混濁 → 尿路感染（ドクターコール❷）
- 血尿
- 尿量減少 → 尿流出障害（ドクターコール❸）

下部尿路結石（膀胱・尿道結石）
- 頻尿・尿意切迫感（膀胱刺激症状） 排尿困難
- 尿閉

ドクターより❶

痛みのピークは半日程度で、まずは鎮痛処置を行います。痛みに伴う消化器症状も多いです。下部尿路結石は下腹部前方の痛みや頻尿などの膀胱刺激症状などもみられます。

疾患のココに注意！

- 尿管結石の多くは**突然生じる片側の高度の側背部痛**で発症するが、腰痛や消化器疾患、血管系疾患との鑑別が重要となる。
- **38℃以上の発熱があれば、腎盂腎炎、敗血症発症**の可能性があり、早急に尿管ステントや腎瘻留置などのドレナージが必要な場合がある。
- 両側尿路結石、片腎、対側腎機能不良例では**完全尿路閉塞による腎不全**の可能性があり、尿ドレナージの対応が必要となる。

観察項目	看護ケア ❷
・痛みの部位・程度 ★痛みの部位は結石の位置によって異なる ・顔色・冷汗 ・食欲不振・消化器症状	・鎮痛薬の適切な使用 ・精神的サポート ・日常生活の援助 ・睡眠、食事、清潔
・熱型 ・尿の性状 ・気分不良・顔色・冷汗 ・血液データ（CRP・WBC）	・水分摂取の指導 ❸❶ ・抗菌薬の使用・輸液管理 ・尿管ステント、腎瘻の管理
・血尿スケール ・血圧低下の有無 ・血液データ（RBC・Ht・Hb・PLT）	・止血薬の与薬 ・抗凝固薬・抗血小板薬の確認
・水腎症症状（側腹部～腰背部痛・発熱） ・血液データ（クレアチニン・BUN・電解質）	・尿管ステント挿入・腎瘻造設の看護 ・飲水の指導、輸液管理
・排尿回数 ・尿の性状 ・排尿時痛、残尿感	・残尿測定 ・患者指導 ・尿量・排尿回数の観察 ・水分摂取の必要性 ❸❶
・自排尿・尿意、尿失禁の有無 ・下腹部膨隆 ・痛みの有無・部位 ・血液データ	・導尿 ・輸液管理 ・尿道留置カテーテルの管理

ドクターより❷

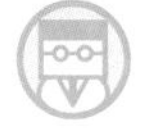

尿路結石症は生活習慣病であり再発も多いです。安易に治療を繰り返すのではなく、まず食事の内容や摂り方、飲水など生活習慣の指導による再発予防が重要です。

ドクターより❸

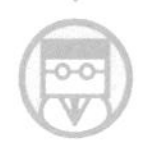

清涼飲料水やジュースは糖質過多、アルコールやコーヒーは脱水になる可能性もあるので、水やお茶などで水分を補充しましょう。

先輩ナースより❶

水分は体重や併存疾患にもよりますが、1日2000mLが望ましいです。尿量の増加は、結石の排出を促し、再発予防にもなります。水分摂取が少ない人にはペットボトルやコップなどで摂取量が目視できるようにするなど、工夫しましょう。

★★☆ 急変・重症化リスク

ESWL　PNL　TUL　膀胱砕石術　術後腎盂腎炎・敗血症

82 尿路結石症［手術］

ドクターコール

特に、術前より尿路感染症があった症例は、術中操作により腎盂内圧が上昇し細菌が血管内に侵入し、敗血症が生じる場合がある。術後の全身状態の観察を行い、ショック症状などの場合は、すぐに医師に報告する。

ドクターより❶

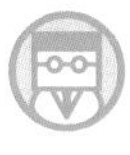

ESWLを長期的に繰り返した場合、腎機能障害、高血圧、糖尿病などの合併症がみられます。安易な繰り返しの治療は慎み、再発予防が重要です。
また破砕片の排出不良時には、再度のESWL、尿管ステント留置、TULの追加などが必要となります。

ドクターより❷

PNLではときに高度の術後出血がみられ、輸血や動脈塞栓術が必要となる場合があります。バイタルサインのチェック、腎瘻尿および尿道尿の両方の観察が重要です。

［上部の手術］
- 体外衝撃波砕石術（ESWL）
- 経皮的腎砕石術（PNL）
- 経尿道的尿管砕石術（TUL）

［下部の手術］
- 経尿道的膀胱砕石術
- 開放手術（膀胱切石術）

症状

血尿

痛み

尿流出減少

発熱
全身倦怠感
尿混濁

術後合併症（TULの場合）
急性腎盂腎炎
敗血症・ショック
ドクターコール

術後合併症（ESWLの場合）❶
皮下出血
腎被膜下血腫

術後合併症（PNLの場合）❷
腎瘻閉塞
出血

疾患のココに注意！

- **ESWL（体外衝撃波砕石術）**は最も低侵襲な治療であるが、ときに腎被膜下血腫、破砕結石片による尿管閉塞・疼痛・腎盂腎炎がみられ、非常にまれに消化管穿孔などの合併症も報告されている。
- **PNL（経皮的腎砕石術）**は比較的大きな結石を対象とし、その分腎へのダメージもあり、術後出血や術後腎盂腎炎に注意する。まれに気胸や腸管損傷などの合併症も報告されている。
- **TUL（経尿道的尿管砕石術）**は腎盂内圧が上昇しやすく、尿路感染を伴う場合、術後腎盂腎炎、敗血症性ショックが起こることがある。尿路確保のため、手術終了時に尿管ステントが留置される場合が多い。

観察項目	看護ケア
p.174「81 尿路結石症」参照	● 止血薬の使用・輸液管理 ● 患者指導 ・尿量・性状の確認 ・水分摂取を促す
● 痛みの部位・程度 ● 気分不良・顔色・冷汗	● 鎮痛薬の使用 ❶ ● 転倒転落・危険行動の予防 ❷ ・離床時の見守り ・ベッド周囲の環境整備
● 熱型 ● 尿量・排尿状態 ● 血液データ、腎機能データ（クレアチニン・BUN・電解質・WBC・CRP）	● 尿管ステント挿入・腎瘻造設時の看護 ● 輸液管理・抗菌薬管理
● 照射部位の皮膚状態 ● 痛みの有無・程度	**腎被膜下血腫** ● 鎮痛薬・抗菌薬の使用 ● 安静 ● 輸血管理
● 腎瘻よりの尿の性状・量 ● 血尿スケール ● 腎瘻挿入部の異常・出血の有無	**腎瘻挿入時** ・テープ交換 ・カテーテルの屈曲やねじれ・圧迫に注意 ・挿入部の観察・管理・清潔保持

先輩ナースより❶

痛みに対しては適宜鎮痛薬を使用しますが、腎機能障害を認める場合は、NSAIDsを使用できない場合があるため注意しましょう。

先輩ナースより❷

ESWLは麻酔を使用せずに、鎮痛薬の内服や注射を用います。
施行後、ふらつきが生じるため、車椅子移乗やESWL台への移動、安静解除後のトイレへの歩行時には転倒に注意しましょう。

急変・重症化リスク

尿閉 残尿測定 導尿

83 前立腺肥大症

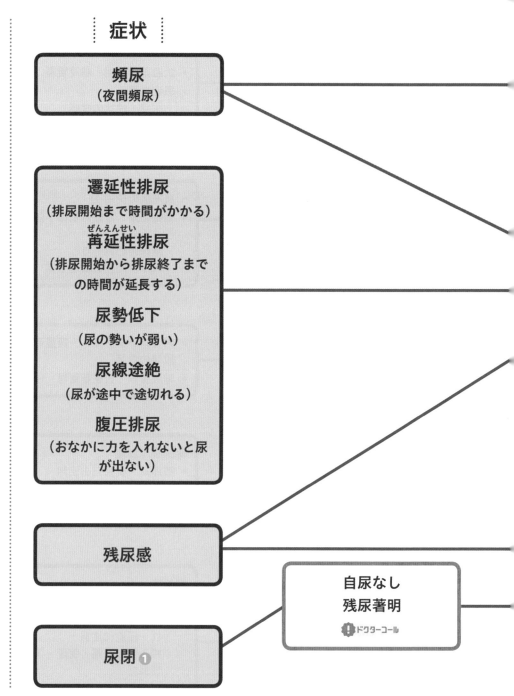

症状

頻尿
（夜間頻尿）

遷延性排尿
（排尿開始まで時間がかかる）
苒延性排尿（ぜんえんせい）
（排尿開始から排尿終了までの時間が延長する）
尿勢低下
（尿の勢いが弱い）
尿線途絶
（尿が途中で途切れる）
腹圧排尿
（おなかに力を入れないと尿が出ない）

残尿感

尿閉 1

自尿なし
残尿著明
ドクターコール

ドクターより 1

夜間、尿閉になっても、一般には患者さんの状態が急に悪化することはないので、落ち着いて対応しましょう。状態が落ち着いていれば、朝まで経過をみることも可能ですが、可能なら患者さんのためにも導尿を行いましょう。

ドクターコール

尿の停滞は尿路感染を誘発し重篤な上行性感染を引き起こす可能性がある。
膀胱ドレナージや導尿などの処置を必要とする場合が多い。

疾患のココに注意！

- 頻尿の原因として大量の残尿を認める場合があり、常に残尿の程度を評価する。
- 排尿日誌は医療者側、患者の双方にとって排尿状態の把握に最も有効である。
- 良性疾患であり薬剤治療、手術療法など治療には多様性がある。
- 排尿状態は種々の薬剤の影響を受けやすい。また排尿障害の原因は前立腺肥大症に限らず、種々の程度の膀胱機能障害（神経因性膀胱）が関与する。

観察項目

- 睡眠状況
- 日中活動状況
- ストレスの状態

- 1回尿量
- 1日尿量
- 尿回数・性状
- 尿意切迫感
- 排尿時痛
- 下腹部膨満
- 漏尿
- 食事内容・水分摂取量

- 自尿
- 残尿量
- 尿の性状
- 排便状況
- 下腹部膨隆・緊満
- 下腹部痛
- 血液データ

看護ケア

- 生活指導
- ストレスの緩和
  - 睡眠の確保（希望時睡眠薬の使用、適度な運動）

- 残尿測定（排尿直後に知らせてもらい、実施）
- 皮膚トラブルの予防
  - おむつやパッドの使用
  - 清潔介助
- 排尿行動に関する援助
  - 環境整備（ポータブルトイレや尿器の設置、トイレから近い部屋の調整など）
  - 動きやすい靴や着脱しやすい衣服の提案
- 患者指導
  - 排尿日誌の作成
  - 尿性状や血尿の有無などの観察
  - 骨盤底筋運動
  - 食生活の指導（刺激物やアルコールの制限）
  - 水分摂取（適度の水分量、就寝前は控える）
  - 長時間の座位や下半身の冷えを避ける
  - 排尿をがまんしすぎない

- 尿道留置カテーテルの管理 ❷
  - 尿路感染の予防対策（清潔保持、蓄尿バッグは挿入部より低い位置に保持）
  - 自己抜去予防（カフ圧、固定確認）
- 患者指導 ❶
  - 間欠的自己導尿・バルンキャップ使用の指導
  - 適度な水分摂取
  - 排便コントロール
  - 内服管理（αアドレナリン遮断薬、抗男性ホルモン薬の投与、副作用の観察）
- 経尿道的前立腺切除術（TUR-P）の看護 ❷
  - 合併症の観察（血尿、下肢の知覚、持続膀胱洗浄の管理）
- 尿道留置カテーテルの牽引固定や安静による苦痛、カテーテルの不快感の軽減

★通常は腰椎麻酔ですが、出血傾向などの場合は全身麻酔下で行われる

ドクターより❷

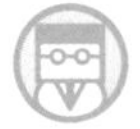

カテーテルを挿入する際、痛みが最大の抵抗になります。まず患者さんをリラックスさせて、やわらかいカテーテルで潤滑油（時には麻酔のゼリー）を十分に使い、ゆっくり導尿します。普段から、カテーテルの種類も決めておき、導尿に慣れておきましょう。

先輩ナースより❶

αアドレナリン遮断薬には起立性低血圧などの副作用があります。患者さんに各薬剤の副作用症状について説明し、内服を自己中断しないよう指導しましょう。

先輩ナースより❷

術直後より持続膀胱洗浄が行われます。血尿の程度により、灌流速度の調整、血塊によるカテーテルの閉塞の予防が重要です。

急変・重症化リスク

PSA 上昇　生検で診断　進行すれば骨転移

84 前立腺がん

ドクターより❶

前立腺がんは初期、中期はほとんど症状がありませんが、末期には痛みや血尿、排尿障害に伴う苦痛などさまざまな訴えが生じます。また高齢者も多く、ADLや生活環境に問題のある患者さんも多くいます。緩和ケアチームと連携しながらの包括的看護ケアが重要です。

ドクターコール❶

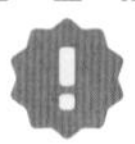

進行例では血尿による凝血塊が尿路閉塞の原因となり、水腎症や腎機能低下などの合併症を引き起こす場合がある。
尿性状の観察を行い、医師に報告する。

ドクターコール❷

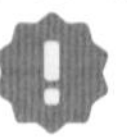

尿の停滞は尿路感染症や腎機能障害を引き起こす可能性があり、膀胱ドレナージや導尿などの処置を必要とする場合がある。

症状 

★多くの場合は、あまり症状のない段階でPSA（前立腺特異抗原）上昇で疑われ、前立腺生検で診断がつく
画像検査のMRIはがん病変存在の可能性、広がりなどの診断に特に有用である。転移の検索にはCTスキャンや骨シンチグラムが行われる

頻尿（夜間頻尿）
尿意切迫感
排尿困難

肉眼的血尿 — 血尿スケールの悪化 ドクターコール❶

尿閉 — 排尿困難
尿意増強 ドクターコール❷

骨転移による痛み

ドクターより❷ 治療の多様性に伴うさまざまな有害事象に対するケアも必要です。

- 抗男性ホルモン療法：ホットフラッシュ、骨粗鬆症、耐糖能異常、認知機能低下
- 化学療法（抗がん薬治療）：全身倦怠、食欲不振、血液毒性
- 放射線治療：膀胱刺激症状、出血性膀胱炎、直腸出血　など

疾患のココに注意！

- 治療法は経過観察のみ、抗男性ホルモン療法、化学療法、放射線治療、全摘術、またこれらの組み合わせなど多様性がある。年齢、ステージ、がんの悪性度（グリソンスコア）、患者の希望などにより決定される。
- 前立腺での限局性がんは前立腺摘出手術または放射線治療が、転移を有する場合は薬剤治療が中心となる。いずれの場合も、**男性機能障害を伴う**ので、心のケアも必要である。
- **高齢者に多く、治療経過も長くなる**ので、個々の状況に合わせた治療やフォローが重要である。

観察項目	看護ケア ❷
・1回尿量 ・1日尿量 ・排尿回数 ・尿性状 ・尿意切迫感の有無 ・排尿時痛 ・下腹部膨満 ・漏尿 ・水分摂取量	・残尿測定（排尿直後にコールしてもらう） ・排泄ケア用品の選択（おむつやパットの使用） ・排尿行動に関する援助 　・環境整備（ポータブルトイレや尿器の設置、トイレから近い部屋の調整など） 　・動きやすい靴や着脱しやすい衣服の提案 ・患者指導 　・排尿日誌の作成（排尿パターンの意識化） 　・尿性状や血尿の有無などの観察について 　・水分摂取について ❶
・血尿スケール ・血圧低下 ・貧血症状 ・痛みの有無・程度 ・血液データ	・安全の確保 　・ベッド周辺の環境整備 ・尿道留置カテーテルの管理 ❷ 　・カテーテルの閉塞予防（ミルキング、固定位置確認） 　・カテーテル留置による症状の緩和：鎮痛薬の使用 　・持続膀胱洗浄の介助 ・患者指導 　・安静の必要性について 　・尿の性状や排尿状態の観察 　・積極的な水分摂取の必要性について
・自尿の有無・状態 ・尿性状 ・残尿量 ・下腹部膨隆 ・下腹部痛 ・血液データ（クレアチニン・BUN・電解質・WBC・CRP）	・尿道留置カテーテルの管理 　・尿路感染予防（清潔保持） 　・閉塞や抜去予防（固定位置の確認、ミルキング、蓄尿バッグは常に挿入部より低い位置に保つ） ・自己導尿指導
・痛みの部位・程度 ・ADL状況	・疼痛コントロール ❸ 　・鎮痛薬の使用（効果の観察） 　・安楽な体位の工夫 　・温罨法 ・日常生活の援助（痛みの軽減時にケア介助）

先輩ナースより❶

頻尿による睡眠不足を嫌がり、水分摂取を控える患者さんもいます。水分摂取不足は、脱水や尿路感染症・便秘などを引き起こす可能性があるため、摂取量を控えるのではなく、摂取時間などについて一緒に考えるようにしましょう。

先輩ナースより❷

不適切なカテーテル管理は、水腎症・腎機能障害・腎盂腎炎などの合併症を引き起こす可能性があります。尿量・性状の変化に注意しましょう。また血尿が持続する場合は、持続膀胱洗浄を実施することがあります。

先輩ナースより❸

ペインスケールなどを用いて共通認識できるようにしましょう。鎮痛薬を使用した際は、作用時間や使用回数などの観察を行い、評価します。

★★☆
急変・重症化リスク

ロボット支援前立腺全摘術　尿失禁　勃起機能不全

85 前立腺がん [手術]

ドクターコール

ドレーン排液量の急激な増加、尿臭がある場合は、尿道膀胱の縫合不全が疑われる。また直腸損傷により尿中に糞便が混入し、一時的にストーマを造設する緊急手術が必要となる場合がある。

ドクターより❶

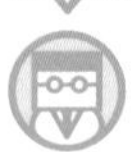

ロボット支援手術は術中出血、術後の尿禁制で従来の方法よりすぐれた効果が報告されています。術後の勃起機能不全は年齢、術前の勃起機能、神経温存手技の状況に左右されます。比較的若く、性活動のある患者さんでは、術前、術後の精神的ケアも重要です。

ドクターより❷

その他合併症として深部静脈血栓症、肺塞栓症、術後せん妄、腸管の合併症、リンパ嚢腫、コンパートメント症候群、ガス塞栓、皮下気腫、下肢の神経障害などがあります。比較的まれな合併症もありますが、それぞれをよく理解しておくことが大切です。

根治的前立腺全摘術
- 開腹手術（恥骨後式・会陰式）
- 腹腔鏡下手術
- ロボット支援手術 ❶

症状 ❷

- 術後合併症：後出血 — 血性排液
- 術後合併症：創部感染、縫合不全、腸管損傷 — ドレーンからの糞尿、排液量の増加（ドクターコール）
- 術後合併症：尿路感染症（尿道留置カテーテル挿入中）
- 術後合併症：尿失禁 ❸（尿道留置カテーテル抜去後）

ドクターより❸

術後、尿道留置カテーテル抜去後には、ほとんどの人に体動時やくしゃみのときに腹圧性尿失禁がみられます。尿失禁の程度や回復には個人差がありますが、術前の十分な説明、パットやスキンケア、骨盤底筋体操の指導とともに、精神的な配慮、ケアも大切です。

疾患のココに注意！

- 前立腺がんの治療はさまざまあり、前立腺全摘術の対象は、概ね前立腺限局がんであって75歳以下（余命10年以上）の患者である。
- 術式は開放手術（恥骨後式、会陰式）、腹腔鏡下手術、ロボット支援手術とあるが、最近はほとんどがロボット支援手術となっている。
- 主な合併症は術中では**高度の出血**、**直腸損傷**など、術後では**尿失禁**、**性機能障害**などが問題になる。

観察項目	看護ケア
● 血圧低下・頻脈 ● 貧血の症状 ● ドレーン排液の性状・量	● ドレーン管理 ● 移動、体動時の介助
● 発熱 ● 創部状態（発赤・腫脹・熱感・痛み） ● ドレーン排液の性状・量 ● 尿性状 ● 腹部症状 ● 痛みの有無・程度	● ドレーン管理 ● 移動、体動時の介助 ● 創部の清潔保持 ● 点滴管理（抗菌薬の投与） ● 尿道留置カテーテルの管理 ❶
● 発熱 ● 尿性状（混濁・血尿スケール） ● 血液データ	● 尿道留置カテーテルの管理 ❶ ・カテーテルの屈曲・閉塞予防（固定位置の確認、ミルキング） ・逆流感染の予防（蓄尿バッグを挿入部より常に低い位置に保つ） ・陰部の清潔保持 ・水分摂取を促す ※尿道留置カテーテル抜去後 ● 排尿状態の観察
● 1日尿回数 ● 1回排尿量 ● 1日尿量 ● 残尿量	● 排泄ケア用品の選択 ❷ ・おむつやパッドの使用 ● 環境整備（ポータブルトイレや尿器の設置、トイレから近い部屋の調整など） ● 残尿測定 ● 精神的ケア ● 排尿日誌の導入 ● 骨盤底筋運動の指導

先輩ナースより❶

尿道膀胱吻合部の縫合不全を予防するために尿道留置カテーテルが通常５日間以上留置されます。
カテーテルの自然抜去などがないように、固定方法について医師に確認し、管理するようにしましょう。

先輩ナースより❷

カテーテル抜去後、多くの場合一過性に尿失禁がみられます。術前から対処方法を説明し、必要物品の準備を依頼しましょう。

急変・重症化リスク

血尿　手術　化学療法

86 膀胱がん

ドクターコール❶

腫瘍からの出血の場合、血圧・意識レベルの低下に注意する。自尿の有無や尿量・血尿スケールの観察、バイタルサインや患者状態を医師に報告する。

ドクターコール❷

排尿がなければ凝血塊により下部尿路が閉塞し、膀胱の緊満が疑われる。
排尿の状況やバイタルサイン・患者状態を医師に報告する。
緊急手術になる可能性がある。

ドクターより❶

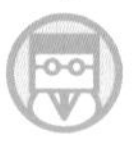

進行がんでは各種化学療法剤による有害事象（全身倦怠、食欲不振、末梢神経障害、血液毒性など）、放射線治療後では皮膚障害、膀胱炎、血尿などにも注意を払いましょう。

ドクターより❷

最近では免疫チェックポイント阻害薬なども使用されるようになっており、間質性肺炎や免疫系の多彩な有害事象に注意が必要です。

症状

頻尿・尿意切迫感
（膀胱刺激症状）
排尿困難

下腹部痛

血尿
尿閉

血尿スケールの悪化
ドクターコール❶
尿意切迫感
血圧低下
（膀胱タンポナーデ）
ドクターコール❷

★高度の血尿や血塊による尿路閉塞の場合は、持続膀胱洗浄や緊急での止血手術が必要となる

疾患のココに注意！

- 多くは**肉眼的血尿**で受診し、膀胱鏡検査、CTなどで診断される。またMRIは膀胱がんの深達度の評価に有用である。
- 大部分は**内視鏡手術（経尿道的腫瘍切除術）**で治療されるが、浸潤がん、進行がんでは**膀胱全摘術、化学療法、ときには放射線治療**などの集学的治療が必要である。
- 上皮内がんや再発を繰り返す非浸潤がんではBCGの膀胱内注入療法も行われる。
- 高齢者に多く、治療の組み合わせが重要。再発も多く、長期の経過観察、治療が必要である。

観察項目	看護ケア ❶❷
・1回尿量 ・1日尿量 ・排尿回数 ・下腹部膨満 ・排尿時痛の有無・程度 ・尿の性状	・残尿測定 ・患者指導 　・尿の性状・量の観察 ・点滴管理 ・飲水指導 ・疼痛コントロール
・痛みの程度・位置 ・消化器症状 ・腹部症状（腸蠕動、排ガス、腹部膨満） ・排便状況	・疼痛コントロール ・日常生活の援助
・血尿スケール ・血圧低下の有無 ・血液データ（RBC・Ht・Hb・PLT） ・貧血症状 ・自排尿・尿意の有無 ・下腹部膨隆 ・下腹部痛・腰背部痛	・止血薬の使用・輸液管理 ・輸血の管理 ・患者指導 　・飲水指導 ・膀胱洗浄の介助 ・持続膀胱潅流の管理 ❶ 　・血尿スケール ❷に合わせた潅流液の速度の調整 ・転倒転落予防 　・離床時の見守り 　・ベッド位置・ベッド周囲の環境整備 　・動きやすい靴や寝衣などの提案
	・患者指導 　・尿の性状・量の観察 ・尿道留置カテーテル挿入時の介助・管理 ❸ 　・尿路感染予防（水分摂取・清潔ケア） 　・カテーテルの屈曲やねじれ・圧迫に注意 　・カテーテルによる症状の緩和（鎮痛薬の使用）

先輩ナースより❶

持続膀胱潅流を行う場合、3wayカテーテルを留置します。注入・尿流出・固定水のルートを間違えないようにしましょう。

先輩ナースより❷

バルンカテーテル留置中の血尿の程度は、バック内ではなく、カテーテル内の尿を観察しましょう。

先輩ナースより❸

排液の逆向予防・流出停滞防止のため、排液バックがカテーテル挿入部より低い位置になるように管理します。
スキン-テア予防のため、カテーテルはΩ状に固定し、直接皮膚に当たらないようにします。
皮膚が脆弱化している場合は、皮膚保護剤や剥離剤を使用しましょう。

★★☆
急変・重症化リスク

TUR-Bt　膀胱全摘出術　尿路変更術

87 膀胱がん［手術］

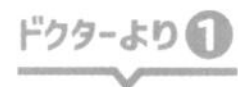

ドクターより❶

TUR-Btの術後に血尿増強の際は持続膀胱洗浄を行いますが、改善がみられない場合は、麻酔下での緊急血塊除去、凝固・止血術が必要になる場合があります。

ドクターより❷

TUR-Btでは通常は数日以内のカテーテル留置となりますが、創部の範囲が広く深い場合、膀胱穿孔が生じた場合には、長期間のカテーテル留置となる場合があります。

ドクターより❸

膀胱全摘出術は侵襲が大きく、合併症の頻度も高くなります。呼吸状態や腹部の状態など常に全身状態を把握しておきましょう。術後せん妄や深部静脈血栓症、肺塞栓症にも注意が必要です。また複数のドレーンやステントが留置されており、これらを適切に管理することが求められます。

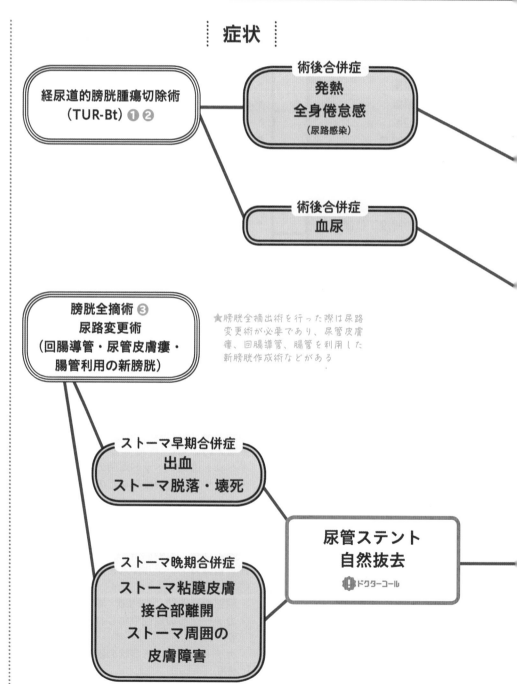

症状

経尿道的膀胱腫瘍切除術（TUR-Bt）❶❷

術後合併症
発熱
全身倦怠感
（尿路感染）

術後合併症
血尿

膀胱全摘術❸
尿路変更術
（回腸導管・尿管皮膚瘻・腸管利用の新膀胱）

★膀胱全摘出術を行った際は尿路変更術が必要であり、尿管皮膚瘻、回腸導管、腸管を利用した新膀胱作成術などがある

ストーマ早期合併症
出血
ストーマ脱落・壊死

ストーマ晩期合併症
ストーマ粘膜皮膚接合部離開
ストーマ周囲の皮膚障害

尿管ステント
自然抜去
ドクターコール

疾患のココに注意！

- 大部分の非浸潤がんでは経尿道的膀胱腫瘍切除術（TUR-Bt）が行われる。術中合併症としてときに**膀胱穿孔**や**高度出血**、さらには術後に**再出血**がみられることがある。
- 浸潤がんで転移を有しないケースでは膀胱全摘術と尿路変更術が選択されるが、侵襲の大きな手術であり、年齢や体力を考慮して選択されている。方法としては開腹手術、腹腔鏡下手術、ロボット支援手術などがある。

観察項目	看護ケア
・発熱 ・尿の性状・量 ・血液データ（WBC・CRP）	**バルン挿入時** ・尿道留置カテーテルの管理 　・尿路感染予防（水分摂取・清潔ケア） 　・カテーテルの屈曲やねじれ・圧迫に注意 　・カテーテル固定部の皮膚状態の観察 　・カテーテルによる症状の緩和（鎮痛薬の使用） 　・適宜ミルキング❶ 　・患者指導（転倒転落・事故抜去予防）
p.184「86 膀胱がん」参照	**バルン抜去後** ・尿の性状・量、排尿回数の確認 ・残尿測定 ・患者指導❷ 　・水分摂取の必要性について
	・適時、血尿の性状、閉塞のないことを確認
・回腸導管・尿管皮膚瘻の状態（色・大きさ・形・出血） ・ストーマ皮膚粘膜接合部・面板貼用部の皮膚状態 ・尿管ステント（挿入部の異常・位置） ・尿の性状・量 ・腹部症状（腸蠕動音・排ガス・腹部膨満・排便状況） ・腹部の状態（しわやたるみ・創部やドレーンの位置） ・食事摂取量・体重変化	・ストーマケア 　・合併症予防・悪化防止のケア方法や装具選択の検討 ・尿管ステントの管理 ・尿管ステント抜去後の尿流出状態の管理 ・退院指導

ドクターコール

吻合部での尿路を確保するため尿管ステントが挿入されることがある。ステントが抜けかけていたり自然抜去している場合は医師に報告する。

先輩ナースより❶

血塊や浮遊物などが多い場合、また、カテーテル内に空気がたまる場合も尿流出ができない状態になることがあり（エアロック）、その場合はミルキングし解除しましょう。

先輩ナースより❷

便秘になると腹圧をかけ、血尿が増強する可能性があります。便秘のときは医師に相談し緩下剤の内服など対応を検討しましょう。

★☆☆
急変・重症化リスク

分子標的薬　免疫チェックポイント阻害薬　転移の治療

88 腎細胞がん

ドクターコール

血尿の増強や痛みが強くなる場合には、バイタルサイン、症状の観察、アセスメントを行い医師へ報告する。

ドクターより❶

多数の治療薬が使われており、分子標的薬では高血圧、手足症候群、肝障害、全身倦怠、高血糖、消化器症状、口内炎、免疫チェックポイント阻害薬では間質性肺炎、大腸炎、甲状腺疾患などの内分泌異常など多彩な有害事象がみられています。それぞれに対しての細かいケアが必要です。

ドクターより❷

高齢者や小さな腫瘍で進行が遅いと判断された場合は、経過観察や低侵襲のラジオ波焼灼術、凍結療法などが行われる場合があります。

症状 ❶❷

肉眼的血尿

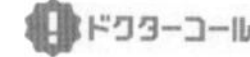

腰背部痛

腹部腫瘤

持続する全身倦怠感・発熱

転移による症状
- 咳嗽・呼吸困難
- 痛み（腹痛）
- リンパ節腫脹
- 食欲低下・悪心
- 足のむくみ
- 便秘

疾患のココに注意！

- 三大症状は**肉眼的血尿、側腹部痛、腹部腫瘤**。最近はCT、エコーにて、無症状、偶発的に発見される場合がほとんどである。また進行例では**発熱、全身倦怠、貧血、体重減少**などがみられる。透析患者に発症する場合もある。転移はリンパ節転移と主には血行性で肺、骨、肝、脳転移などである。
- 治療の基本は腎摘出または腎部分切除術。転移に対しては通常の化学療法や放射線治療は効果が低く、主に**分子標的薬や免疫チェックポイント阻害薬**が使用される。単発の転移には摘出術も有効である。
- 長期間にわたる再発の可能性があり、定期的な長期フォローが重要である。

観察項目	看護ケア ❶❷
・血尿スケール・尿量 ・血液データ（Hb・Ht） ・バイタルサイン ・顔色・ふらつき・ADLの状態 ・全身倦怠感 ・排尿状態	・ベッド周囲の環境整備 ・ADLに対する援助を行う ふらつきがあればトイレ歩行の見守り、シャワー浴の介助や清拭のケアや食事時の配膳・下膳を行う
・痛みの部位・性質 ・痛みの持続性・強弱の有無 ・ADLや睡眠・精神状態への影響 ・フェイス・スケールによる評価 ・鎮痛薬使用の有無	・痛みがやわらぐ安楽な体位の工夫 ・安楽枕を使用し、痛みの部位の圧迫を除去（除圧） ・タッチングやマッサージの実施 ・痛みの部位を温める ・共感的態度で痛みの訴えを傾聴する
・熱型 ・ADLの状況 ・ふらつきの有無	（下記の看護ケアへ）
・咳嗽、呼吸困難の有無 ・SpO_2値 ・痛みの部位・程度 ・悪心、食欲低下の有無 ・下肢浮腫の有無・程度 ・排便状況 ・体重の増減 ・血液データ（Hb・Ca） ・睡眠状況	・冷罨法 ・ADLの状況をみながら日常生活援助 ・転倒転落予防 ・不安の訴えの傾聴 ・服薬指導、各種投与薬の管理 ・食べやすい食事の工夫 ・排便コントロール

先輩ナースより❶

腎細胞がんは、進行するまでほとんど無症状であることが多いです。そのため、患者さんや家族の、疾患への受けとめ方（受容）を理解し、受容に合わせたかかわりが大切です。

先輩ナースより❷

術前準備時は、医師からの手術説明・麻酔科診察・手術オリエンテーションを行います。患者さんの不安言動を見逃さず、対応しましょう。

★★☆
急変・重症化リスク

腎摘出 / 腎部分切除術　腹腔鏡下手術　ロボット支援腎部分切除術

89 腎細胞がん [手術]

ドクターコール

①血性排液が持続時、②尿道留置カテーテルの尿量減少や血尿が続くとき、③感染が疑われるときは、すぐに医師に報告する。

ドクターより❶

腎部分切除術後ではときに腎縫合部からの再出血、仮性動脈瘤からの出血、縫合部からの尿漏などがみられ、ドレーンの性状や血尿の程度に注意が必要です。

ドクターより❷

切除範囲の大きい場合は比較的侵襲も高く、術後合併症として深部静脈血栓症・肺塞栓症、術後出血、周囲臓器損傷、腸閉塞、皮下気腫、術後せん妄などに注意が必要です。

ドクターより❸

腎摘出術の場合、対側腎機能に問題がある場合は、術後急性腎障害、腎不全への移行の可能性を考えておきます。

腎摘出術
腎部分切除術

症状 ❶❷❸

術後合併症
血圧低下
頻脈
SpO_2値低下
（再出血）
ドクターコール

術後合併症
尿量低下
ドクターコール

術後合併症
持続する発熱
創部周囲の発赤や痛み
ドクターコール

術後合併症
悪心・嘔吐の出現
（腸管麻痺）

術後合併症
SpO_2値の低下
呼吸困難
呼吸回数増加
（無気肺・肺炎・肺塞栓症）

疾患のココに注意！

- 腫瘍が大きいもの、腎の中央に近いものは**腎摘出術**になる場合が多いが、比較的小さいもの（概ね4cm以下）、外部突出型で腫瘍のみ摘出可能なものは**腎部分切除術**が行われる。
- **開腹手術、腹腔鏡下手術、ロボット支援手術**がある。それぞれにおいて腫瘍の位置や大きさ、体の状況により後腹膜と腹腔内からの２つのアプローチがあり、創の違いや術後合併症の差異に注意する。
- 非常に腫瘍が大きい場合や浸潤がみられる場合は、他の周囲臓器の合併切除も行われる。

観察項目	看護ケア
• ドレーン排液量・性状・血尿スケール ❶ • 血圧低下や頻脈の有無 • 腹部痛 • 血液データ	• 出血量と排液性状の観察 • 輸液や輸血の準備
• 腎機能データ • 腹部の状態 • １日尿量・尿性状 • 血尿スケール ❶ • 尿道留置カテーテルの閉塞の有無、テープ固定位置 • IN-OUTバランス • １回排尿量・残尿感 ❷	• 尿量減少の原因を評価し対応 • 飲水を促す • 尿道留置カテーテル管理
• 創部含めた周囲皮膚・ドレーン挿入部の発赤・腫脹・熱感・硬結 • 痛み・発熱の有無 • 血液データ（WBC・CRP）	• 創部の観察、バイタルサイン、特に熱型に注意 • 抗菌薬の副作用症状を観察
• 排ガス・腸蠕動音の有無 • 腹部膨満 • 腹部痛 • 悪心・嘔吐の程度 • 腹部X線所見	• 疼痛コントロールしながら、早期離床を図る ❸ • 経口摂取後の悪心・嘔吐出現時は医師へ報告
• SpO_2値・呼吸回数 • 呼吸音 • 血液データ • 血液ガスデータ	• 排痰のケア • 創部痛で排痰が困難な場合は、鎮痛薬を使用しながら実施

先輩ナースより❶

血尿時は、血塊で尿道や留置カテーテルが閉塞する場合があり、血尿スケールをチェックする必要があります。

先輩ナースより❷

残尿の確認は残尿測定機器を使用しましょう。

先輩ナースより❸

離床がスムーズに進むためにも、術前から、腹式呼吸法や痛みの少ない離床動作の練習を実施しておきましょう。

★★☆
急変・重症化リスク

尿量チェック　クレアチニン上昇　CKDの併存

90 急性腎障害（AKI）
acute kidney injury

ドクターコール

緊急性の高い状況が出現した際には、急性血液浄化を行うことを念頭において行動する。

ドクターより❶

AKIが発症してもクレアチニンは遅れて上昇し始め、腎機能が回復に転じても、しばらくクレアチニンは上昇した後、遅れて改善がみられてきます。血清クレアチニン値と腎障害の経過にはずれ、タイムラグがあり、最も重要な腎機能の指標である尿量チェックが重要です。

ドクターより❷

既存のCKDに加え、高齢者、糖尿病、肝硬変、うっ血性心不全、造影剤、腎毒性の抗生物質、熱傷、外傷、大手術、重度感染症などのリスク要因を理解しておきます。

MEMO

AKIの診断基準
48時間以内に血清クレアチニン（Cre）が0.3mg/dLまたは50%以上の上昇（または7日以内に血清クレアチニンが基礎値の1.5倍以上）、6時間以上にわたり、尿量0.5mL/kg/時未満、のいずれか。

★重症度分類も存在する

症状

乏尿・無尿

気分不良
頻脈

呼吸困難
浮腫
（体液過剰症状）

側腹部痛
（水腎症症状）

けいれん
意識障害
ドクターコール

疾患のココに注意！

- **AKIの定義**；種々の原因により機能的、構造的変化が腎に起こり、急激（48時間以内）な腎障害が生じている状態（急性腎不全の手前で判断し、治療介入するという概念）。
- 原因は**腎前性**（腎血流の障害；脱水、出血、ショックなど）、**腎性**（腎実質の障害；腎前性から移行、薬剤、横紋筋融解症、急速進行性腎炎など）、**腎後性**（尿路の通過障害）に区別される。
- AKIとCKD（慢性腎臓病）は強い関連が存在する。CKDの存在がAKI発症の大きなリスクであり、またAKIがCKDを悪化させる重要な因子である。

観察項目 ❶❷❸

- 血液データ
  （血清クレアチニン・BUN・K・pH）

- SpO_2値
- IN-OUTチェック・体重増加の有無
- 浮腫の有無・部位・程度
- 呼吸困難・呼吸回数・深さ・呼気延長・息切れ
- 肺雑音の有無・血痰の有無
- 胸部X線所見・頸静脈怒張、湿性咳嗽
- 口周囲のしびれ感・四肢の脱力感
- 知覚異常・味覚異常
- 意識レベル・心電図モニター波形・心エコー所見
- 血液ガスデータ（PO_2・PCO_2）

- 痛みの程度・部位
- 腹部エコー所見
  （腎後性：腎盂・尿管拡張）
- CT所見

- 意識レベル
- 頭・眼症状・けいれんや振戦の有無
- 胸痛や呼吸困難の有無
- 悪心・嘔吐の有無

看護ケア

- 食事療法
  - 食事指導（間食内容）
  - 高エネルギー・低タンパク食
  - 水分制限・塩分制限・カリウム制限
  - 食べやすいものを栄養士と調整

- 水分管理
  - 飲水制限・尿量測定 ❶
  - 輸液管理 ❷
- 安楽の看護
  - 安静・安楽な体位の工夫
    （ファーラー位・側臥位・起座位）
  - 衣類の調整
    （ゴムなどの締めつけのない衣服）
- 排便コントロール

- 安楽な体位の工夫
- 疼痛コントロール
- 外科的処置（腎瘻、尿管ステント）の準備・管理
- 尿道留置カテーテルの管理

- 症状緩和
- 透析時の看護
- ストレスや不安の軽減
- 訴えの傾聴

ドクターより❸

薬剤では造影剤、利尿薬、RAS（レニン、アンギオテンシン）阻害薬、ビタミンD+カルシウム薬、NSAIDs、アミノ配糖体などの腎毒性抗菌薬、シスプラチンなどの腎毒性抗がん薬などに注意します。

先輩ナースより❶

腎後性の場合、すみやかな尿路の確保で腎機能の回復が見込めるため、外科的に尿路閉塞を解除する可能性があります。尿路閉塞を解除した場合は著しい利尿のため脱水症状となることがありIN-OUT量の観察を厳重に行う必要があります。

先輩ナースより❷

乏尿・高カリウム血症・代謝性アシドーシス・高リン血症に対し、薬物療法が行われます。どの薬物も速効性があり、投与方法によっては命に直結してくるので、慎重に投与・管理を行う必要があります。

★★☆
急変・重症化リスク

不可逆性　CKDから移行　腎代替療法

91 慢性腎不全

ドクターより❶

末期腎不全では、生命維持そのものが困難となり、腎代替療法（血液透析、腹膜透析、腎移植）が必要となります。
末期腎不全、尿毒症状態では、特に肺水腫・呼吸不全による患者さんの苦痛が強く、また高カリウム血症による不整脈、心停止の危険性があります。このような場合は緊急での血液透析、血液濾過での治療が必要です。

ドクターより❷

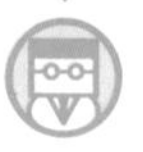

腎障害が進行してもある程度までは血清クレアチニンの上昇はわずかであり、eGFRが30mL/分以下になるころより、はっきりとした上昇傾向を示します。よって自覚症状がなくてもタンパク尿とeGFRをめやすにしたCKDの早い段階からの治療、管理が重要です。

症状 ❶	観察項目
浮腫 肺水腫	• 浮腫の部位・程度 • １回尿量・１日尿量 • 水分摂取量 • 血液データ ❷ （Alb・BUN・クレアチニン・GFR・尿タンパク） • 体重増加 • 呼吸状態・SpO_2値 • 肺雑音 • 喘鳴・呼吸困難
頭痛・気分不良 （高血圧）	• 血圧変動 • 心電図モニター波形 （QRS延長） • 不整脈の種類・頻度 • 動悸 • 脱力感 • 意識レベル • 血液データ（CK・K）
意識障害 アンモニア臭 悪心・嘔吐 頭痛 全身倦怠感 左右対称の知覚障害 （尿毒症症状）	• 食事・水分摂取量 • アンモニア臭（尿毒症性口臭） • 食事摂取量 • 意識レベル低下・振戦 • クスマウル呼吸 • ADL状況 • 血液・血液ガスデータ （低Na・BUN・クレアチニン・GFR・HCO_3^-・pH）
めまい・ふらつき	

疾患のココに注意！

- 慢性腎不全は数年にわたって不可逆的かつ持続的に腎機能が悪化し、末期には**尿毒症（乏尿、浮腫、貧血、倦怠、食欲不振、口臭、かゆみ）**に至る。いわゆるCKD（慢性腎臓病）のステージが進み、末期腎不全状態では、**尿毒症、高カリウム血症、電解質異常、代謝性アシドーシス、二次性副甲状腺機能亢進症、腎性貧血、肺水腫**などのさまざまな症状が発症する。
- 慢性腎不全の治療は病勢の進行を遅らせることにあり、CKDのベースにある**高血圧、糖尿病の治療、食事指導、生活習慣、および各種薬剤での治療**となる。

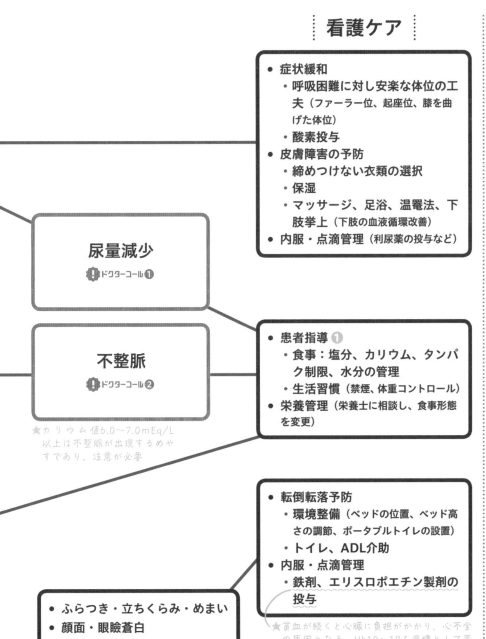

看護ケア

- 症状緩和
  - 呼吸困難に対し安楽な体位の工夫（ファーラー位、起座位、膝を曲げた体位）
  - 酸素投与
- 皮膚障害の予防
  - 締めつけない衣類の選択
  - 保湿
  - マッサージ、足浴、温罨法、下肢挙上（下肢の血液循環改善）
- 内服・点滴管理（利尿薬の投与など）

尿量減少
ドクターコール❶

不整脈
ドクターコール❷

★カリウム値6.0～7.0mEq/L以上は不整脈が出現するめやすであり、注意が必要

- 患者指導 ❶
  - 食事：塩分、カリウム、タンパク制限、水分の管理
  - 生活習慣（禁煙、体重コントロール）
- 栄養管理（栄養士に相談し、食事形態を変更）

- ふらつき・立ちくらみ・めまい
- 顔面・眼瞼蒼白
- 動悸・息切れ
- 血液データ（RBC・Hb・Ht）

- 転倒転落予防
  - 環境整備（ベッドの位置、ベッド高さの調節、ポータブルトイレの設置）
  - トイレ、ADL介助
- 内服・点滴管理
  - 鉄剤、エリスロポエチン製剤の投与

★貧血が続くと心臓に負担がかかり、心不全の原因となる。Hb10～12を目標として薬物療法を行う
★経口投与で改善が十分でない場合、エリスロポエチン製剤の静脈投与が検討される

ドクターコール❶

自覚症状に乏しく、腎機能の低下に気づかないまま進行していることが少なくない。尿量・浮腫の程度など継続した観察が大切であり、変化がある場合は医師に報告する。

ドクターコール❷

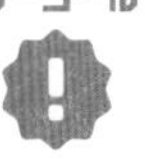

高カリウム血症による不整脈から心停止を起こし、死に至る場合がある。12誘導心電図の実施やモニタリングを開始する。

先輩ナースより❶

腎不全の進行を遅らせるには、生活改善や内服治療の継続が必要です。薬の服用方法・効果についても学習し、患者さんが理解し継続できる説明を心がけましょう。例えば経口吸着炭素製剤は通常食間に服用し、体内に吸収されず便とともに排出されます。

7

脳神経

❗ ここが大事！

脳疾患は突然発症し、言語・知覚・神経障害などの後遺症を残すことも少なくありません。中高年を中心に年齢層はさまざまですが、基礎疾患と生活習慣の管理が大切です。

神経筋疾患では、ADLが徐々に低下していくため、細かな変化を観察する力と適切な介助が求められます。脳神経病棟においては治療が長期化することが多く、精神面のサポート力が必要です。

脳神経疾患の患者像

特徴	看護のポイント
長期臥床を強いられたり、自分で体が動かせないことが多い	●症状の観察はもちろん、体位変換や口腔ケア、排泄援助や清潔保持など細やかな看護が必要です。 ●環境を整え、ナースコールや生活用品の置き場所を工夫しましょう。
外科系においては多くのドレーン管理が必要となる	●術後には点滴類だけでなく頭部にたくさんのドレーンが挿入されています。解剖生理を理解し、挿入部位と種類、排液の性状が観察できるようにしましょう。
重度の障害がある、病状が進行している患者は医療機器を装着することになる	●人工呼吸器、酸素吸入器、心電図モニターなどの医療機器の管理が求められます。 ●安全と安心を得ながら、残存機能の維持に努めましょう。
後遺症が残る可能性も少なくない	●患者さんの日常生活が一変します。入院時から家族を含めて社会資源の活用や準備を進めましょう。

★★☆
急変・重症化リスク

意識障害　神経症状　内科的治療・外科的治療

92 脳梗塞

ドクターコール

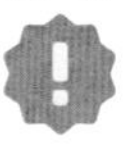

意識障害が増悪した場合は脳梗塞巣の拡大、新たな梗塞の可能性、梗塞巣に出血を合併、けいれん発作など重篤になるため、迅速な対応が必要となる。神経症状の増悪やバイタルサインの変動時も同様。

ドクターより❶

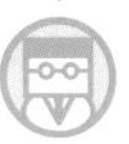

脳梗塞の治療は時間が勝負です。神経症状に変化あれば、遠慮せずにドクターコールしてください。

先輩ナースより❶

BAD（分岐粥腫型梗塞）に注意が必要です。進行性脳梗塞の原因の1つで穿通枝動脈の起始部が閉塞し、初期は軽症で内科的治療であっても、数日で進行し重症となる場合があります。

症状 ❶

〈脳血管障害でよくみられる自覚症状〉

激しい頭痛
悪心・嘔吐
失語、失認
呂律困難
飲み込みにくい
物が二重に見える
など

突然の意識消失
意識レベルの低下
ドクターコール ❶

脳ヘルニア徴候
（徐脈、血圧上昇、瞳孔不同、対光反射の消失）
ドクターコール ❶

アテローム血栓性脳梗塞（血栓性）

片麻痺、片側の感覚障害、構音障害

★安静時に発症することが多い（起床時に気づく）
★一過性の脳虚血発作の先行を20〜30％に認める

ラクナ梗塞（血栓性）

軽度の運動・感覚障害
構音障害

★比較的軽く、無症状なこともある
★繰り返すと血管性認知症やパーキンソン症候群の原因となる
★最初は血栓は小さいが、入院後治療しているにもかかわらず数日間で症状が進行することがある

心原性脳塞栓症（塞栓性）

意識障害
片麻痺、片側の感覚障害
失語、失認、失禁

★活動時に突然発症するため側副血行路の発達が悪く、梗塞巣が広範囲になりやすい

MEMO

閉塞血管と症状の例

眼動脈：閉塞側の失明
前大脳動脈：閉塞部位と対側の下肢運動麻痺、感覚障害、歩行障害、失禁、失語（優位側が閉塞した場合）
中大脳動脈：閉塞部位と対側の片麻痺、同名半盲、失語（優位側が閉塞した場合）、ゲルトマン症候群（失書、失算、左右失認、手指失認）
後大脳動脈：同名半盲、閉塞部位と対側の片麻痺、不随意運動
脳底動脈（上小脳動脈）：小脳失調、ホルネル症候群（縮瞳・眼瞼下垂・発汗停止）
椎骨動脈（後下小脳動脈）：ワレンベルグ症候群（延髄外側症候群）；温痛覚麻痺、味覚障害、顔面のしびれ、嚥下障害、嗄声、小脳失調、ホルネル症候群

東海大学医学部付属八王子病院看護部編：本当に大切なことが1冊でわかる脳神経．照林社，東京，2020：153．より引用

疾患のココに注意！

- **意識障害**の増悪があれば、脳梗塞の拡大、治療に伴う脳内出血の可能性がある。
- **神経症状**の増悪、新規出現は脳梗塞巣の拡大、新規脳梗塞が出現した可能性がある。
- 急性期治療は原則**内科的治療**だが、症例によっては外科的に**脳血管内血栓回収療法**や**外減圧術**を行う。

観察項目

- 梗塞部位の把握
- 局所症状の程度
- 神経症状の進行の有無

- 血圧の変動
- 呼吸状態・SpO_2値
- 構音障害の有無
- 意識障害の有無
- 瞳孔不同、複視の有無
- 頭痛の程度
- 悪心・嘔吐の有無
- 麻痺の状態
- けいれんの有無・部位
- 嚥下状態、食事摂取量
- 自力での体位変換の可否
- 睡眠状況
- 血液データ
- 頭部画像所見

看護ケア ③④

- 全身状態の管理
- 急性期より廃用症候群の予防（良肢位の保持、早期離床）

★急性期を含め、継続的に神経学的評価、血圧管理、輸液管理、感染予防を行う
★心原性脳塞栓症で左心室内に血栓がある場合は再梗塞のリスクが高く、心拍の変化に注意
★抗凝固薬の内服開始時は出血傾向に注意
★症状が軽い場合は早期退院を予測し、退院後の生活を確認・指導する

- 治療開始時間を意識しながら看護する

★バイタルサイン、採血、血管確保、意識レベル、神経学的症状の確認、病歴聴取、CT、MRI撮影、説明と同意を迅速に行えるよう援助する

- 治療開始後：血圧管理、神経症状、意識レベル、全身皮膚状態に注意し、出血性合併症を防ぐ

★再開通による出血性梗塞が起こる可能性を考え看護する

- rt-PA療法後はNIHSSによる神経症状の評価を行う

神経症状の悪化

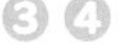

内科的治療

- rt-PA（アルテプラーゼ）静注療法（血栓溶解療法）②

★発症から4.5時間以内が適応。治療開始が早いほど転帰がよい
★来院から治療開始まで60分以内を目標

- 抗血栓療法
- 脳保護療法

外科的治療

- 頸動脈狭窄→頸動脈ステント留置（CAS）、頸動脈内膜剥離術（CEA）

★CEAに比べCASは小さな梗塞が生じやすい

- 急性期脳梗塞→脳血管内血栓回収療法
- 亜急性脳梗塞→開頭減圧術

★重症化しやすく、重症の場合は脳出血（過灌流症候群）

- 頭痛・悪心・けいれん
- ステントによる頸動脈分岐部の圧迫（脈拍や血圧の低下が一時的に生じる）
- CEA粥腫の飛散による脳梗塞（過灌流症候群、嚥下障害、呂律困難、嗄声）
- 創がある場合は感染予防
- 開頭減圧術時：創部の治癒不良（開頭部分が膨隆）、術後感染、頭痛、めまい、抑うつ状態
- 外減圧術時：外減圧部分の圧迫禁止（長期になる場合はヘルメットを使用し保護）

先輩ナースより②

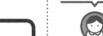

rt-PA療法は、アルテプラーゼという薬により血栓を溶かして血管を再開通させる治療法です。急性期の管理指針に沿って観察を行います。

先輩ナースより③

急性期は合併症の予防、慢性期は再発予防に努めます。脳血管疾患は神経障害などの症状ばかり見がちですが、呼吸状態の観察、管理も大切です。

先輩ナースより④

退院に向けてADLや高次脳機能障害の有無、家族の状況、自宅の状況を確認し、退院先を検討します。
退院後内服管理、けいれん発作時の対応などの指導も大切です。

★★☆ 急変・重症化リスク

血圧上昇 意識障害 片麻痺

93 脳出血（脳内出血）

ドクターコール

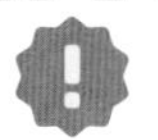

意識障害の増悪、神経症状（運動麻痺、構音障害、失語など）、頭痛、悪心の増悪、新たな神経症状の出現、けいれん発作時、バイタルサインの急激な変化時はすみやかに医師に報告する。けいれん出現時は呼吸状態などもあわせて報告する。

【切迫する脳ヘルニアを示す所見】
- 意識障害
- 血腫側の瞳孔散大
- 対光反射消失
- 対側の片麻痺
- 血圧の上昇と徐脈
- Cushing（クッシング）現象

ドクターより❶

血圧の厳重な管理と神経症状の変化があれば、遠慮なくドクターコールしてください。

症状

★意識レベル不良時・血腫31mL以上が手術適応

〈出血部位別症状：発生順位〉

①被殻出血
内包障害、対側麻痺、非優位側失行・失認

②視床出血
対側の痛み、しびれ、感覚障害、眼球の内下方偏位、対側麻痺（内包障害）

③皮質下出血（頭頂葉、側頭葉、前頭葉、後頭葉）
軽度の意識障害、てんかん焦点。突然の頭痛、てんかん発作、対側の運動・感覚障害、同名半盲

★血腫が脳表から浅い部分：開頭血腫除去術
★深い部分：手術はしないが血腫が脳室内にもれた場合→水頭症→脳室ドレナージ術

④小脳出血
回転性のめまい、悪心・嘔吐、姿勢保持困難（平衡機能・協調運動の障害）
→意識レベル不良時、血腫が3cm以上：開頭血腫除去術
血腫→脳幹圧迫：開頭血腫除去術、脳室閉塞時脳室ドレナージ術

⑤脳幹（橋）出血
突然の意識障害、呼吸障害、四肢麻痺、両側性除脳硬直、眼球の正中位固定、瞳孔の高度縮瞳

★生命維持に不可欠な部分であり手術はできない。脳室を圧迫している場合は脳室ドレナージ術

観察項目 ❶

★出血部位により出現する症状に違いがあるため特徴を把握して観察する

- 発症時の症状
- 左記症状の有無、程度の観察
- 呼吸状態
  （呼吸回数・型・リズム、喀痰の有無・程度・性状、SpO_2値：低下時は酸素投与、誤嚥性肺炎合併の有無）

- 意識障害の増悪➡出血拡大、水頭症の合併
- 神経症状の増悪➡運動・感覚麻痺、構音障害、失語の増悪
- バイタルサインの急激な変化：血圧上昇➡出血の拡大
- 呼吸状態の悪化（SpO_2値の低下）➡発熱、肺炎の合併

ドクターコール ❶

髄膜刺激症状（頭痛、悪心・嘔吐）の有無・程度

疾患のココに注意！

- 主な原因は**高血圧症**で、その他に脳動脈奇形などの血管異常、血液凝固異常などの出血性素因、脳腫瘍、外傷などがある。
- 脳血管が破綻すると脳内・周囲に出血が起こり、脳実質が破壊あるいは正常脳を圧迫する。
- **血圧上昇**は脳出血を増悪させる可能性があり、厳密な血圧管理を必要とする。
- **意識障害**の原因は脳出血の増大以外に水頭症による場合があり、救命目的で手術が必要になる場合がある。

看護ケア ❷

★意識障害がある場合は安静の保持困難やルート類の自己抜去の危険度が高いため、ミトンの使用など安全対策を考慮

- 経時的な観察と異常の早期発見
- 危険防止対策
  - ・患者周囲より危険な物を排除
- ADLの評価と援助
- 症状に合わせたリハビリテーションの実施
- 廃用症候群の予防
- 患者・家族への精神的援助
- 嚥下障害、意識障害に応じて栄養管理、嚥下評価・訓練
- コミュニケーション方法の検討
- 感染防止対策
- 口腔ケアなど肺炎予防対策
- 頭痛、悪心・嘔吐への対応

★残存機能を活用できるように理学療法士、作業療法士、言語聴覚士と連携する

術後合併症

術後出血、術後けいれん
感染・消化管出血
（長期臥床による）DVT、
肺塞栓症、褥瘡
認知機能低下
低栄養
精神障害

外科的治療

- 血腫除去術：開頭血腫除去術、神経内視鏡手術、定位的血腫除去術
- 水頭症に対する手術
- 高血圧以外の原因疾患に対する手術

内科的治療（急性期）

- 呼吸管理（必要に応じて気管挿管）
- 輸液管理（電解質の補液）
- 血圧管理（収縮期血圧：140mmHg以下に下げる）
- 抗脳浮腫薬投与

先輩ナースより❶

脳出血の症状は出血部位によって多岐にわたります。重症度はNIHSSで評価します。発症から24時間は再出血に注意し観察します。
脳室内に血腫が穿破している場合、視床出血、脳幹出血、小脳出血では水頭症に注意します。
抗凝固薬、抗血小板薬を内服している場合、保存的治療を行う場合は出血の拡大に注意します。

先輩ナースより❷

疾患の経過を把握し、多職種と連携して下記を行います。
- ・疾患、予後のとらえ方の確認（患者・家族）
- ・介護力、社会資源活用の支援
- ・医療処置の情報提供
- ・在宅に向けた必要な技術の指導

★★★
急変・重症化リスク

意識障害　開頭術・血管内治療　脳血管攣縮

94 クモ膜下出血（SAH）
subarachnoid hemorrhage

ドクターコール

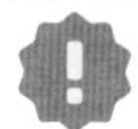

以下はすみやかに医師に報告する。
①激しい頭痛や嘔吐
②意識レベルの低下
③運動麻痺、失語などの新たな症状の出現時
④急激な血圧上昇や徐脈など

ドクターより❶

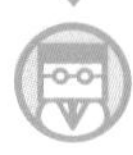

脳動脈破裂に伴うクモ膜下出血は、適切な脳動脈瘤の処置と、その後の適切な管理で助けられる病気です。看護師のきめ細かい観察が非常に重要です。

MEMO
脳動脈瘤の3大好発部位（ウイリス動脈輪）
・前交通動脈：30%
・内頸・後交通動脈の分岐部：25%
・中大脳動脈分岐部：13%

症状

典型的な症状
突然の激しい頭痛
悪心・嘔吐、意識障害、けいれん

★激しくないこともあるので注意

激しい頭痛
嘔吐増悪
ドクターコール

★頭蓋内圧が亢進→脳ヘルニア→脳幹圧迫→呼吸不全、循環不全

運動麻痺、感覚障害、失語など
（脳内出血の合併）
項部硬直など髄膜刺激症状
ドクターコール

（3大合併症）
①再出血
★発症後24時間以内が多く、死亡率が高い
②脳血管攣縮
★発症後1～2週間をピークに脳血管が縮む
③水頭症
★発症後の急性期、発症後1か月以降の慢性期がある
ドクターコール

観察項目 ❶

- 呼吸状態（SpO_2値）
- 循環状態（血圧、尿量、血液ガスデータ）
- 意識レベル（GCS・JCSなど、瞳孔不同の出現、呼吸パターンの変化、頭痛の増強）
- 髄膜炎の合併の有無・程度（頭痛、発熱、炎症所見）
- 神経症状の進行・悪化の有無

意識障害
ドクターコール

★高度の意識レベル低下→致命的な頭蓋内圧の亢進

急激な血圧上昇
（脳動脈瘤の再破裂）
ドクターコール

- 手術前後の対応

脳血管攣縮
- 内科治療：輸液負荷、薬物療法を確実に行う
- 意識障害、運動麻痺、失語の有無・程度を観察

水頭症
- 急性期：脳室ドレナージ、腰椎ドレナージの管理、挿入による感染管理（挿入部の状態、熱型、炎症所見の上昇、悪化）
- 継続する場合、慢性期：脳室－腹腔短絡術（V-Pシャント）、脳室－心臓短絡術（V-Aシャント）、腰椎－腹腔シャント（L-Pシャント）

★ファスジル塩酸塩水和物の動脈注射・バルンカテーテルによる血管形成で攣縮部の血管拡張を行う

疾患のココに注意！

- 主な原因は、脳動脈瘤の破裂、脳動静脈奇形、モヤモヤ病、脳腫瘍病変からの出血、頭部外傷など。
- **意識障害**の進行を認めた場合には、脳動脈瘤の再破裂以外にも急性水頭症の進行を疑う。
- **開頭術**によるクリッピング術と**脳血管内治療**（脳動脈瘤コイル塞栓術）の適応の判断は、個々の脳動脈瘤の局在、形状で判断する。
- クモ膜下出血後４日目から２週間の間に意識障害・運動麻痺・失語などを認めた場合には、**脳血管攣縮**を疑う。

看護ケア

- **呼吸不全**（酸素吸入の準備、人工呼吸管理）
- **循環不全**（下肢挙上位、輸液・強心薬の準備、心停止時はCPRの実施）
- **けいれんなど出現時：安全確保、気道確保**
- **脳浮腫の予防**（呼吸管理、IN-OUTバランスの確認）
- **安静保持、環境整備**（意識障害などに伴う危険行動の予防）❶
- **不安軽減への援助**
- **セルフケア援助**❷（排便コントロールも）

外科的治療

- 脳血管内治療（脳動脈瘤コイル塞栓術）
- 開頭クリッピング術

→

- **手術に関するデータ**（術式、時間、麻酔種類、ドレーン挿入部位）
- **術後出血の有無**
- **脳浮腫に伴う頭蓋内圧亢進症状の有無**
- **脳血管攣縮症状の有無**

↓

- **ドレーン管理**（排液の性状、量、異常流出の有無、圧設定、拍動の有無、刺入部の状態）
- **その他**（全身麻酔後のケア、感染管理、不穏症状への対応、術後肺合併症予防）

内科的治療

- 基本的には外科的治療であるが出血源が同定できない場合

出血源の同定のため検査を行う

→

- **頭蓋内圧亢進症状の進行**
- **脳内出血の合併（運動麻痺、感覚障害、失語などの出現）の有無**

↓

- **厳重な血圧管理**

先輩ナースより❶

急性期はドレーン、カテーテルなど必要な治療が優先されるため、患者さん・家族に説明を行い理解と協力を得ます。安全の確保が重要なため安全帯の使用なども考慮しましょう。

先輩ナースより❷

安静解除に伴い、退院後の生活を想定してADLの拡大を図ります。脳出血などの合併により運動・感覚麻痺、失語などがある場合は残存機能に応じてリハビリテーションを行います。

片麻痺 意識障害 再貯留

95 慢性硬膜下血腫

ドクターコール❶

意識レベル悪化、麻痺症状の悪化など症状が進行している場合は血腫の増大の可能性が高いため早急に連絡する。

ドクターコール❷

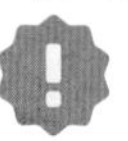

けいれん発作出現時は呼吸停止など危険が高い。医師到着まで患者の安全確保、気道確保を行う。またけいれんの型、持続時間など観察し報告する。

保存的治療
（血腫が少ない、症状がない場合）

MEMO
・硬膜とクモ膜間に血腫が貯留
・外傷など受傷から３週間以上、多くは２～３か月で発症

MEMO
基礎疾患に注意
・抗凝固薬、抗血小板薬内服
・肝障害（凝固系の異常）
・悪性腫瘍（凝固系の異常）
・アルコール多飲の人に多く発症

外科的治療
局所麻酔による
穿頭洗浄術

症状

頭痛、悪心・嘔吐
（頭蓋内圧亢進症状）
ドクターコール❶

★血腫増大の可能性あり

けいれん発作の出現
ドクターコール❷

記銘力の低下
意欲減退
認知力低下（物忘れ）
性格変化
精神症状

神経症状の出現or悪化
運動麻痺
（血腫と反対側に麻痺が出現）
歩行障害
ドクターコール❶

疾患のココに注意！

- 入院時は軽微な神経症状でも、血腫の増大の有無にかかわらず、急速に**意識障害**の増悪や**片麻痺**の増悪を認める場合がある。
- 約10～20％の症例で血腫の**再貯留**をきたす。特に抗凝固薬や抗血小板療法を行っている患者では再発しやすい。

観察項目

- 意識レベルの変化（GCS、JCS）
- 瞳孔不同の出現
- 片麻痺の出現・悪化
- 高血圧を伴う徐脈の出現
- 呼吸状態の悪化
- 異常肢位の出現

- 徒手筋力テスト（MMT）の状態、悪化
- バレー徴候の出現

- 術後創の状態
- 術後出血の有無
- 意識レベル低下、けいれんの早期発見（脳の圧迫解除時）

看護ケア ❶❷

- 転倒転落予防 ❶（現状の理解困難、安静保持困難の場合、ベッド周囲より危険な物を排除）
- 不穏症状への対応

- 血腫腔にドレナージチューブ留置（1日程度）
- 術後は水平位
- ドレーン排液の性状・量
- 感染予防対策
- 術後の安全・安静の確保

先輩ナースより❶

局所麻酔下での頭部の手術に対する不安は大きいです。高齢の患者さんが多く、症状が認知症や精神疾患によるものと思い込んでいる場合もあります。医師からの説明を正しく理解しているか、本人も含め家族への精神的援助が大切です。

先輩ナースより❷

【退院時の注意事項】
- 抗凝固薬など再開の場合出血のリスクがあることを説明する（再発率は10～20％）
- 内服管理のため誰が行うか確認する
- 転倒転落に注意する

ドクターより❶

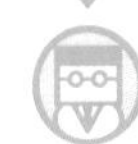

高齢者に多いため、ベッドサイドでの転倒転落事故に注意してください。

★☆☆
急変・重症化リスク

易転倒性 幻覚妄想 褥瘡

96 パーキンソン病（PD）
Parkinson' s disease

ドクターより❶

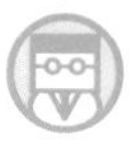

αシヌクレイン蓄積により中脳黒質のドパミン神経が壊れて運動症状を呈する疾患ですが、認知機能低下や自律神経障害も障害されるため多彩な症状を呈します。

ドクターコール

悪性症候群はさまざまな臓器障害を合併し、重篤な病態に進行する危険がある。薬を開始、変更した数日後に発症することが多いため、高熱、手足の震え、こわばり、発汗、話しづらさなど症状があった場合はすぐ報告するように患者・家族に説明、指導する。

症状 ❶

運動症状

★中脳の黒質の変性による
★片側から始まり徐々に進行

4大徴候（錐体外路症状）
❶手足が震える（振戦）
❷筋肉が硬くなる（筋固縮）
❸動きが遅くなる（寡動）
❹体のバランスがとれなくなる（姿勢反射障害）
↓
- すくみ足、小刻み歩行
- 小声・仮面様顔貌

- on-off現象（ドパミン作動薬の服薬時間に関係なく症状がよくなったり、突然悪くなったりする）
- wearing off現象（ドパミン作動薬の薬効時間が短縮し、服用後数時間を経過すると効果が消退する）
- ジスキネジア（薬が効きすぎて体の一部が不規則に動く）

（錐体外路症状） ★ドパミン欠乏による大脳基底核の機能障害
- 認知機能の低下
- 筋力の低下
- 嚥下障害

非運動症状

（自律神経障害）
- 便秘
- 起立性低血圧 ★食事時の血圧低下に注意
- 頻尿（蓄尿障害）

- 精神症状（幻覚・妄想、うつ症状）
- 睡眠障害（入眠障害）
- 性機能低下

（行動異常）
- 衝動制御障害（ICD）（病的賭博、病的買い物、性欲亢進、暴飲暴食）
- ドパミン調節異常症候群（DDS）（ドパミン作動薬への必要量を超えた渇望＋ICD、躁・うつ）
- punding（複雑な動作の常同反復行動）

★多くは抗PD薬の使用に関連して生じる

疾患のココに注意！

- すくみ足、小刻み歩行、姿勢反射障害で**易転倒性**を認める。
- 疾患からだけでなくパーキンソン病の薬剤には**幻覚妄想**を引き起こすことが多く、入院による環境変化で悪化することがある。
- 自律神経障害による便秘や起立性低血圧だけでなく、長時間臥床で**褥瘡**ができやすい。

観察項目

- 進行の程度
- 歩行様式
- 姿勢保持できるか
- 突進現象の有無・程度
- 意思疎通の手段
- PD治療薬の副作用の有無

- 認知症スクリーニング検査（MMSE）
- 徒手筋力テスト（MMT）
- 嚥下機能評価

- 症状の程度

- PD治療薬の投与量

悪性症状群

ドクターコール

- 38℃以上の発熱
- 手足の震え
- 筋肉のこわばり
- 言葉が出にくい
- 頻脈
- 嚥下障害
- 意識障害

★薬物治療の副作用
★急性腎障害、DICなどの重篤な病態に進行する可能性がある
★脱水、感染症、著明なwearing off現象でも起こる

看護ケア

- 安全の確保（環境整備、転倒転落予防）
- ADLの援助（食事・更衣・清潔ケア・移動・排泄など）❶
- 調音器官（咽頭・軟口蓋）の運動訓練

- 視覚刺激（床にテープを貼るとテープをまたぐことで足が出る）
- 音声（リズム）刺激
- 日内変動の記録・評価❷
- 患者・家族に副作用・症状について説明する（家族のサポート体制などの把握）

★症状が出現したときは早期に医師に相談

- 誤嚥による肺炎、窒息予防
  - 熱型、呼吸状態
  - 口腔ケア、ブラッシング指導
- 嚥下訓練（嚥下機能の状態に応じた食事・水分形態の選択、姿勢調整）
- 認知機能のレベルに合わせた援助

- 内服管理
- 排便コントロール
- 栄養・水分管理
- 精神的サポート

- 冷却
- 輸液管理（電解質異常の是正）
- 抗PD薬の確実な投与

先輩ナースより❶

Hoehn & Yahr重症度分類に応じて介助の必要性や方法を検討します。

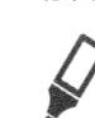

MEMO

Hoehn & Yahr重症度分類

0度：パーキンソニズムなし
1度：片側パーキンソニズム
2度：両側パーキンソニズム
3度：軽度から中等度パーキンソニズム、姿勢反射障害
4度：高度障害を示すが歩行は介助なしにどうにか可能
5度：介助なしではベッドまたは車椅子生活

先輩ナースより❷

症状からオンとオフの時間があります。日内変動を確認し、オンの時間に活動時間を合わせながら日常生活の援助を行いましょう。特に食事はオンの時間に合わせることで誤嚥などの予防対策につながります。薬剤の作用時間など確認し考慮していくことが大切です。

★☆☆ 急変・重症化リスク

注意障害 視空間認知障害 失語

97 認知症

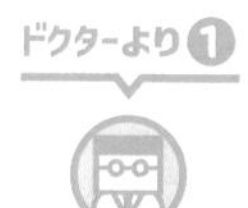

脳血管障害で引き起こされる脳血管性認知症やアミロイドとタウタンパクが蓄積して発症するアルツハイマー型認知症、αシヌクレインが蓄積して発症するレビー小体型認知症、タウタンパクが蓄積する進行性核上性麻痺や皮質基底核変性症、TDP-43などが蓄積して発症する前頭側頭型認知症など、さまざまな疾患で発症します。

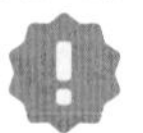

認知症の患者は中核症状(認知機能障害)により、今起こっている自分の不快感や困っていることをうまく伝えることができず、混乱など行動心理症状となって表れる。混乱がひどく、患者の生命をおびやかす場合は医師に報告し指示を確認する。

症状 ①	観察項目
記憶障害	• どの記憶が障害されているか 近時記憶（最近のこと）、遠隔記憶（昔のこと）、即時記憶（直前のこと） • 手続き記憶（体で覚えていること）、意味記憶（物や言葉の意味） • 文字・絵・言葉で理解できるものはあるか
見当識障害	• 時間・場所・人のどれがわからないか
遂行（実行）機能障害 ①	• IADL（手段的日常生活動作）、BADL（基本的日常生活動作）の程度 • 治療管理の程度
失語	• 話そうとしても言葉がでないか • 話す内容が理解できないか
失行・失認	• BADLの程度 • 日常生活に使う道具を使うことができるか
注意障害	• 話しているとき相手に注目しているか • 集中し行動をとることができているか
視空間認知障害 ②	• アナログ時計を読むことができているか • 迷子のエピソードはないか
2次障害 行動・心理症状 ドクターコール	• 症状はどのようなときに出るか • 前後に何があったか、周囲のかかわり、患者の身体状況、痛み、便秘など不快症状の有無、生活史の確認

疾患のココに注意！

- **注意障害**を伴うと複数のことを同時にできなくなる。指示は1つずつ行う。
- **視空間認知機能**が低下すると部屋へ戻れなくなる。わかりやすい目印を利用する。
- **失語**があると話している内容を理解できなかったり、言いたいことをうまく伝えられないことがある。短い言葉で繰り返し説明し、ときには「はい」「いいえ」で答えられる質問を利用する。
- 取り繕いがあるとこれらはわかりにくくなるため、ていねいな観察が必要である。

看護ケア

- 理解できることに応じ、記憶障害を補う
- 文字が読める➡メモの活用
- 絵がわかる➡絵で示す
- 言葉がわかる➡短い言葉で繰り返し説明する

- カレンダーや時計の活用
- 時間・季節・場所・人を繰り返し説明する
- 自己紹介する

- 1つ1つ説明しながら行動してもらう
- 服薬管理、外来受診ができるように介助、早期から社会的支援の確認、検討する

- 言葉を待つ、選択肢で示す

- できないところをさりげなくサポートする

- 注意を向けることができるように、触れる、静かな環境で話す
- 転倒転落予防、身体損傷予防、環境整備

- トイレや病室の場所を表示する
- 患者が安全に過ごすことができる環境を整える

- 不快症状の原因への対応 ③
  - 疼痛コントロール、コミュニケーション、排便コントロールなど
- 本人の訴えを聴き、不安を軽減する

先輩ナースより①

認知症の初期に料理ができない、受診行動がとれない、内服管理ができないなどの症状が出ることがありますが、これは実行機能障害が影響しています。そのような患者さんには、治療が継続でき、再入院を予防するためにも社会的支援を検討しましょう。

先輩ナースより②

視空間認知障害が起こると物と自分の位置がわかりにくくなり、迷子、転倒のリスクが高くなります。安全な環境を調整しましょう。

先輩ナースより③

行動・心理症状の第1選択は非薬物療法です。患者さんは何に困っているのか、直接聞いたり、身体をアセスメントしたり、生活史など紐解きながら原因を検索し対応しましょう。行動・心理症状はせん妄と症状が似ており、どちらかわからない場合はせん妄のケアを行います。

★☆☆
急変・重症化リスク

誤嚥　呼吸機能障害　不安　易転倒性

98 筋萎縮性側索硬化症（ALS）
amyotrophic lateral sclerosis

ドクターより①

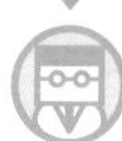

一部は家族性に発症することがあり、例としてTDP-43遺伝子の異常と疾患との関連が指摘されています。

ドクターコール

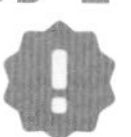

①呼吸筋障害により呼吸状態、SpO_2値など報告
②嚥下関連筋群の障害により窒息がみられた場合

先輩ナースより①

症状が進行します。特に呼吸状態の観察、嚥下関連筋の障害により唾液嚥下困難となった場合には誤嚥など肺炎のリスクが高くなります。また、食事中の窒息のリスクが高くなるため注意が必要です。

症状 ①

徐々に全身の筋力が低下
- 上肢の筋力低下
- 下肢の筋力低下
- 構音障害
- 嚥下障害
- 呼吸機能障害

★感覚神経、自律神経系は障害されない

上位運動ニューロン障害

痙縮、腱反射亢進、病的反射

［徴候］
- 反射➡亢進
- 萎縮➡なし（四肢を長期使用しないと起きる場合あり）
- 線維束性収縮➡なし

下位運動ニューロン障害

線維束性収縮（筋のピクつき）、筋萎縮、筋力低下

［徴候］
- 反射➡減弱 or 欠如
- 萎縮➡あり
- 線維束性収縮➡あり
- 緊張➡低下 or 欠如

脳幹・大脳皮質（錐体路）の障害
- 硬直・巧緻運動障害・運動のぎこちなさ（最初の出現は口、喉→四肢へ）

- 腱反射の亢進
- バビンスキー反射陽性（伸展性足底反応：足の裏の外側をなぞると親指が反り返る）
- 痙性麻痺
- 筋緊張亢進
- 痙縮

脊髄神経前角細胞の障害
- 筋力低下
- 筋萎縮
- 線維束性攣縮
- 筋けいれん

★ALSは運動神経の通り道である上位運動ニューロン（脳から脊髄）、下位運動ニューロン（脊髄から末梢神経）が変性し、障害される

疾患のココに注意！

- **呼吸機能障害**を起こしやすいので、**誤嚥**による窒息などの急な呼吸機能の変化に注意する必要がある。
- 治療法のない進行性の疾患であるため、程度の差はあるもの心理状態は不安定になっている。加えて、前頭葉機能が低下することがあり、**不安や感情の起伏が大きくなることがある。**
- 錐体路障害での歩行や階段を降りるときの膝折れ、末梢神経障害による四肢の筋力低下が**易転倒性**の原因になる。

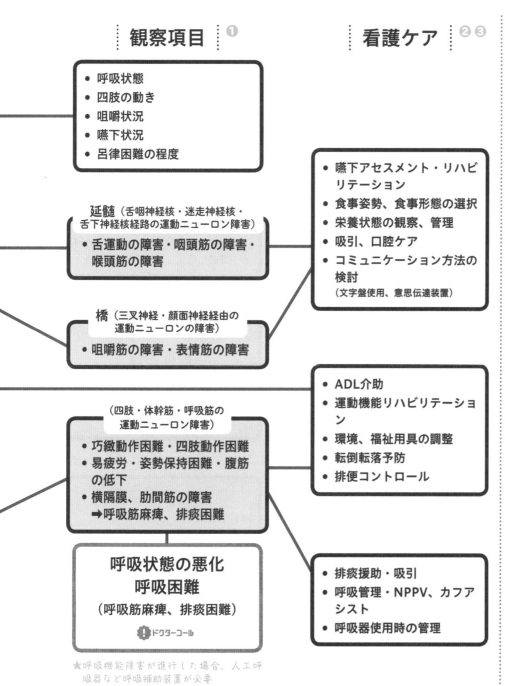

観察項目 ❶

- 呼吸状態
- 四肢の動き
- 咀嚼状況
- 嚥下状況
- 呂律困難の程度

延髄（舌咽神経核・迷走神経核・舌下神経核経路の運動ニューロン障害）
- 舌運動の障害・咽頭筋の障害・喉頭筋の障害

橋（三叉神経・顔面神経経由の運動ニューロンの障害）
- 咀嚼筋の障害・表情筋の障害

（四肢・体幹筋・呼吸筋の運動ニューロン障害）
- 巧緻動作困難・四肢動作困難
- 易疲労・姿勢保持困難・腹筋の低下
- 横隔膜、肋間筋の障害
  ➡呼吸筋麻痺、排痰困難

呼吸状態の悪化
呼吸困難
（呼吸筋麻痺、排痰困難）
ドクターコール

★呼吸機能障害が進行した場合、人工呼吸器など呼吸補助装置が必要

看護ケア ❷❸

- 嚥下アセスメント・リハビリテーション
- 食事姿勢、食事形態の選択
- 栄養状態の観察、管理
- 吸引、口腔ケア
- コミュニケーション方法の検討
  （文字盤使用、意思伝達装置）

- ADL介助
- 運動機能リハビリテーション
- 環境、福祉用具の調整
- 転倒転落予防
- 排便コントロール

- 排痰援助・吸引
- 呼吸管理・NPPV、カフアシスト
- 呼吸器使用時の管理

先輩ナースより❷

疾患の経過を把握し多職種と連携して下記を行います。
・疾患、予後のとらえ方（患者さん・家族）
・介護力、社会資源活用の支援
・医療処置の情報提供

先輩ナースより❸

進行性の疾患であるため、症状が徐々に、または急激に進むことがあります。疾患の受容もできない状況で栄養療法や呼吸器使用など、余命を左右する厳しい選択をしなくてはなりません。看護師として病状説明の理解度を確認し意思決定、精神的援助などが重要になります。

★☆☆
急変・重症化リスク

多彩な神経症状　視力障害　ステロイド療法

99 多発性硬化症（MS）
multiple sclerosis

ドクターコール❶

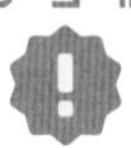

激痛を伴う筋強直性発作で、特徴的な徴候の1つ。リハビリテーションや体位変換など他動的・自動的に動かすことで現れる。数十秒以内でおさまることが多いが、持続する場合は医師に報告する。

ドクターより❶

近年では免疫機能に作用するさまざまな疾患修飾薬が開発され、再発予防に利用されています。

症状

特徴的症状1
レルミット徴候
頸部前屈により背中〜腰にかけて電撃痛が走る症候

★急性期・亜急性期の頸髄病変の可能性がある

特徴的症状2
核間性眼筋麻痺
病側眼球の内転障害と反対側の耳側への単眼性の眼振

特徴的症状3
有痛性強直性けいれん
手足の屈曲刺激で1分以内のけいれんが一側性の手指、前腕や下肢に生じる
ドクターコール❶

★脊髄症状の回復期に起こる

特徴的症状4
ウートフ現象
入浴などで体温が上昇すると神経症状が一時的に悪化し、体温下降で戻る

検査
- 頭部・脊髄MRI
- 髄液検査
- 電気生理学的検査

急性期治療
- ステロイドパルス療法
- 血漿交換

めまい・ふらつき
呂律困難
二重に見える
（脳や脊髄の病変部位により症状出現）

自立神経障害
- 膀胱直腸障害
- 起立性低血圧

精神症状
（大脳病変により出現）
- 抑うつ・性格変化・多幸感・認知機能障害

MEMO

再発予防のための治療
・インターフェロン療法（副作用）；発熱、全身倦怠感、関節痛
・フィンゴリモド経口薬（副作用）；徐脈、肝機能障害、黄斑浮腫
・免疫抑制薬（副作用）；骨髄抑制、易感染、胃、肝臓障害
➡副作用の観察・治療の理解度・自己注射の指導・皮下注射や内服の確認、注射部位の観察

疾患のココに注意！

- 発症部位により多彩な**神経症状**を呈する。
- **視力障害**を伴うことがあるため身のまわりのコードなどでつまずかないよう注意する。
- 発症急性期は**ステロイド療法**を行うことが多いため、高血圧、消化管出血、感染症、不眠、高血糖などに注意する。

観察項目	看護ケア ❶❶❷
• 痛みの有無・継続時間	• 疼痛コントロール
• 熱型、出現する症状の有無・程度 ★体温上昇時の筋力低下に注意	• 転倒転落予防 • 歩行訓練・バランス訓練などリハビリテーション ➡ADL・QOLの維持（症状の緩和、身体機能の低下予防）
• 視力障害・複視の有無・程度	
• 手の巧緻性の低下 • めまい、ふらつきの出現 • 言葉のもつれ・構音障害の有無 • 嚥下障害の有無 • 球麻痺 ★栄養状態、水分摂取状況の把握も必要	**呼吸状態の悪化 嚥下障害の出現** ドクターコール❷ ★重度の場合、誤嚥・窒息に注意
• 四肢麻痺 • 歩行障害の程度	• 麻痺の状況に応じて、ADLすべてにおいて援助 • 転倒転落予防 • 移動の介助
• 感覚障害の程度・部位	• 冷罨法時に注意（凍傷） • 摩擦、圧迫による皮膚損傷、褥瘡に注意
• 排便・排尿状況 • 腹部膨満、緊満の有無 • 尿閉、便秘の有無	• 尿閉、便秘があれば導尿、尿道バルンカテーテル留置、排便コントロール、失禁の援助

先輩ナースより❶

自己注射や内服薬など退院後も継続が必要です。家族の協力体制の把握や急性増悪を誘発する因子を理解し生活変容が必要であることを説明しましょう。

先輩ナースより❷

注射薬の副作用として多くに発熱や関節痛が出現しますが、徐々に身体が慣れてきます。解熱薬で対応でき、予防投与もできます。注射部位の観察も大切ですので患者さんや支援者に説明、指導しましょう。

ドクターコール❷

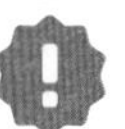

中枢神経（大脳、脳幹、小脳、脊髄、視神経）が侵されるため、さまざまな症状が出現するが、特に呼吸状態の悪化、嚥下障害は注意が必要。誤嚥性肺炎など重篤化する可能性があり、すぐ医師に報告する。

★☆☆ 急変・重症化リスク

易転倒性　呼吸機能障害　脳神経障害

100 ギラン・バレー症候群（GBS）
Guillain-Barre syndrome

ドクターより❶

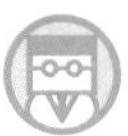

抗ガングリオシド抗体と疾患との関連が明らかになってきており、検出される抗体の種類や組み合わせによりさまざまな症状を呈します。

ドクターコール❶

症状が重篤であるほど呼吸筋麻痺が起こる。人工呼吸管理が必要になるなど、進行性であるため注意する。

症状 ❶

（先行感染による前駆症状）
感冒症状
下痢

（神経症状）
四肢の筋力低下、筋萎縮
しびれ（感覚障害）
腱反射の低下・消失

★四肢遠位部のしびれが多い

呼吸障害（呼吸筋麻痺）
ドクターコール❶

★10〜20%にみられる

（自律神経障害）
高血圧
不整脈（頻脈）
体温調節異常
膀胱直腸障害

★10〜20%にみられる

（脳神経障害）
顔面神経麻痺
球麻痺
外眼筋麻痺（眼球運動障害）

★両側性が多い

疾患のココに注意！

- 末梢神経障害による運動障害や感覚障害のため**易転倒性**を示すことがある。
- 症例によっては、**呼吸機能障害**により人工呼吸器が必要になることや**脳神経障害**により嚥下機能障害などを示すことがある。

観察項目 ❶	看護ケア
● 検体検査（血清抗体価、便培養、咽頭ぬぐい液）	● 検査の介助 ● 感染予防対策 ● 下痢時：脱水予防、皮膚トラブル対策
● 筋力低下、筋萎縮の有無 ● しびれの分布、拡大 ● 不安定な歩行、ふらつきの有無 ● ADLの状況	● 転倒転落予防 ● 日常生活の援助 ● 褥瘡予防（体位変換、皮膚の保護、摩擦・圧迫からの回避）
● 呼吸状態（呼吸回数・型） ● チアノーゼの有無 ● SpO_2値・血液ガスデータ	● 呼吸困難に対する不安の軽減 ● 酸素投与 ● 人工呼吸器導入のタイミング検討
● 起立性低血圧による失神の有無 ● 不整脈の有無 失神、不整脈の出現 ドクターコール❷	● モニター管理 ● 転倒転落予防
● 血圧の変動 ● 排尿、排便状況、腹部膨満・緊満の有無（尿閉、便秘の有無）	● 尿閉、便秘があれば導尿、尿道留置カテーテル留置（感染予防）、排便コントロール ● 失禁の援助
● 嚥下障害の有無 ● 視力低下の進行	● 嚥下障害：誤嚥による肺炎、窒息予防 ● 視力低下：転倒転落予防、ADLの援助

先輩ナースより❶

進行により呼吸障害、血圧低下、致死性不整脈が出現することがあります。症状の有無を経時的に観察し、進行に注意しましょう。

ドクターコール❷

自律神経症状が起こるため血圧の変動などに注意が必要。ときに致死性不整脈を生じることがある。

★☆☆
急変・重症化リスク

クリーゼ　嚥下機能低下　血漿交換

101 重症筋無力症（MG）
myasthenia gravis

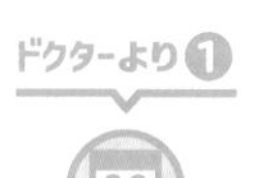

ドクターより❶

アセチルコリン受容体に対する抗体だけでなく、筋特異的チロシンキナーゼに対する抗体やLDL受容体関連タンパク質4タンパクに対する抗体などさまざまな抗体が疾患に関係し、症状、治療効果、予後にかかわります。

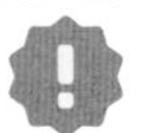

ドクターコール

突然の呼吸困難（クリーゼ）の前駆症状に注意が必要。息苦しさ、痰の喀出困難、ムスカリン作用（心拍数の低下、末梢血管の拡張、腸蠕動の亢進、縮瞳など）の有無を確認し、特に呼吸筋力低下による呼吸状態の悪化を認めたときは、すぐ医師に報告する。

症状 ❶	観察項目 ❶
眼の周囲の筋力低下 眼球運動障害・複視・眼瞼下垂	• 眼瞼下垂の程度 • 複視の有無 • 日常動作の確認 • 視野の確認
全身の筋力低下 • 頸部筋力低下（首下がり） • 顔面筋力低下（無表情） ★近位筋の筋力低下が多い	• 四肢の動き • 歩行状態 • 食事摂取状況
易疲労性	• 全身倦怠感の有無 • 睡眠状況
飲み込みにくい（嚥下障害） 呂律困難（構音障害）	• 嚥下障害の程度 • 呂律困難の程度 • 唾液処理の状況
呼吸困難	• 呼吸パターンの把握 （呼吸数・呼吸型・SpO_2値など）
	呼吸状態の悪化 （呼吸不全） ドクターコール

MEMO

MGの主な検査（テンシロンテスト）
- 反復刺激検査
- 血液検査
  抗AChR抗体：胸腺のチェック必須
  抗MuSK抗体：手術効果なし
- 筋電図
- 画像検査（前縦隔のMRI、CT：胸腺の異常）

疾患のココに注意！

- 感染症などの全身状態の変化を契機に症状が急速に悪化し、呼吸不全により気管挿管や人工呼吸器管理が必要な**クリーゼ**になることがある。
- **嚥下機能**が低下している場合は誤嚥性肺炎に注意が必要である。
- 重症例では、ガンマグロブリンの大量静注療法や**血漿交換**が必要になることもある。

看護ケア ❷

- 環境を整える
- 転倒転落予防

- 訴えの傾聴

- 整髪、歯磨き、洗面などの援助
- 食事介助
- 移動介助

- 環境整備
- 安楽な体位の工夫

- 食事形態の選択
- 食事姿勢の調整

クリーゼへの対応
- 感染症の罹患、ストレス、疲労、禁忌薬剤など誘因を避ける
- 前駆症状など患者と家族への説明と理解を得る

- 呼吸管理（気道確保、気管挿管）
- 全身管理

先輩ナースより❶

症状の日内変動があり、朝に症状改善、夕方に近づくにつれ症状の悪化がみられます。症状の出現状態や、どの程度悪化するか、新しい症状の出現はないかなど患者さんの情報を確認し対応しましょう。

先輩ナースより❷

患者さん自身が内服管理できるか入院中に確認し、無理なら家族や社会資源の活用など協力体制を検討しましょう。
クリーゼの早期発見指導として、増悪因子である感染・疲労・ストレスなどに注意することなど退院後の生活を指導しましょう。また、症状がある場合は早期に主治医に相談するよう患者さん、家族に説明しましょう。

★☆☆
急変・重症化リスク

易転倒性　誤嚥　呼吸機能障害

102 筋ジストロフィー

ドクターコール

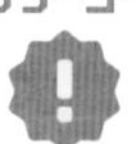

1．呼吸筋障害により呼吸状態、SpO$_2$値など報告。
2．嚥下関連筋群の障害により窒息がみられた場合。
3．けいれん発作出現時、けいれんの状況とともに呼吸状態の報告も行う。
4．心筋異常による不整脈出現時はすぐ医師に連絡する。

ドクターより❶

筋強直性ジストロフィーでは、骨格筋の障害だけでなく認知症や白内障、難聴、甲状腺機能低下症、心疾患、糖尿病、脂肪肝、末梢神経障害などさまざまな症状を呈します。

MEMO
筋ジストロフィーの分類
・デュシェンヌ型
・ベッカー型
・肢帯型
・顔面肩甲上腕型
・筋強直型
・先天性：福山型

症状 ❶❶

骨格筋の変性・壊死
→徐々に筋力低下が進行

★分類（種類）によって症状・進行状況・予後が異なる

［デュシェンヌ型、ベッカー型］
筋力低下
（近位の筋力低下が多い）
- ガワーズ徴候
（膝に手をつかないと立ち上がれない）
- 腓腹筋の仮性肥大
（ふくらはぎが太くなる）
- 動揺性歩行

- 筋萎縮
- 脊柱変形の進行

- 呼吸機能低下
- 咀嚼・嚥下・構音機能の低下
- 眼瞼下垂、眼球運動障害
- 栄養障害
- 平滑筋障害（胃腸機能障害）
- 中枢神経障害（知的・発達障害）

けいれん発作
ドクターコール

［デュシェンヌ型］
- 呼吸筋麻痺
- 拘束性換気障害（肺活量の減少）

呼吸器感染症
呼吸不全
ドクターコール

［デュシェンヌ型、ベッカー型］
- 心筋の異常による拡張型心筋症

心不全
ドクターコール

疾患のココに注意！

- 筋力低下のため易転倒性や誤嚥、呼吸機能障害を認める。
- 疾患によって障害される筋の分布に特徴があるため、分布や程度により看護内容は変わる。

観察項目	看護ケア ❷
・歩行状態 ・立ち上がり状態（ガワーズ徴候の有無）	・機能訓練（ストレッチ・マッサージ） ・側彎の予防訓練（★呼吸に影響を及ぼすため） ・日常生活の援助 ・褥瘡予防
・症状の進行状況	・誤嚥予防対策 ・日常生活の援助 ・食事形態の工夫 ・便秘、下痢対策
・けいれんの状態・持続時間	・気道確保 ・安全確保のための環境整備（ベッドサイドの危険物の排除）
・熱型 ・呼吸状態（呼吸回数、型、SpO_2値）	・呼吸管理 ・人工呼吸器使用時の管理 ★呼吸機能障害が強くなった場合、人工呼吸器の使用や栄養の確保をどうするかなどの検討が必要
・心電図波形 ・血圧、脈拍の状態 ・不整脈出現の有無 ・浮腫の有無	・確実な薬剤投与（ACE阻害薬、βブロッカー、利尿薬）

先輩ナースより❶

筋ジストロフィーはタイプによって呼吸筋や心筋に障害が及び、肺炎、呼吸不全や心不全で死亡する場合が多くあります。特にデュシェンヌ型では呼吸筋麻痺による拘束性換気障害、呼吸器感染症に伴い呼吸不全を認めます。デュシェンヌ型、ベッカー型では心筋の異常により拡張型心筋症をきたします。予後はデュシェンヌ型では20～30歳ごろ、福山型では15歳程度、筋強直性では55歳程度の平均寿命とされています。

先輩ナースより❷

神経筋疾患は進行する場合が多く、疾患の経過を把握し多職種と連携し下記を行います。

- 疾患、予後のとらえ方（患者さん・家族）
- 介護力、社会資源活用の支援
- 医療処置の情報提供
- 在宅に向けた必要な技術の指導

★☆☆
急変・重症化リスク

全身性けいれん　局所けいれん　けいれん重積

103 てんかん

症状

（部分てんかん）
- 自律神経発作
- 運動・感覚発作
- 精神症状

- 呼吸促迫
- 動悸、血圧変動
- 尿失禁
- 消化器症状
- 体性感覚症状
- 体の一部のけいれん
- 特殊感覚症状の変化（視覚、聴覚、嗅覚、味覚）

（全般てんかん）
- 不随意動作
- 筋緊張、けいれん、脱力

★大脳神経細胞の伝達異常による

- 食自動症
- 表情自動症
- 身振り自動症
- 言語自由症
- 意識障害
- 脳血流量の減少
- 全身筋肉の過緊張
- 呼吸抑制
- 血圧低下、不整脈
- 脳血流低下（脳虚血、脳浮腫）

持続 or 繰り返す
けいれん重積 1
ドクターコール

ドクターコール

全身けいれん、重責発作など呼吸抑制を伴うことがある。けいれんの状況（どの部分か、持続時間はどうか）、意識はあるか、呼吸状態はどうかなど報告する。特に呼吸停止している場合は緊急性が高いので簡潔に報告しすぐ来てほしいことを伝える。
けいれん発作が治まった場合も、食事中など窒息の危険が高いため、患者の状態の観察を行い報告する。

ドクターより 1

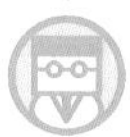

けいれん発作時にはあわてずに、気道確保、点滴確保などの処置を行いましょう。

MEMO

けいれんとてんかんの違い
- けいれんは症状であり、骨格筋の不随意運動かつ発作性の運動
- てんかんは疾患であり、大脳皮質神経細胞の過剰興奮（同一パターンの発作を繰り返す）

MEMO

てんかんの定義
- 大脳の神経細胞が過剰に興奮するため発作が反復性に起こる脳の慢性疾患
- てんかんの種類：部分、全般、欠神、ミオクロニー、間代性、強直性 など

疾患のココに注意！

- **局所けいれん**は身体の一部にけいれん発作を認める状態だが、しばしば**全身性けいれん**に移行する。
- **けいれん重積**とは、けいれんが5～10分持続する場合であり、脳に不可逆的な損傷をきたさないよう適切な処置が必要である。

観察項目 ❶

- 意識レベル（GCSあるいはJCS）
- 血圧変動の有無
- 呼吸状態
- 悪心・嘔吐の有無
- けいれん発作の状態、持続時間
- 発作の状況（頻度・程度・種類）

- 意識レベル（GCSあるいはJCS）
- 呼吸状態
- 発作の状況（頻度・程度・種類）

- けいれん発作の状態・持続時間
- 意識レベル
- 呼吸状態

看護ケア ❷

- 安静度にあった日常生活の援助
- 転倒転落予防
- 安全確保のための環境整備（取りやすい物の配置、ナースコールの位置確認、ベッドサイドの危険物の排除）
- 酸素投与
- 確実な薬剤投与
- 失禁などがあれば対応
- 不安の軽減

★経口摂取中の窒息に注意
★てんかんは、患者の精神的、身体的、社会的、経済的負担が大きい

- 確実な薬剤投与
- 呼吸停止があれば気道確保、酸素投与、気管挿管準備

MEMO

退院指導のポイント

・内服薬は眠気、めまい、運動失調など副作用がある。
・運転免許の取得は、病状が安定しているときに、過去の発作歴、主治医の診断書によって可否が決定される。
・体調不良時や抗てんかん薬を飲み忘れたときは車の運転を控えるよう指導する。

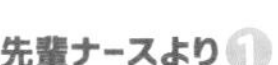

てんかんは繰り返し起こる疾患のため、普段の意識レベル、認知機能、ADLの状況を把握しておくことが重要です。また、てんかん発作時の症状（意識レベル、転倒するか、運動症状なら左右どちらかが優位かなど）を知っておくことで、緊急時にすみやかに対応できます。

先輩ナースより 2

発作の要因を避けるよう指導します。
・ストレス
・過労
・睡眠不足
・アルコール摂取
薬物治療に対する指導も重要です。眠気・めまいなど副作用もありますが、服薬中止や減量は発作の原因となるため、医師に相談するよう説明しましょう。

★★☆ 急変・重症化リスク

けいれん発作　意識障害　脳神経症状

104 脳腫瘍

ドクターコール❶

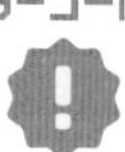

腫瘍の増大、周囲の浮腫により脳が圧迫➡脳圧亢進症状の出現、悪化➡意識レベル低下、脳ヘルニアを起こすと呼吸停止、循環停止のリスクが高くなる。

麻痺、神経症状の悪化時はすみやかに医師に報告する。

ドクターコール❷

腫瘍の増大、周囲の浮腫により脳が圧迫され、けいれん発作のリスクも高くなる。けいれん発作時は、けいれんの状況、持続時間、呼吸状態、SpO_2値、チアノーゼ出現など観察と同時に気道確保、酸素投与を行いすみやかに医師に報告する。

ドクターより❶

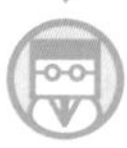

術後出血などによる意識障害、瞳孔不同は緊急処置（手術）の対象となりますので、遠慮なく医師に連絡しましょう。

手術以外にも、放射線治療・化学療法が行われる場合もあり、治療に応じた対応が必要です。

症状

運動障害
見当識障害
視野障害
麻痺
（局所症状）

★腫瘍の場所や腫瘍周囲の浮腫により脳が圧迫、浸潤、破壊され出現する症状

前頭葉
- 見当識障害、記銘力低下、活動性の低下、人格変化、運動性失語、共同偏視など

頭頂葉
- 感覚障害、失認、失行、失書、失算など

側頭葉
- 感覚性失語、幻臭、視野障害（上1/4）、自動症

後頭葉
- 同名半盲など

第三脳室前半部
- 下垂体機能低下症、ホルモン過剰生産、尿崩症、視力・視野障害

小脳橋角部
- 聴力低下、顔面麻痺、小脳失調など

脳幹部
- 呼吸・循環障害、四肢麻痺、眼球運動障害、顔面神経麻痺、構音障害、嚥下障害など

小脳
- 歩行障害、手の巧緻運動障害、眼振、筋緊張の低下など

MEMO

脳腫瘍の分類
- 原発性
  脳実質内発生（神経膠腫、悪性リンパ腫、胚細胞腫）→　悪性
  脳実質外発生（髄膜腫、下垂体線腫、神経鞘腫）→　良性
- 転移性

頭痛
悪心・嘔吐
意識障害・傾眠傾向
バイタルサインの変化
（血圧上昇・徐脈）
（頭蓋内圧亢進の徴候）

悪化すれば脳ヘルニア、脳虚血
➡けいれん発作、意識障害、呼吸障害出現

ドクターコール❶❷ ❶

疾患のココに注意！

- 脳腫瘍には、良性の脳腫瘍、悪性脳腫瘍、転移性脳腫瘍など種々の腫瘍があり、**腫瘍の局在と病変の広がりでいろいろな症状が出現する。**
- 予後も疾患により異なり、個々の疾患の患者に対応することが必要となる。

観察項目

- 腫瘍の部位による症状の出現・程度
- 意識、瞳孔の確認、頭痛、嘔吐の有無・程度
- けいれんの有無・出現状況

看護ケア 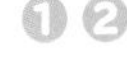

- 治療内容の把握と副作用の対応
- 呼吸管理・輸液管理
- 栄養管理・嚥下障害の評価など、症状や治療の把握・介助
- 視力障害や歩行障害出現時、転倒転落予防など安全対策などの環境整備
- ADLの把握と援助
- 障害部位によってコミュニケーション方法を検討
- 症状出現時は不安など精神的援助
- 症状出現は対症療法で対応

治療
- 手術療法
- 化学療法
- 放射線療法

術後合併症
- 髄液還流障害・髄液鼻漏・脳組織の損傷・術後出血・感染

→
- ドレーン管理
- 水頭症、髄膜炎、脳浮腫➡けいれん出現の観察と対応
- 感染予防対策

化学療法の副作用
- 消化器症状：嘔吐、食欲不振、便秘、下痢
- 骨髄抑制
- 脱毛、口内炎、出血性膀胱炎、腎機能障害

→
- 排便コントロール、緩下剤の使用あるいは止痢薬使用の検討
- 栄養、水分、電解質バランスの観察（不足の場合は食事内容の変更、経口摂取以外の補給方法の検討）
- 口腔内の観察、口腔ケア、疼痛コントロール
- 易感染、出血傾向、貧血➡感染予防の指導、身体清潔保持、環境整備

放射線療法の副作用
- 脱毛
- 皮膚炎
- 放射線宿酔

→
- ボディイメージの変容➡精神面の観察、不安への援助
- 皮膚の観察、保護、清潔の保持、疼痛コントロール
- 嘔吐、気分不良、頭痛、ふらつきなど症状の観察と対処

先輩ナースより❶

急性期は腫瘍の進行により症状が悪化します。全身状態、神経症状、治療に伴う副作用への援助が必要です。
悪性腫瘍の場合は慢性期、終末期、腫瘍の増殖、進行により意識障害や全身状態が悪化します。症状に応じた援助、特にADLすべてにおいて援助が必要になります。

先輩ナースより❷

患者さん、家族の精神的援助が重要であり、終末期をどのように過ごすかなど、患者さん、家族の意向を確認し看護師だけでなく医師、MSW、リハビリセラピストなど患者さんを取り巻く医療従事者で検討していく必要があります。

8

血液

ここが大事！

血液は、全身の細胞に栄養素や酸素を運搬し、二酸化炭素や老廃物を排出する液体です。また、感染症を防ぐ成分や出血を止める成分も血液によって運ばれ、生体維持に重要です。血液は、赤血球、白血球、血小板、血漿の成分からなり、それぞれに役割があります。その役割が果たせなくなることで症状が現れます。

血液疾患の治療は、化学療法や長期入院になることが多く、病名から難病と思われがちです。周囲の理解や協力が得られないことがあるので精神的なサポートが必要となることが多いです。

血液疾患の患者像

特徴	看護のポイント
化学療法や内服治療がほとんどで、副作用に注意が必要	●化学療法による副作用に骨髄抑制があります。易感染やそれに伴う発熱などの症状に注意が必要です。 ●発熱時は血液培養検査や抗菌薬の変更などの指示があるので、迅速に対応できるよう頭に入れておきましょう。感染予防の徹底した指導も大切です。
採血以外にも、骨髄穿刺や腰椎穿刺など特殊な検査が多い	●骨髄穿刺や腰椎穿刺における重篤な合併症の発症率は限りなく低いものの、疼痛を伴う処置です。複数回行うことも多いため、疼痛に伴う発熱や倦怠感、精神的苦痛に配慮する必要があります。 ●検査後には体動や飲食などさまざまな制限があるため、患者さんの状態を観察するとともに、制限に対する指導・管理を行います。
入院や治療が長期にわたることが多い	●患者さんが社会的役割を担っていることが多く、病状や長期の治療、再発、治療継続への負担や不安が生じます。 ●患者さんの思いを傾聴し、社会復帰や家族関係の再構築ができるようにかかわるなど精神面での援助も大切です。

鉄摂取不足　女性－不正出血・過多月経　男女－消化管出血・消化器がん

105 鉄欠乏性貧血

ドクターより❶

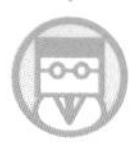

鉄欠乏性貧血がレストレスレッグ症候群（むずむず脚症候群）の原因の1つ、小児では発育発達障害を引き起こすことが報告されています。

ドクターコール

鉄剤の静脈注射の副作用として過敏症状がある。症状出現時はバイタルサイン測定などの対処を行い、すぐ医師に連絡する。

症状 ❶　　**観察項目**

頭痛
めまい
（貧血症状）

- 血液データ
  - MCV（平均赤血球容積）・MCHC（平均赤血球ヘモグロビン濃度）低下
  - UIBC（不飽和鉄結合能）・TIBC（総鉄結合能）上昇
  - 赤芽球ヘモグロビン合成低下
  - 血清フェリチン低下、血清鉄の低下

- 歩行時のふらつき
- 立ちくらみ、顔色
- 気分不良、動悸
- 息切れ、易疲労感など
- 過多月経の有無、性器出血の有無
- 睡眠状態
- 便の色
- 下血の有無

スプーン状の爪
舌炎
口角炎
嚥下障害
Plummer Vinson症候群（舌炎・口角炎・嚥下障害）

- スプーン状の爪の状態
- 舌炎、口角炎の有無
- 痛みの程度
- 食事摂取量

異食症
（食物の嗜好が変化し氷や土などを食べてしまう）

- 偏食、異食の有無
- ダイエットの経験

MEMO

鉄剤の特徴

投与方法	副作用	留意点
経口	胃腸障害：悪心、胸やけ 排便障害：下痢、便秘	鉄剤は吸収に30分程度の時間を要すため、服用後1時間は緑茶・コーヒーは飲用しない
静脈注射	過敏症状：かゆみ、頭痛、めまい、全身倦怠感、アナフィラキシー症状、血圧低下	血管外へ漏出すると疼痛性の硬結を起こすことがある 長期投与は組織沈着を起こすことがあるため注意が必要

疾患のココに注意！

- 消化器がんを念頭におく。
- 女性の場合には悪性腫瘍を含め婦人科疾患を念頭におく。
- 鉄欠乏性貧血の治療は、原因の除去として原疾患の治療と鉄剤の補充による貧血の是正が原則。
- 鉄静注製剤は慎重に使用する。

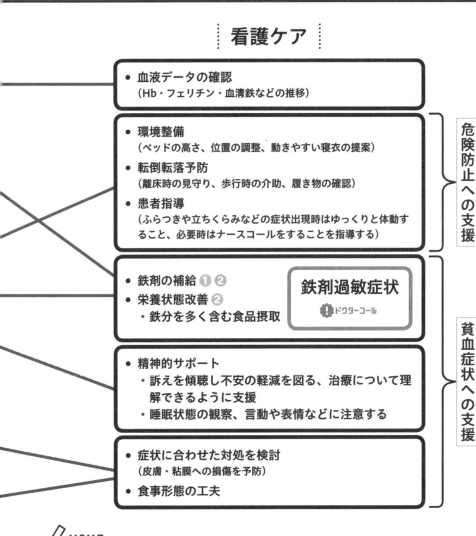

看護ケア

- 血液データの確認
  （Hb・フェリチン・血清鉄などの推移）

危険防止への支援

- 環境整備
  （ベッドの高さ、位置の調整、動きやすい寝衣の提案）
- 転倒転落予防
  （離床時の見守り、歩行時の介助、履き物の確認）
- 患者指導
  （ふらつきや立ちくらみなどの症状出現時はゆっくりと体動すること、必要時はナースコールをすることを指導する）

貧血症状への支援

- 鉄剤の補給 ❶❷
- 栄養状態改善 ❷
  - 鉄分を多く含む食品摂取

鉄剤過敏症状
ドクターコール

- 精神的サポート
  - 訴えを傾聴し不安の軽減を図る、治療について理解できるように支援
  - 睡眠状態の観察、言動や表情などに注意する

- 症状に合わせた対処を検討
  （皮膚・粘膜への損傷を予防）
- 食事形態の工夫

MEMO

鉄剤投与時のポイント

1. 鉄の吸収は空腹時が推奨されるが、副作用として胃部不快感などの胃腸障害が起こりやすいため、その場合、吸収率が低下するが食後に服用してもよいことを説明する。
2. 鉄剤投与はHb濃度が正常となっても鉄貯蔵の補充まで2～3か月間を要すため継続する必要がある。
3. 症状が改善しても自己判断で中断しないように説明する。

先輩ナースより❶

鉄剤には経口薬と静脈注射薬があります。副作用と留意点を確認しておきましょう。
内服が可能であれば経口投与が優先されるので、服薬のポイントを患者さんへ指導します。

ドクターより❷

鉄静注製剤は①経口薬の副作用が強く飲めない、②貧血がひどく経口薬では鉄補充が間に合わないなどの場合に限り行います。
また鉄静注製剤は長期にわたる過剰投与により臓器障害が生じる場合があります。15-Hb(g/dL)×体重（kg）×3mg、などの計算式に従って、必要量を投与した際にはすみやかに打ち切ります。

先輩ナースより❷

鉄欠乏性貧血は偏食などの食習慣が原因となることもあります。食事の状況や摂取内容によりNSTや管理栄養士のサポートも検討しましょう。

★★☆
急変・重症化リスク

造血障害　貧血、易感染、出血　免疫抑制療法・同種造血幹細胞移植

106 再生不良性貧血

ドクターより①

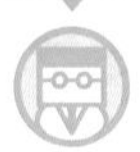

治療には、免疫抑制薬やタンパク同化ステロイドなどの薬物療法と同種造血幹細胞移植があります。支持療法として輸血療法も行われます。

ドクターより②

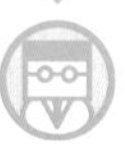

従来、特発性血小板減少性紫斑病に保険適用があったトロンボポイエチン受容体作動薬（ロミプレート®、レボレード®）が再生不良性貧血に有効であることが報告され、保険適用となりました。

ドクターコール

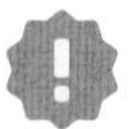

意識レベルの低下があった場合は血小板減少による脳内出血の可能性がある。検査データの確認、意識障害の観察を行い、医師へ報告する。

症状	観察項目
めまい 動悸 （赤血球減少：貧血症状）	• 顔色不良、全身倦怠感 • 動悸、息切れ • 頭痛、めまい • 血液データ（RBC・Hb） • 眼球結膜の蒼白の有無 • 活動性の低下の有無
発熱 咽頭痛 （白血球減少：易感染状態）	• 肺炎、気管支炎 • 敗血症に注意 • 血液データ（好中球数・CRP） • 血液培養・咽頭培養などの結果 • 咽頭痛、粘膜の性状、咳嗽、喀痰 • 点滴やカテーテルの挿入部の発赤の有無 • 発熱の有無、全身倦怠感
紫斑 歯茎出血 （血小板減少：出血傾向）	• 出血傾向：出血時間の延長 • 紫斑、消化管出血 • 脳内出血による意識レベル低下の有無 • 血液データ（以下、PLTめやす） 50000/μL以下：紫斑、点状出血 3-50000/μL：鼻出血や歯肉出血 30000/μL以下：消化管や膀胱などの臓器出血の可能性 10000/μL以下：致命的な出血、脳内出血

→ 意識レベルの低下（ドクターコール）

疾患のココに注意！

- **好中球減少**による感染症に注意する。
- **血小板減少**による脳出血などの重篤な出血に注意する。
- 治療は年齢と重症度によって決定される。重症度は軽症（stage1）～最重症（stage5）に分類。
- 治療中の免疫抑制療法による**易感染状態**に注意する。

看護ケア

★再生不良性貧血は「指定難病」であるため、治療費の公費負担申請を行うように説明する

- **貧血症状への支援**
  ※p.227「105 鉄欠乏性貧血」参照
- **薬物療法の支援** ❶❷❶
- **輸血療法への支援** ❶
  ※p.245「114 DIC」参照

- **日常生活の援助**
  - **患者のADLに応じた生活援助**
- **危険防止への支援**
  ※p.227「105 鉄欠乏性貧血」参照

- **患者指導**
  - **バイタルサイン異常時や感染症状の出現時は知らせるように説明**
  - **食事内容への支援**
- **感染予防対策**
  - **口腔内・皮膚の清潔保持**
  - **スタンダードプリコーションの実施**

- **出血傾向の観察・範囲・部位・性状**（紫斑、点状出血）
  - **皮膚や粘膜損傷への影響がないか観察**
  ※p.239「111 ITP：出血傾向のある患者への対処」を参照

先輩ナースより ❶

免疫抑制薬として抗胸腺細胞グロブリン（ATG：サイモグロブリン®）やシクロスポリンが単剤または併用で投与されます。サイモグロブリンの副作用として、過敏反応や紅斑・関節痛・体重増加などの血清病を起こすことがあるため、副腎皮質ステロイドを前投薬で使用します。シクロスポリンの副作用には腎機能障害、高血圧、多毛、歯肉腫脹があります。免疫抑制薬による易感染状態が持続するため、日和見感染症を含め、感染症を念頭にケアを行いましょう。服薬アドヒアランスの確認が重要です。

★★☆
急変・重症化リスク

貧血、好中球減少、血小板減少　動悸、息切れ、発熱、出血傾向　化学療法、同種造血幹細胞移植

107 急性白血病

ドクターコール❶

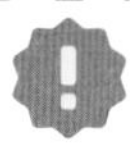

急性白血病は病状の進行が速く、出血が重なると重篤化しやすい。採血結果に注意し、出血があればすぐに止血し、医師に報告する。

ドクターコール❷

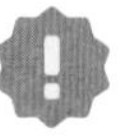

体温38℃以上の発熱の場合、感染の可能性がある。同時に血圧低下の際は敗血症の可能性もあるため注意が必要。
病状・治療上、易感染状態の可能性も考えられるため、安易に解熱薬で経過せず、血液培養検査、採血、抗菌薬投与など医師の指示を確認する。

ドクターより❶

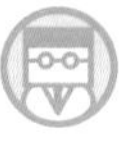

化学療法により貧血、血小板減少が進行するため、赤血球輸血、血小板輸血が頻回に行われます。長期的になる場合には赤血球輸血による鉄過剰症、抗血小板抗体（HLA抗体）による血小板輸血不応状態出現に注意する必要があります。

症状

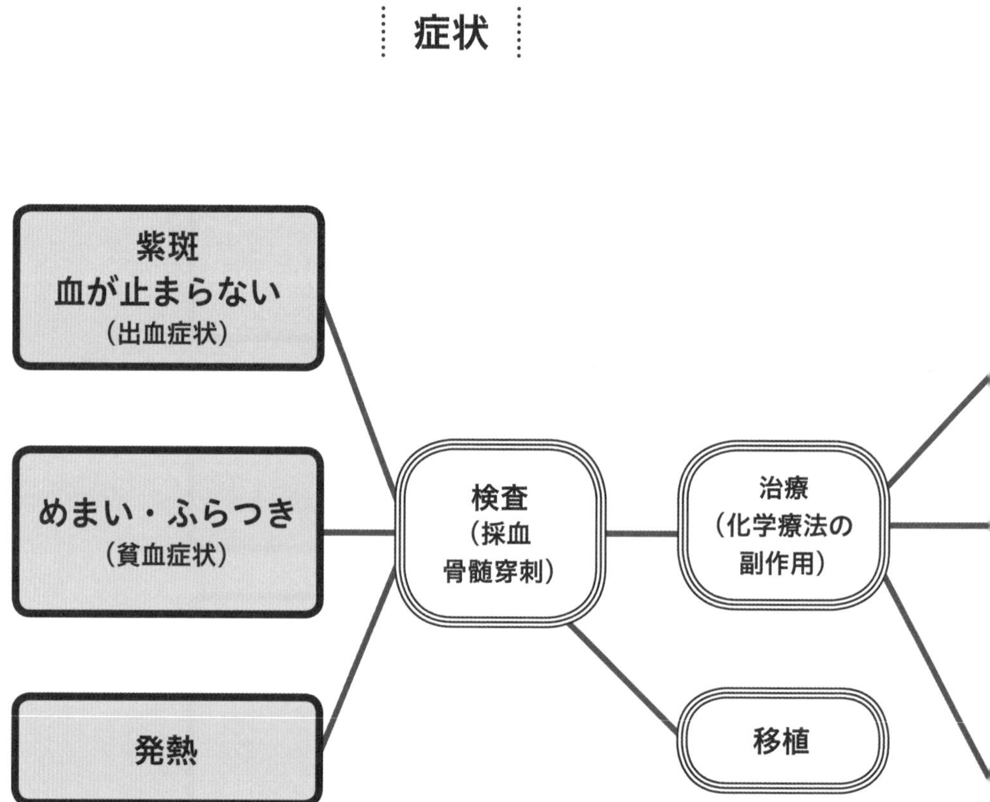

疾患のココに注意！

- 白血病および治療後の**好中球減少**によって生じる**易感染状態**に注意する。
- 白血病および治療後の**血小板減少**による脳出血などの**重篤な出血**に注意する。
- 化学療法による**腫瘍崩壊症候群**に注意する。

観察項目

- 腫瘍崩壊症候群（TLS）
- 動悸の有無
- 不整脈の有無

出血
ドクターコール❶

- めまい、ふらつきの有無
- 紫斑の有無・部位
- 歯茎出血の有無
- 熱型
- ADL状況
- 骨髄抑制 ❶
- 血液データ（WBC・RBC・PLT・Hb・好中球数）

発熱
ドクターコール❷

- 消化器症状 ❷ の有無（悪心・嘔吐、下痢、便秘、粘膜障害）
- 食事摂取量
- IN-OUTバランス
- 尿量、性状
- 浮腫の有無
- 体重測定

看護ケア

- 安静度に合わせた日常生活の援助
- 転倒転落予防の援助
- 口腔内の清潔
- 感染予防対策の説明（手洗い、うがいなど）
- 輸血、薬物療法の支援 ❶

- 制吐薬の使用
- 食事摂取量の観察、食事形態の工夫

下痢時
- 止痢薬の使用
- 温罨法
- 肛門の観察、皮膚トラブルの援助

便秘時
- 緩下剤や浣腸の使用
- 温罨法
- 離床・適度な運動

先輩ナースより❶

化学療法の副作用により、骨髄抑制が出現します。特に感染、出血には注意が必要です。感染予防として、手洗い、うがいを徹底するよう指導しましょう。
出血に関しては血球減少で止血が難しく、命にかかわるため特に転倒転落に注意しましょう。

先輩ナースより❷

化学療法の副作用により、口内炎など口腔粘膜障害が生じることが多いです。痛みの影響で食事摂取量低下や口腔ケアへのセルフケアが低下するため、医師と連携し、疼痛コントロールを行います。

分子標的治療薬　服薬アドヒアランス　薬剤副作用

108 慢性骨髄性白血病

症状

- 腹部膨満 食欲不振
- 全身倦怠感
- 体重減少

観察項目

- 内服治療（分子標的治療薬）副作用の有無
- 皮膚障害
- 皮膚の色・しびれ・発疹・痛み・感覚

- 口内炎、口角炎の有無
- 痛みの程度
- 食事摂取量
- 水分摂取状況

- 下痢の有無
- 肛門周囲の皮膚障害の有無

- 浮腫の部位・程度
- 体重測定
- 黄疸の有無
- IN-OUTバランス
- ふらつきの有無

- 内服薬の管理状況 ❶

先輩ナースより❶

現在、治療の第１選択の多くは内服治療です。長期間の継続した内服が必要であり、急性転化させないことが大切です。そのため、入院中に内服に対してセルフケアの能力があるかアセスメントし、アドヒアランスが向上するようにかかわる必要もあります。必要に応じて社会資源の提供、多職種での介入やカンファレンスも検討しましょう。

疾患のココに注意！

- チロシンキナーゼ阻害薬の副作用、特に**浮腫**、**皮疹**、**心・血管障害**、**肝障害**に注意する。
- **服薬アドヒアランス**に注意する。
- 特に治療を中止した際に**病識**、**通院意識を確認する**。

看護ケア ❶

- 保清と皮膚ケア
  - ・保湿剤の使用
- 症状出現時にはステロイド塗布

- 口腔ケアの指導
- 疼痛コントロール
- 含漱剤（ハチアズレ®など）や軟膏の使用
- 食事形態の工夫

- 温罨法
- 肛門周囲の皮膚ケア

- リンパマッサージの実施
- 転倒転落予防

- 年齢、病識などアセスメントし内服管理ができるよう支援
- サポートや社会資源の提供

ドクターより❶

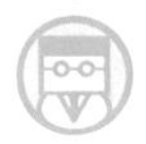

慢性骨髄性白血病はチロシンキナーゼ阻害薬（日本では5種類が承認）により予後は劇的に改善しました。深い分子遺伝子学的寛解に入った場合、薬剤を中止しても、5年無治療寛解維持率は約40%と報告されています。

★★☆ 急変・重症化リスク

化学療法と自家移植　化学療法副作用　予後因子

109 悪性リンパ腫（ホジキンリンパ腫・非ホジキンリンパ腫）

ドクターコール❶

リンパ腫の浸潤部位によって意識レベルの低下が起こる可能性がある。中枢神経系への浸潤がある患者は注意が必要。

ドクターコール❷

リンパ腫の浸潤部位が消化器にある場合は絶食して状態観察および化学療法の導入が実施されることが多い。激しい腹痛が生じている状況では消化管穿孔の可能性がある。

ドクターコール❸

腫瘍崩壊症候群による症状であり、KやP値の検査結果と不整脈の頻度、心電図波形の変化に注意が必要である。

ドクターより❶

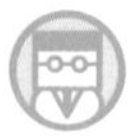

ホジキンリンパ腫は古典的ホジキンリンパ腫と結節性リンパ球優位型ホジキンリンパ腫に分類されます。後者は限局期（I、II期）症例が多いのですが、びまん性大細胞型B細胞リンパ腫へ形質転換することが古典的ホジキンリンパ腫と比べて多く注意を要します。

症状

★臓器への腫瘍の浸潤により、自覚症状や出現する症状が多様となる。
★中枢神経系への浸潤：頭痛、めまい、意識障害、けいれんなど
★消化器系への浸潤：腹痛、嘔吐、腹部膨満感など

- リンパ節腫脹
- めまい、ふらつき
- B症状
  - 発熱
  - 盗汗
  - 体重減少
- 意識レベルの低下（ドクターコール❶）
- 激しい腹痛（ドクターコール❷）
- 不整脈（ドクターコール❸）

観察項目

（リンパ節腫脹）
- 腫脹の部位・状態、痛み・増大の有無
- 無痛性か有痛性か可動性腫脹の範囲
- 圧迫部位により起こる症状の有無

（めまい、ふらつき）
- 血液データ（LDHの上昇、CRPの上昇）
- ふらつきの有無
- めまいの有無
- 頭痛

（B症状）
- 38℃以上でほかに原因がないか
- 下着を取り換えるほどの大量の寝汗
- 半年間で通常と比較して10%以上の体重減少

★「原因不明の発熱（38℃以上）」「大量の寝汗」「体重減少（6か月以内で10%以上）」などの全身症状を「B症状」という

MEMO

ホジキンリンパ腫：ABVD療法の副作用

薬剤	副作用
A：ドキソルビシン	血管外漏出、脱毛、骨髄抑制
B：ブレオマイシン	間質性肺炎、発熱
V：ビンブラスチン	便秘、末梢神経障害
D：ダカルバジン	血管痛、急性悪心

★投与中はダカルバジンによる血管痛を予防するために、点滴ルートすべてを遮光

疾患のココに注意！

- 悪性リンパ腫は全身のリンパ組織から発症し、「ホジキンリンパ腫」と「非ホジキンリンパ腫」の２つのタイプに大別される。日本人に多いのは非ホジキンリンパ腫で、悪性リンパ腫全体の90％以上を占める。
- 治療後の**好中球減少**によって生じる**易感染状態**に注意する。
- 治療後の**血小板減少**による脳出血などの**重篤な出血**に注意する。
- 化学療法による**臓器障害**、**腫瘍崩壊症候群**に注意する。

看護ケア

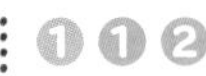

- リンパ腫脹部分の観察と対処、疼痛緩和
- 腫脹による気道圧迫がある場合（酸素投与や体位の工夫を検討）

- リンパ節生検部分への支援
  - 創に対する感染予防対策
  - 疼痛緩和
- 骨髄穿刺への支援
  - 検査後の安静保持
  - 止血確認

- 血液データの確認、貧血症状の有無
  ※対処はp.227「105 鉄欠乏性貧血」参照

- 危険防止
  ※対処はp.227「105 鉄欠乏性貧血」参照
  - ふらつきに伴う転倒転落が起こらないように歩行介助など日常生活における支援を行う

- セルフケア支援
  - 日常生活において不足がある部分へ介入
- 身体的苦痛に対する支援
- 不安に対する支援
- 感染予防対策
  - 皮膚・粘膜の清潔保持
  - スタンダードプリコーション

非ホジキンリンパ腫：CHOP、R-CHOP療法の副作用

薬剤	副作用
C：シクロホスファミド	出血性膀胱炎、脱毛、間質性肺炎
H：ドキソルビシン	血管外漏出、骨髄抑制、心毒性
O：ビンクリスチン	便秘、末梢神経障害
P：プレドニゾロン	高血糖、不眠、高血圧
R：リツキシマブ	初回投与時にはInfusion reactionというアレルギー様症状に注意が必要。前投薬の実施と段階的に投与量を増加させる推奨方法を遵守する

ドクターより②

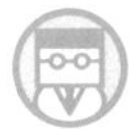

進行期（III、IV期）古典的ホジキンリンパ腫の予後因子として血清アルブミン（4g/dL未満）、ヘモグロビン(10.5g/dL未満)、性別（男性）、臨床病期(IV期)、年齢(45歳以上)、白血球増加（15,000以上）、リンパ球減少(600未満または白血球数の8％未満)が挙げられます。括弧内の項目が当てはまるほど、予後不良です。

先輩ナースより①

化学療法前には治療についてのオリエンテーションを行い、抗がん薬による副作用や対処方法について説明します。
化学療法実施後は骨髄抑制に注意が必要です。感染予防対策の確認と指導を行います。
リンパ腫の腫脹があった部位が急激に縮小することによる症状の変化についても注意しましょう。

★★☆
急変・重症化リスク

化学療法と自家移植　化学療法副作用　貧血、高Ca血症、腎障害、骨病変、易感染性

110 多発性骨髄腫

ドクターコール❶

尿量減少への支持療法を実施するが無尿または乏尿の状況が持続する場合、腎不全の悪化が考えられる。
無尿＝100mL/日以下、乏尿＝400mL/日以下。

ドクターコール❷

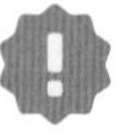

意識レベルの低下を認めた場合は、高Ca血症や骨髄腫細胞が産生するアンモニアによる高アンモニア血症の可能性がある。血液データを確認し、意識障害の状況を医師に報告する。

ドクターより❶

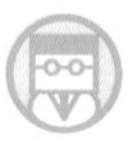

多発性骨髄腫に対し近年多数の新薬が開発されています。65歳未満の症例の初期治療には、これらの新薬を併用した化学療法施行後に自家造血幹細胞移植を併用したメルファラン大量療法が推奨されています。また病勢が安定した際にイキサゾミブ（ニンラーロ®）が2021年に承認されました。

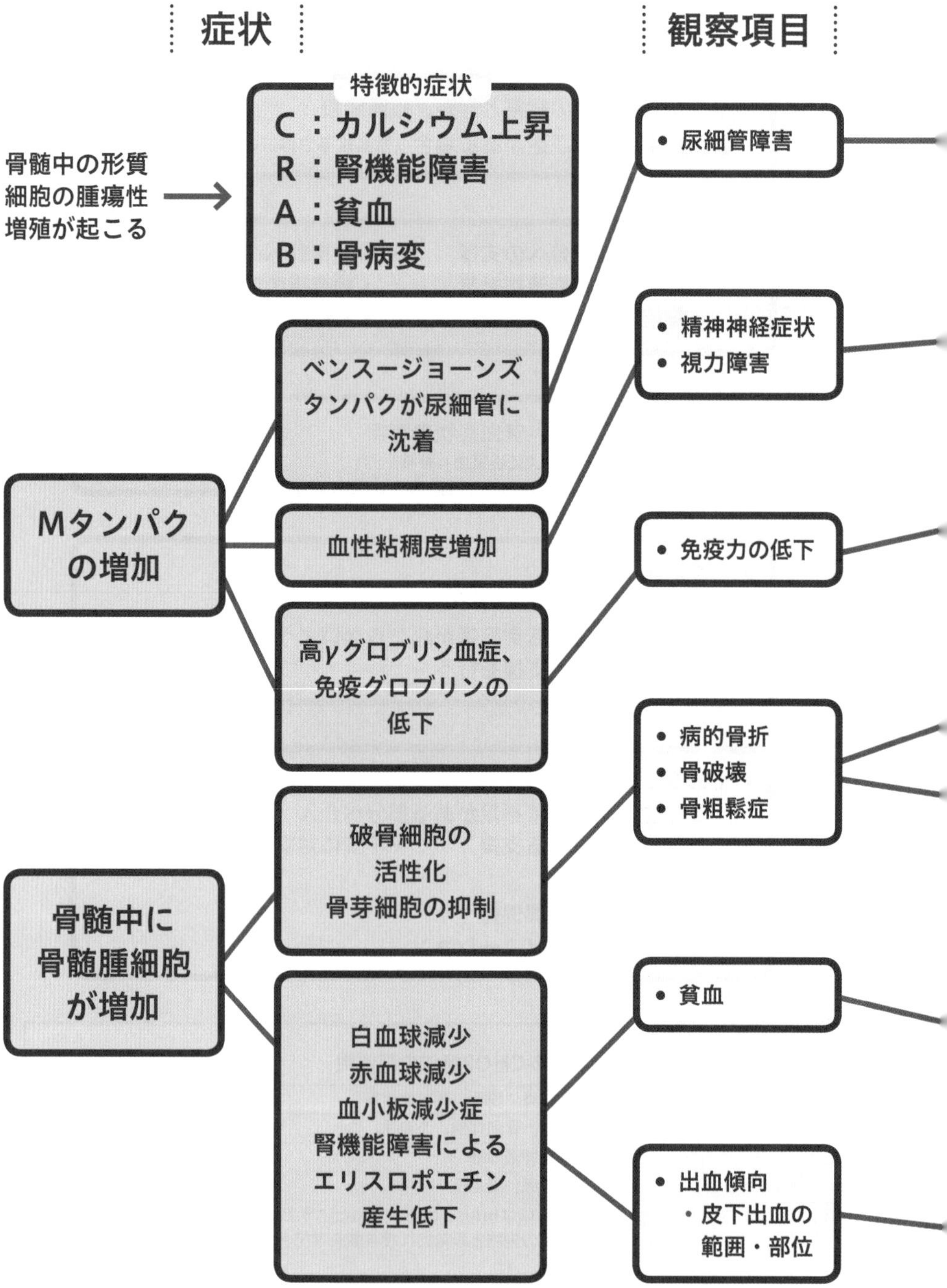

症状　　**観察項目**

骨髄中の形質細胞の腫瘍性増殖が起こる →

特徴的症状
C：カルシウム上昇
R：腎機能障害
A：貧血
B：骨病変

Mタンパクの増加
- ベンスージョーンズタンパクが尿細管に沈着 → ・尿細管障害
- 血性粘稠度増加 → ・精神神経症状 ・視力障害
- 高γグロブリン血症、免疫グロブリンの低下 → ・免疫力の低下

骨髄中に骨髄腫細胞が増加
- 破骨細胞の活性化　骨芽細胞の抑制 → ・病的骨折 ・骨破壊 ・骨粗鬆症
- 白血球減少　赤血球減少　血小板減少症　腎機能障害によるエリスロポエチン産生低下 → ・貧血 ／ ・出血傾向　・皮下出血の範囲・部位

疾患のココに注意！

- 新薬が多く、抗がん薬の多種多様な副作用に注意する。
- 高齢者が多いため骨病変による骨折に注意する。
- 内服抗がん薬のアドヒアランスに注意する。

看護ケア ❶

- **尿量や性状の観察 ❶**
  - 尿量の増減
  - 浮腫など腎不全徴候
  - 水分摂取量に注意

無尿・乏尿
ドクターコール❶

- **血漿交換療法**（p.241「112 TTP：血漿交換療法への支援」❷参照）**とがん薬物療法への支援 ❷**
  - 患者の訴えに注意が必要

- **感染徴候への支援**
  - バイタルサインの数値、体温上昇
  - 咽頭発赤などの観察
  - 感染予防対策の確認

- **高カルシウム(Ca)血症への支援**
  - 意識障害や腎不全を起こすことがある
  - 心電図モニターを装着し異常に注意

意識レベルの低下
ドクターコール❷

- **骨病変への支援 ❸**
  - 骨痛・骨折の部位、有無を確認し疼痛緩和
  - 必要時はコルセット装着や歩行器を使用し安静と骨折の予防に努める
  - 骨折によるADL低下に対して日常生活支援を行う

- **貧血症状への支援** ※p.227「105 鉄欠乏性貧血」参照
  - 全身倦怠感、めまい、労作時の息切れの確認
  - 必要な日常生活支援
- **危険防止**※p.227「105 鉄欠乏性貧血」参照
- **精神的支援**
  - 訴えの傾聴・訴えから不安の状況をアセスメント
  - 治療への理解を確認し必要な説明を行う

- 下血や吐血などの易出血傾向による消化管出血が起こっていないか確認

先輩ナースより❶

無症状のときは無治療経過観察が行われます。
治療開始後は患者さんの腎機能などの状態に合わせて、化学療法とステロイドの併用療法や自家造血幹細胞移植が実施されます。

先輩ナースより❷

各薬剤の副作用を確認し、投与管理を行いましょう。
[初回化学療法の例]
BD療法：ボルテゾミブ＋デキサメタゾン
Rd療法：レナリドミド＋デキサメタゾン
高Ca血症の治療は、ビスホスホネート製剤と輸液＋ループ利尿薬で行われます。

先輩ナースより❸

多発性骨髄腫による圧迫骨折の危険性がない場合は、骨粗鬆症を進行させないために、厳格な体動制限は行いません。

★★☆
急変・重症化リスク

急性型と慢性型　出血症状　抗血小板抗体

111 特発性血小板減少性紫斑病（ITP）

idiopathic thrombocytopenic purpura

ドクターコール

出血を止める役割である血小板が減少すると、脳内出血や消化管出血が起こる。バイタルサインや意識レベル、全身状態に細心の注意をはらい、状態の悪化があれば医師に報告する。

ドクターより①

ピロリ菌陽性症例に対し、除菌奏効例の60～70％で血小板増多が得られています（2010年6月より保険適用）。
重篤な出血を認める症例あるいは摘脾などの手術時、一時的に血小板数を増加させる治療としてガンマグロブリン大量療法が施行されます。無効な場合には血小板輸血が施行されることがあります。

症状

急性型
6か月以内に自然治癒

- ウイルス感染発症2～3週間後
- 10歳以下
- 男女差なし

鼻出血

点状出血

歯肉出血

意識レベル低下
激しい腹痛
ドクターコール

慢性型
症状が6か月以上持続する

- 誘因となる症状なし
- 成人女性、20～40歳代

点状出血

過多月経

疾患のココに注意！

- **出血症状**に注意する。
- 副腎皮質ステロイドの長期内服患者は**日和見感染症、骨粗鬆症**などに注意する。
- トロンボポイエチン受容体作動薬投与前に摘脾を考慮する。

観察項目

- 血液検査：血小板減少
- APTT（活性化部分トロンボプラスチン時間）・PT（プロトロンビン時間）などの凝固系が正常
- 血小板関連免疫グロブリンG上昇、骨髄中の巨核球数の増加

★血小板の数値は常に注意する。
・30000/μL以下→明らかな出血傾向を認める
・10000/μL以下→消化管出血や頭蓋内出血など重篤な出血を伴う場合がある

- 出血時間・量・性状
- 気分不良
- 頭痛

- 点状出血範囲・部位
- 患者の訴え、表情

- 歯肉出血範囲・部位・量
- 歯肉の腫脹

- 点状出血範囲・部位
- 患者の訴え、表情

- 経血量・性状
- 期間・間隔

看護ケア ❶

★ITPは「指定難病」であり、治療費の公費負担申請を行うように説明する。

- 血液検査結果の確認
- 薬物療法への支援 ❶❷
- 輸血療法への支援
  ※p.245「114 DIC」参照

出血傾向のある患者への対処

- 止血処置
  ※鼻出血が持続する場合は耳鼻科受診を考慮
- 転倒転落予防のための環境整備
- 危険防止への支援
  ※p.227「105 鉄欠乏性貧血」参照
- 不安に対する精神的支援 ❸
  - 訴えの傾聴
  - 表情や言動
  - 疾患についての情報提供

- 口腔内の清潔保持
  - 口腔ケアラウンド：歯科医師と歯科衛生士による診察
  - 適切な清掃方法の指導
- 栄養面への支援
  - 摂取しやすい食事内容の検討
  - NST（栄養サポートチーム）の介入

- 貧血症状への対処
  ※p.227「105 鉄欠乏性貧血」参照

先輩ナースより❶

急性型、慢性型ともに看護ケアの内容は同様だと考えます。
慢性型では摘脾が検討されます。身体的侵襲に加え病期に対する不安にも配慮した支援を行いましょう。

先輩ナースより❷

治療としては、第1選択は副腎皮質ステロイド療法、第2選択として副腎皮質ステロイドでの効果が不十分な場合に摘脾が検討されます。
第3選択は摘脾での効果が不十分な場合、TPO受容体作動薬の治療が必要です。ピロリ菌の陽性患者についてはピロリ除菌が実施されます。

先輩ナースより❸

点状出血は外見の変化を伴うため、心理面への配慮が欠かせません。
やわらかく締めつけの少ない衣服、長袖・長ズボンで皮膚を保護することは、新たな点状出血を出現させない、他者の視線からの影響を避けるために有効です。

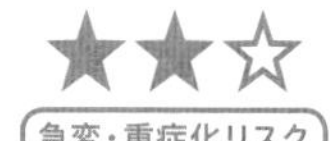

TTP 5 徴　血漿交換　リツキシマブ

112 血栓性血小板減少性紫斑病(TTP)

thrombotic thrombocytopenic purpura

先輩ナースより❶

死亡率は血漿交換療法導入後は10%以下ですが、早期発見と治療が重要です。内科的エマージェンシー疾患の1つであることを知っておきましょう。

ドクターより❶

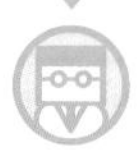

2020年2月にリツキシマブがTTPに保険適用となりました。第1選択である血漿交換が無効な症例、再発症例に使用されます。重篤な症例には血漿交換、副腎皮質ステロイド、リツキシマブが併用される場合があります。

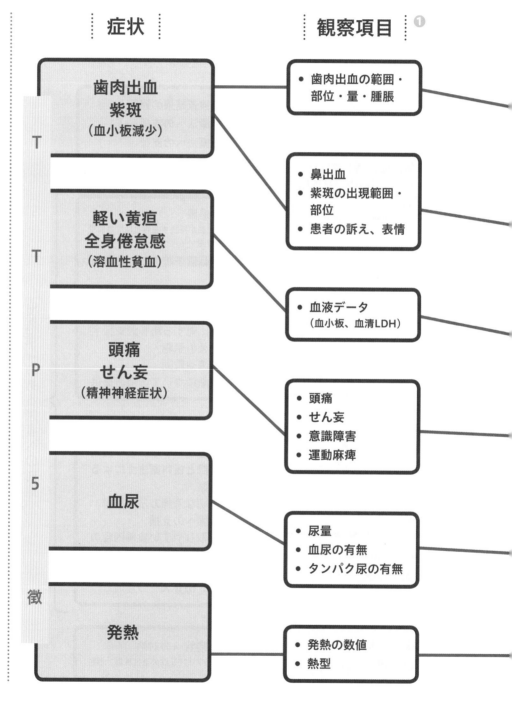

TTP 5徴	症状	観察項目 ❶
T	歯肉出血 紫斑 (血小板減少)	• 歯肉出血の範囲・部位・量・腫脹 • 鼻出血 • 紫斑の出現範囲・部位 • 患者の訴え、表情
T	軽い黄疸 全身倦怠感 (溶血性貧血)	• 血液データ (血小板、血清LDH)
P	頭痛 せん妄 (精神神経症状)	• 頭痛 • せん妄 • 意識障害 • 運動麻痺
5	血尿	• 尿量 • 血尿の有無 • タンパク尿の有無
徴	発熱	• 発熱の数値 • 熱型

疾患のココに注意！

- **TTP 5 徴の推移**に注意する。
- 再発・再燃を繰り返す症例があり、注意が必要である。
- 治療の第 1 選択は血漿交換療法であり、血中にあるvWF切断酵素に対する阻害物質を除去し、新鮮凍結血漿を補充する。
- 第 2 選択は副腎皮質ステロイドの併用を行う。
- **リツキシマブ投与**のタイミング（血漿交換が無効と判断）が重要。

看護ケア

★TTPは「指定難病」であり、治療費の公費負担申請を行うように説明する

- **口腔内の清潔保持**
- **栄養面の支援**
  ※p.239「111 ITP：出血傾向のある患者の対処」参照

- **止血処置**
  ※鼻出血が持続する場合は耳鼻科受診を考慮
- **転倒転落予防のための環境整備と患者指導**
  ※p.227「105 鉄欠乏性貧血」参照
- **不安に対する精神的支援**

- **血液データの把握**
- **薬物療法への支援** ❶
- **血漿交換療法への支援** ❷

★血小板の数値は常に注意する。
30000/μL以下：明らかな出血傾向を認める
10000/μL以下：頭蓋内出血、消化管出血などの重篤な出血を伴う場合がある

- **意識レベルの確認**

意識レベル低下（ドクターコール❶）

★頭痛やぼんやりした感じといった軽度の意識レベル低下から錯乱や麻痺などの症状がみられる。日内変動することがあるため注意が必要

- **尿量・性状の観察**

激しい腹痛 血尿（ドクターコール❷）

★肉眼的血尿の有無など患者教育を行い、早期発見につなげる

- **発熱に対する対処**
- **感染予防対策**

先輩ナースより ❷

血漿交換療法中はバイタルサインの変化に注意し、穿刺部位の固定を確実に行い、刺入部からの出血の有無を観察することが大切です。
また、同一体位による姿勢の工夫を行い、清潔介助など日常生活支援を行います。精神的支援についても配慮します。

ドクターコール ❶

血栓により脳血流量が低下し、精神症状が出現することがある。バイタルサインや意識レベル、麻痺やけいれんの有無、全身状態の観察を行い、すぐ医師に報告する。

ドクターコール ❷

血栓により糸球体が障害され血尿が起こり、血小板減少は消化管出血を起こす。バイタルサインや意識レベル、痛みの部位、悪心・嘔吐など全身状態の観察を行い、報告する。

伴性劣性遺伝（男子に起こる） インヒビター 後天性血友病

113 血友病

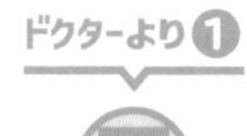

血友病には先天性と、定まった基礎疾患がなく発症する後天性があります。先天性の場合にも凝固因子に対するインヒビターが発生し、凝固因子製剤が無効となる場合があります。後天性血友病はインヒビターが出現し、発症するため、治療としてはVIII因子、IX因子を介さないバイパス止血療法が施行されるとともにインヒビターを抑制するために副腎皮質ステロイドが投与されます。

ドクターコール❶

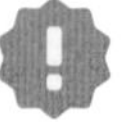

外傷性または自然出血による頭蓋内出血は、血友病の出血による死因として最も多いため、意識レベルの低下や頭痛などの中枢神経症状があれば医師へ報告する。

ドクターコール❷

重症の貧血状態で腹部に皮下出血を認める患者は、腸管壁内出血などの腹腔内出血に注意する。激しい腹痛やイレウス症状を伴う場合は医師へ報告する。

症状

- **抜歯、外傷後の出血**（止血困難）
- **皮下出血**
- **関節内血腫による痛み・腫脹**
- **筋肉内血腫による痛み・腫脹**
- **末梢神経麻痺**
  ★出血による腫脹が起こり神経を圧迫して起こる
- **意識レベル低下** ドクターコール❶
- **激しい腹痛** ドクターコール❷

疾患のココに注意！

- **出血症状**に注意する。
- 凝固因子製剤無効の場合にはインヒビターが出現している可能性がある。
- 家系に発症者がいない**後天性血友病**に注意する。

観察項目

- 出血部位
- 出血時間
- バイタルサインの変化
- めまいや気分不良の有無
- APTT（活性化部分トロンボプラスチン時間）延長

- 斑状の紫斑範囲と部位
- 点状出血は少ない
- 皮下硬結の範囲・部位

- 膝、足、肘関節の腫脹
- 関節可動域の変化
- 痛みの程度
- 皮膚色の変化・範囲

- 腓腹筋、ヒラメ筋、大腿筋、殿筋などの腫脹部位
- 体動が可能か
- 痛みの程度・範囲

- 麻痺の部位・範囲
- しびれの有無

看護ケア ①

- **止血処置** ①
  - 出血部位に合わせた圧迫、挙上などの止血処置を適切に行う
  - 鼻出血には冷却を行い耳鼻科受診についても検討
  - 口腔内は止血困難なことも多いため患者の訴えと状態の観察を行う
- **治療の援助** ②
- **貧血症状への支援**
  - めまいや気分不良などの症状に応じて輸液、輸血療法を実施する

※p.227「105 鉄欠乏性貧血」参照

- **危険防止**
  - 転倒転落予防と移動時の介助

※p.227「105 鉄欠乏性貧血」参照
p.239「111 ITP：出血傾向のある患者への対処」参照

- **関節内血腫への支援** ①
  - 腫脹部位への冷罨法
  - 疼痛緩和を図る
  - ADLに合わせた介助

- **筋肉内血腫への支援**
  - 筋肉内出血は外傷や過度な運動が原因となるため安静に過ごす方法の支援を検討する
  - 疼痛緩和を図る

- **末梢神経麻痺**
  - 筋肉内の出血により圧力が上昇して神経麻痺などの症状が起こることを理解し、腫脹部分の安静が維持できるように支援する
  - 状況に合わせた日常生活支援を行う

先輩ナースより①

出血が起こりやすい病態であることを理解し、急性の出血への対応と出血の予防が必要になります。
関節内の出血が長期に及ぶことで骨変形、歩行困難へと治療に伴う合併症に発展する場合もあります。長期的視野に立って家族も含めた包括医療システムの構築についても検討しましょう。
遺伝相談や心理的・社会的問題への対応が必要となります。

先輩ナースより②

治療は欠乏している凝固因子の補充療法が主体となります。
予防的補充療法は血友病Aに第Ⅷ因子製剤を、血友病Bには第Ⅸ因子製剤の投与が行われます。
併せて出血ごとに止血剤を投与するオンデマンド補充療法も実施されます。

★★★
急変・重症化リスク

基礎疾患　抗凝固治療　微小血栓と血小板減少

114 播種性血管内凝固症候群(DIC)

disseminated intravascular coagulation

ドクターコール❶

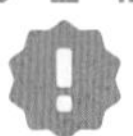

出血量が増加し血圧が低下するなどのショック症状の場合はすみやかに連絡する必要がある。併せて、意識レベルの変化にも注意が必要。

ドクターコール❷

意識レベルの低下があった場合は脳内での出血や血栓により梗塞の可能性がある。瞳孔径、左右差、対光反射の観察を行い医師へ報告する。

ドクターコール❸

激しい腹痛が起こった場合は出血量の増加による臓器への圧排が考えられる。バイタルサイン測定、ショック症状への対処を行いすみやかに医師へ連絡する。

ドクターコール❹

尿量減少への支持療法を実施するが無尿または乏尿の状況が持続する場合、腎不全の悪化が考えられるため、すみやかに医師へ連絡する。無尿＝1日100mL以下、乏尿＝1日400mL以下の状態

	症状	観察項目
出血症状(線溶亢進型)	頭蓋内出血 鼻出血 歯肉出血 大量出血 ドクターコール❶	• 血液データ • 血小板↓、出血時間の延長 • APTT、PT延長、フィブリノゲン↓ • 赤沈遅延、破砕赤血球の出現 • FDP↑(フィブリン/フィブリノゲン分解産物)、Dダイマー↑、プラスミノゲン↓ • クレアチニン↑ • 血液培養検査
		• 頭痛、気分不良 • めまい、意識レベル • 出血量、出血時間 • 口腔内の出血状態 意識レベル低下 ドクターコール❷
	紫斑	• 紫斑の出現部位・範囲、皮下出血 • ルート挿入部からの出血の有無
	消化管出血	• 吐血、下血 • 気分不良、腹痛 • 腹部膨満感 激しい腹痛 ドクターコール❸
血栓性臓器障害(線溶抑制型)	腎症状 急性腎不全	• 血尿、タンパク尿 • 尿量低下 乏尿、無尿 ドクターコール❹
	脳梗塞	• けいれん、片麻痺 • 意識レベル 意識障害 意識レベル低下 ドクターコール❷
	肺微小血管障害：ARDS	• 血痰 • 呼吸困難感、顔色
	心血管障害	• ショック症状、胸部不快 • 心電図モニター波形(ST上昇、Q波出現) • 四肢末梢壊死

疾患のココに注意！

- **基礎疾患の診断と治療**、および迅速なDIC診断と早期治療介入が重要である。
- 凝固系優位型DICではヘパリンによる治療が行われ、AT活性が70%未満の場合はアンチトロンビンIII製剤の投与も検討される。線溶優位型DICでは合成プロテアーゼ阻害薬の投与が行われる。
- 上記の治療と併用し新鮮凍結血漿や血小板輸血も検討されるが、血小板輸血は単独では行わない。

★DICは治療費が高額に及ぶため、高額医療費など公的医療保険制度について医療ソーシャルワーカーへ相談する

看護ケア

- **敗血症への支援**
  - バイタルサインの変化、全身状態の観察、感染予防対策、清潔の保持
  - バイタルサインの異常があれば適切に対処
- **血液検査結果**
  - 結果や推移から予測される副作用についての情報収集と対処を検討

※貧血への対処はp.227「105 鉄欠乏性貧血」参照

- **薬物療法への支援** 1 1
- **輸血療法への支援**
  - 院内マニュアルに沿って実施
  - 輸血開始後5分間は患者のそばに付き添い即時型副作用の有無などの観察

- **中枢神経症状への支援**
  - 患者へ症状の変化など異常の出現時は知らせるように説明する
  - 症状は一過性のこともあるため継続的に観察
- **出血傾向への支援**
  - 全身の出血の有無を定期的に確認
  - 出血傾向の確認と止血管理を行う

※p.239「111 ITP：出血傾向のある患者への対処」参照

- **日常生活支援**
  - 圧迫・打撲・摩擦を避けるために環境整備や寝衣の調整を行う
  - ADLに合わせて支援する
  - 穿刺部位の腫脹・出血・痛みなどを観察し症状がある場合、圧迫と固定方法の検討を行う
  - 穿刺後は十分な止血を行う

※危険防止への対処はp.227「105 鉄欠乏性貧血」参照

- 血栓による壊死性変化が消化器症状を引き起こしていることを理解し、症状の変化に注意
- 適切なTPN管理

- **尿管理**
  - 尿量と性状に注意
  - 尿量を正確に知るために尿道留置カテーテル挿入を検討
  - 尿道留置カテーテル挿入中は血尿による凝固がないか流出状態を確認
  - カテーテルの清潔保持と感染予防対策
- **呼吸管理**
  - 血栓により肺塞栓様症状が起こることを理解し、SpO_2値・呼吸数・胸部症状などに注意
  - 状態に合わせて心電図モニタリング
- **循環管理**
  - 状態によっては心電図モニタリング
  - 心電図波形を観察し異常の早期発見
  - 清拭などの機会を利用し四肢末端の皮膚色や全身状態の確認

MEMO

DICの基礎疾患

- 悪性腫瘍：急性白血病、固形がん
- 感染症：敗血症、ウイルス感染症
- 産科疾患：常位胎盤早期剥離、前置胎盤
- 組織壊死：外傷、熱傷、外科手術
- 血管内溶血：ABO型不適合輸血
- 血管障害：ショック、大動脈瘤
- その他：熱射病、自己免疫疾患など

赤字は三大基礎疾患

★DICの治療は基礎疾患への対処が第1優先で、基礎疾患の重症度が治癒の可能性にかかっている

先輩ナースより 1

抗凝固薬の投与は輸液ポンプまたはシリンジポンプを利用し正確に投与します。

[薬剤の副作用]
- ガベキサート（FOY）：かゆみ、アナフィラキシー症状、注射部位の血管炎
- ナファモスタット（フサン®）：アナフィラキシー症状、高K血症、低Na血症
- リコモジュリン®：穿刺部位出血、血清AST↑、ALT↑

ドクターより 1

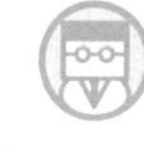

治療法として増えているのは遺伝子組換えトロンボモジュリン製剤（リコモジュリン®）です。抗トロンビン作用とプロテインC活性化作用により活性化されたV因子とVIII因子を不活性化して凝固を阻止します。

9

膠原病

ここが大事！

膠原病の皮膚病変のため、痛みや掻痒感で皮膚損傷を起こすことがあります。スキンケアを心がけ、感染を起こさないようにしましょう。

治療薬の副作用により、多弁、攻撃的な口調、落ち込みなど感情のコントロールがうまくできなくなることを意識しておきましょう。不眠になることも少なくありません。睡眠状況を観察し、必要に応じて医師に相談します。

膠原病の患者像

特徴	看護のポイント
初期は、風邪や胃腸炎などの症状に似ている	●症状の原因がわからないことへのいら立ちが現れやすくなります。 ●発熱や痛み、下痢などにより体力が奪われ体を動かしにくくなり、介助が必要となることがあります。
20～30歳代の女性に多い	●紅斑や脱毛など外見的な症状が現れることもあり、美容上のケアが必要です。 ●妊娠が病状に影響を与えるため、本人の思いに耳を傾けましょう。
ステロイドや免疫抑制薬を使用する	●内服の必要性、自己中断の危険性など内服管理について学びましょう。 ●薬の副作用を把握し、副作用の観察、感染防止など日常生活の注意について指導できるようにしましょう。

急変・重症化リスク

活動性の評価　関節以外の臓器障害　抗リウマチ薬の副作用

115 関節リウマチ

ドクターより❶

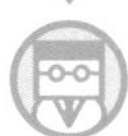

関節破壊などの合併症進行予防のためには、早期の診断、介入が必要となります。できるだけ早くDMARD（disease modifying anti-rheumatic drug）を導入し、治療目標に向けた治療を開始し、目標が達成できない場合は、薬物の強化が必要です（Treat to target）。

ドクターより❷

治療は、セルフケア、薬物療法、リハビリテーション、手術療法の４本柱が基本です。関節症状が進行して、日常生活に支障をきたすようになると手術の適応を考えます。

ドクターより❸

関節症状が直接死因となることは少なく、感染や間質性肺炎が原因となることが多いです。

ドクターより❹

ACRコアセットやDAS（disease activity score）を用いて疾患活動性を評価することが必要です。

ドクターより❺

易感染状態であり発熱などの症状があれば、原疾患の増悪のほかに感染による可能性があり、血液検査、血液培養などの検査が有用です。

症状 ❶❷❸

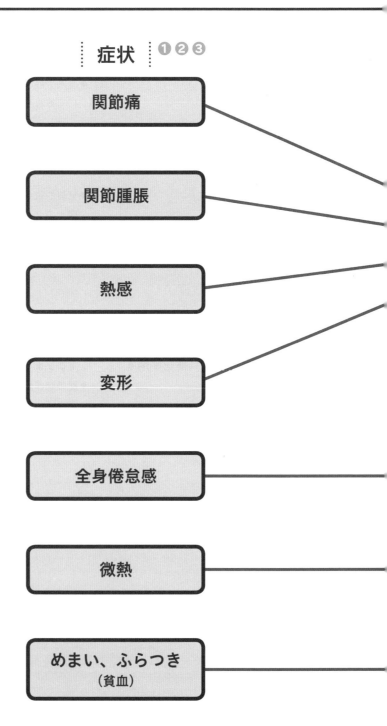

- 関節痛
- 関節腫脹
- 熱感
- 変形
- 全身倦怠感
- 微熱
- めまい、ふらつき（貧血）

疾患のココに注意！

- 患者の病期や病態に応じて、治療目標が設定され、また症状に合わせて変更される。そのために**定期的な活動性の評価**が必要である。
- 関節症状以外にも、**間質性肺炎など関節外の症状**を起こす。
- 抗リウマチ薬などさまざまな**薬物の特徴（用法、用量および副作用）**について十分に理解しておくことが必要。

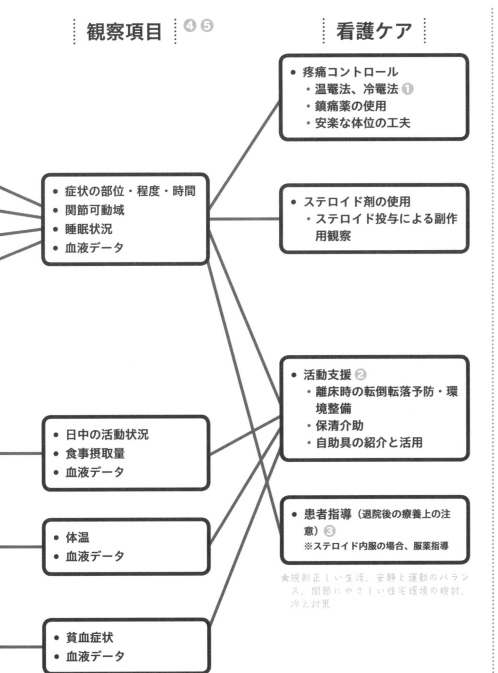

観察項目 ❹❺

- 症状の部位・程度・時間
- 関節可動域
- 睡眠状況
- 血液データ

- 日中の活動状況
- 食事摂取量
- 血液データ

- 体温
- 血液データ

- 貧血症状
- 血液データ

看護ケア

- 疼痛コントロール
  - 温罨法、冷罨法 ❶
  - 鎮痛薬の使用
  - 安楽な体位の工夫

- ステロイド剤の使用
  - ステロイド投与による副作用観察

- 活動支援 ❷
  - 離床時の転倒転落予防・環境整備
  - 保清介助
  - 自助具の紹介と活用

- 患者指導（退院後の療養上の注意）❸
  ※ステロイド内服の場合、服薬指導

規則正しい生活、安静と運動のバランス、関節にやさしい住宅環境の検討、冷え対策

先輩ナースより❶

炎症反応が強く、関節に熱感や腫脹があるときは冷罨法を実施しましょう。温罨法は、血行促進により痛みが軽減するため、炎症が静まっているときに実施しましょう。

先輩ナースより❷

リウマチは難治性疾患であり、痛みなどの症状も伴い患者さんはできないことに目が向きがちです。「できること」に目を向け、機能を保つためのケアを計画しましょう。

先輩ナースより❸

内服自己中断や飲み忘れは、症状の増悪や疾患の再燃を引き起こします。
服薬管理についての理解は、退院前に必ず確認しましょう。

★★☆
急変・重症化リスク

非特異的症状 全身性多臓器病変 治療薬の副作用

116 全身性エリテマトーデス
systemic lupus erythematosus（SLE）

ドクターより❶

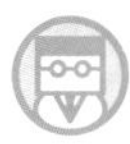

発熱でも、SLEの増悪か、感染の併発かで、治療法が異なります。血液検査や血液培養を含めた細菌検査が有用です。

ドクターより❷

SLEの死亡リスクは、コントロール群に比べ3倍といわれ、原因としては、ステロイドや免疫抑制薬による免疫抑制状態での日和見感染、腎不全が挙げられます。10%が末期腎不全に至るループス腎炎は、SLE患者の50%に出現します。

ドクターコール❶

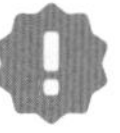

SLEの症状の発熱か、合併症による発熱かで対応は異なる。医師への報告時は発熱以外の症状も観察し報告する。

ドクターコール❷

呼吸困難などの自覚症状や著しいSpO_2値の低下は、肺炎や心臓に支障をきたしている可能性がある。症状観察後、すみやかに医師へ報告する。

症状	観察項目
全身症状 発熱❶・全身倦怠感 体重減少、筋肉痛 脱毛	• 体温 • 体重、食欲、食事摂取量 • 日中の活動状況 • ボディイメージの変化に対する想い
肺・心臓 動悸・胸痛 呼吸困難	• 胸痛・動悸・心不全症状 • 呼吸状態
皮膚・関節・粘膜症状 紅斑（蝶形・円板状） 口腔内潰瘍・関節痛	• 皮膚症状の有無 • 関節炎の程度（ADLへの影響） • 掻痒感 • 口腔内潰瘍
腎障害 発熱 皮疹、浮腫 （ループス腎炎）❷	• 尿データ（タンパク尿・血尿） • 血圧上昇
血液 ふらつき、発熱 皮下出血 （貧血・白血球減少・血小板減少）	• 血液データ • 貧血症状の有無
精神・神経症状 不安感 抑うつ	• けいれんの有無・程度・頻度 • 頭痛・しびれ・筋力低下 • 患者の言動・睡眠状況

疾患のココに注意！

- 発熱、全身倦怠感などの非特異的な症状から多関節炎、蝶形紅斑などの皮膚病変、腎障害、肺病変、心病変や中枢神経症状などの**全身の臓器にわたって症状が出現する**ため、全身を観察することが重要である。
- **ステロイドや免疫抑制薬を使用することが多く**、副作用に注意する必要がある。免疫抑制状態であることも多く、感染への注意や、薬の減量により悪化が認められることがある。

看護ケア

発熱時 ドクターコール❶ ・原因をアセスメント	・熱型の観察 ・薬剤を適切に投与 ・冷罨法あるいは保温の実施
呼吸状態悪化 ドクターコール❷ ・呼吸困難やSpO_2値低下があれば酸素投与	・安楽な体位の工夫 ※間質性肺炎併発時は、抗菌薬投与の指示が出る場合がある
● 薬物療法（症状緩和） ・ステロイド療法の導入 ①、副作用の観察	・薬剤師を中心に患者へステロイド療法について指導 ・血糖測定の実施
● 疼痛コントロール ・鎮痛薬の使用（効果を観察）	・温罨法（慢性時疼痛） ・冷罨法（急性時疼痛）
● ADLの援助 ・活動制限があれば、患者の状態に合わせて保清、食事、移動などの介助 ②	・食事摂取状況により適切な食事形態へ変更 ・食欲不振時は患者の好みを取り入れる ③
● 転倒転落予防 ・歩行状態をアセスメント ・ふらつきや痛みなどにより転倒転落リスクが高ければ歩行介助	・ベッドサイド周囲の環境整備 ・歩行時は必ず運動靴を着用
● 精神面のサポート （不眠時には睡眠薬の使用を検討）	※病院内の精神科リエゾンチームの介入依頼も検討

先輩ナースより①

ステロイドの自己中断は、疾患の再燃やステロイド離脱症候群も引き起こします。服薬管理についての理解は退院前に必ず確認しましょう。

先輩ナースより②

ADLの援助を行うときは、できることは患者さん自身で行えるように援助し、症状改善とともに退院後自宅で生活できることを目標としてサポートしていきましょう。

先輩ナースより③

全身症状、口腔内潰瘍や腎障害などの影響により、食事量が低下することが多いです。低栄養は治療がスムーズにいかない原因ともなります。必要な場合は病院内の栄養サポートチームへ依頼し、他職種と連携しながらサポートすることも方法の1つです。

★★☆ 急変・重症化リスク

全身性炎症性疾患 生命予後 治療薬の副作用

117 ベーチェット病

ドクターより❶

特に視力低下をきたしやすい眼炎症発作時や、腸管ベーチェット病による消化管穿孔、神経ベーチェット病による髄膜炎などを念頭におき、発症時には迅速な対応が必要です。

ドクターコール❶

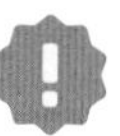

腸管に高度の狭窄・瘻孔・膿瘍形成などが起きた場合は、病変部切除のため緊急手術になることもある。初期段階では、食事療法や完全静脈栄養療法による内科治療が行われる。いずれにしても、症状出現時はすぐに報告する。

ドクターコール❷

神経病変にも、急速に出現する症状（髄膜炎・脳幹脳炎）と、神経症状に認知症などの精神症状をきたし慢性的に進行する症状（片麻痺・小脳症状・錐体路症状）がある。
急性症状出現時には、人工呼吸器など集中治療室での全身管理が必要となる場合が多く、すぐ医師に報告して対応する。

症状 ❶

- 口腔内の再発性アフタ潰瘍
- 腫脹・発赤（大腿～足首中心）
  皮疹（上部体幹中心）
  掻痒感（皮膚症状）
- 外陰部潰瘍
- 充血、眼痛
- 関節痛
- 四肢冷感、しびれ、痛み
- 腹痛、下痢、下血 ドクターコール❶
- 発音がしにくい、頭痛、発熱（運動麻痺・構音障害・髄膜炎症状・精神症状） ドクターコール❷

疾患のココに注意！

- 皮膚、粘膜病変や眼病変のみではなく、**全身の臓器に病変**が起こる。また急性増悪、寛解を繰り返す。
- 眼病変は、視力障害、QOL低下をきたし、**神経、血管、腸管ベーチェット病**は生命予後に影響を及ぼす。
- **ステロイド、コルヒチンや免疫抑制薬**の使用に対しては副作用に注意が必要。

観察項目

- 口内炎の有無

- 腫脹・発赤（大腿～足首中心）
- 皮疹（上部体幹中心）
- 掻痒感

- 潰瘍の有無、不快症状の有無
- 排尿状況

- 充血、眼痛、視力低下
- 視野異常、光刺激への反応

- 膝・足首・手首・肘・肩・など大関節の腫脹や痛みの有無

- 四肢の痛み・腫脹
- 冷感、しびれの有無

- 消化器症状
  - 熱型変化・食事摂取量、内容
  - 悪心・嘔吐の有無・体重減少の有無・腹部圧痛の有無

  ※腸管休息のため絶食となることもある（点滴管理・経管栄養法を実施する場合もある）

- 神経病変
  - 意識レベル、言動
  - 発熱、頭痛、悪心・嘔吐
  - 頻脈や血圧異常などバイタルサインの変調

看護ケア

- 食事
  - 食形態の変更
  - 口腔ケア実施・指導

- 清潔ケア ❶
  - 陰部洗浄
  - 掻痒部、潰瘍部への軟膏塗布

- 点眼の介助 ❷
  - ベッドサイドの環境整備（ナースコールや履き物の位置など）

- ステロイド療法
  - 副作用観察
  - 薬剤指導
  - 退院指導

- 活動支援
  - 疼痛コントロールをし、活動量増加
  - 腫脹＋疼痛時：冷罨法
  - 腫脹時：温罨法
  - 制限動作に応じたADL援助
  - 転倒転落予防

- 検査、出棟の準備
  - 下部消化管内視鏡

  ※状態によっては検査を実施しないこともある

- 検査の介助
  - ルンバール（腰椎穿刺）

  ※年齢、既往歴によっては頭部MRIなど画像評価を優先することもある

先輩ナースより❶

ベーチェット病の好発年齢は、20～30歳代と比較的若年層です。症状を伝えにくかったり、ケアへの抵抗感を感じる人もいるので、コミュニケーションに配慮しましょう。排尿時の痛みを嫌がり水分を控えることがあります。

先輩ナースより❷

ベーチェット病の合併症であるブドウ膜炎は、発作を繰り返すと徐々にブドウ膜とその周辺の組織を傷つけ、視力低下・失明を引き起こします。そのため、無症状時にも医師の指示どおり点眼による治療を継続しましょう。

10

感染症

ここが大事！

ウイルス感染症は感染力が高く、発症した場合は合併症に注意が必要です。また、患者さんから他の患者さん、患者さんから職員への二次感染を起こす可能性があります。それぞれの感染経路を理解し、感染対策をとれるようにしましょう。

自宅で療養する場合は家族の不安も大きいため、疾患と感染予防策の指導を行います。

感染症の患者像

特徴	看護のポイント
合併症により重症化することがある	●高齢者や糖尿病、呼吸器・循環器・腎臓などの慢性疾患患者、免疫不全者、妊婦は合併症を起こしやすくなります。 ●ワクチンの接種により免疫を獲得できているか確認します。 ●生ワクチンは１歳未満の児、妊婦、免疫不全者は接種できません。
二次感染を起こす可能性がある	●標準予防策に合わせて感染経路予防策を行います。 ●入院患者に対しては、個室管理や複数人患者がいる場合は集団隔離（コホーティング）を行います。 ※標準予防策：患者の血液、体液、分泌物（汗は除く）、排泄物、傷のある皮膚・粘膜を感染性があるものとして対応します。
症状出現前からウイルスを排出していることがあるため、曝露者が多くなる	●感染期間は疾患によりさまざまです。 麻疹：発疹出現前後４日間 風疹：発疹出現１週間前から４日後 季節性インフルエンザ：発症後３～５日 ●診断された時点で接触者は多数となっている可能性があります。感染期間から感染制御チームと協力し、院内のマニュアルに沿って接触者をリストアップし、必要であれば就業制限を行います。

★☆☆ 急変・重症化リスク

二峰性発熱 不定形発疹 コプリック斑

118 麻疹

ドクターコール❶

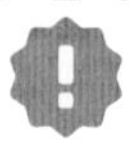

意識レベルの低下時は患者の状態とともに医師へ報告する。

ドクターコール❷

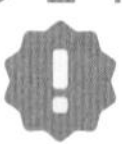

頬粘膜の白色小斑点（コプリック斑）は、発疹が出現する2日前（発熱後3、4日目）に認められる。頬粘膜にやや隆起した1～3mmの白色小斑点を認めれば、麻疹の前駆期となるため、患者の状態とともに医師へ報告する。

ドクターコール❸

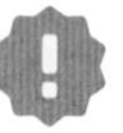

顔面から首、上半身、下半身、上下肢に広がる。
鮮赤色の不定形な発疹は麻疹の特徴的な病変であり、発疹は次第に融合し、暗赤色になる。

ドクターコール❹

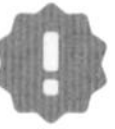

15%程度に肺炎の合併がみられるため、異常な呼吸音は医師へ報告する。

症状

39℃前後の発熱
二峰性発熱

全身倦怠感
食欲不振
頭痛
悪心・嘔吐
下痢

頬粘膜の白色小斑点
（コプリック斑）
ドクターコール❷

不定形発疹
（斑状丘疹）
ドクターコール❸

結膜充血・鼻汁・咳嗽
（カタル症状）

観察項目

- 熱型
- 意識レベル
- 悪寒戦慄・発汗の有無
- 脱水症状の有無
（皮膚の乾燥、尿量など）

意識レベルの低下
ドクターコール❶

- ADL低下の有無・程度

- 食事量・飲水量

- 小斑点出現の部位・数・色
- 痛みの有無

- 発疹出現の部位・数・色
- 掻痒感の有無

- 充血の程度・範囲
- 睡眠障害の有無

- 呼吸音の聴取
- 耳の痛みの有無

異常な呼吸音
ドクターコール❹

疾患のココに注意！

- 麻疹ウイルスの感染力は非常に強く、免疫をもたない人に感染すると100%近く発症する。
- 特異的な治療法はないが、ワクチンを接種することで予防することができる。
- 感染は鼻汁などとの**接触感染**、**飛沫感染**、飛沫核による**空気感染**による。
- 感染後10〜12日の潜伏期を経て、発熱、咳嗽、鼻汁、結膜充血などの**カタル症状**で発症する。

看護ケア ❶

- 発熱に対する援助
  - 頭部や腋窩、鼠径部の冷罨法
  - 水分摂取の確認、輸液療法の検討
  - 環境整備
    （室温・寝衣の調整、電気毛布使用の検討など）
  - 安静保持
  - 非ピリン系解熱鎮痛薬使用の検討
- 予防接種の有無の確認 ❶
  - 麻疹ワクチン
  - 麻疹・風疹混合（MR）ワクチン
- 検査に関する理解を促す援助
  - 抗体価の確認
    IgM抗体：発疹出現時には陰性、発疹後３日目には検出
    IgM抗体：発疹出現後７日目までは陰性、14日目にピーク

- 転倒転落予防
  - 離床時の見守り
  - ベッド位置などの環境整備
- 清潔に関する援助
  - 寝衣交換
  - 清拭など

- 安楽のための工夫
  - ポジショニング、クッションの使用
  - 分割食や易消化食などの工夫

- 感染予防対策 ❷
  - 個室隔離、環境整備、汚染物の適正な廃棄
  - マスク、手袋、エプロンの着用
  - 手洗い
- 皮膚障害予防のためのケア
- 心理的支援
  - 患者・家族への援助

- 鼻腔吸引の実施
- 鎮咳薬使用の検討

ドクターより❶

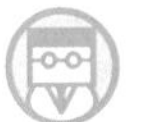

麻疹は江戸時代にはたびたび大流行し、乳幼児の「命定め」といわれました。予防接種の普及により感染者は減少し、日本国内は排除状態となり、海外からの輸入例と輸入例からの感染事例のみ認める状態となっています。

先輩ナースより❶

発症は６か月から２歳が半数を占めますが、成人麻疹もあります。
問診や母子健康手帳への記載から予防接種の有無を確認しましょう。

先輩ナースより❷

麻疹ウイルスは空気感染し、気道分泌物からの麻疹ウイルスは空気中に数時間とどまるといわれています。
院内の感染予防対策マニュアルに沿い、確実な感染予防対策を徹底しましょう。

★☆☆ 急変・重症化リスク

妊婦　先天性風疹症候群　血小板減少性紫斑病

119 風疹

ドクターコール❶

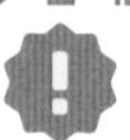

小児では微熱のことが多い。成人では発熱することがある。合併症として脳炎、血小板減少性紫斑病などがある。
意識レベルの低下や出血斑の出現時は、患者の状態とともに報告する。

ドクターコール❷

リンパ節腫脹は発疹の数日前に出現し、3〜6週間持続する。風疹ウイルスは飛沫により鼻粘膜に感染し、局所のリンパ節が腫大する。
リンパ節腫脹の部位を確認し、患者の状態とともに報告する。

ドクターコール❸

発疹は赤くて小さく、顔から始まり下向性に広がる。3〜5日で消失し色素沈着を残すことはない。感染者は発疹までの間、感染性を保持するため感染予防を要する。

症状	観察項目
発熱	• 熱型 • 意識レベル • 悪寒戦慄・発汗の有無 • 脱水症状の有無 （皮膚の乾燥、尿量など） **意識レベルの低下** **出血斑** ドクターコール❶
発熱／全身倦怠感	• ADL低下の有無・程度
全身倦怠感 食欲不振 関節炎	• 食事量・飲水量 • 関節の痛みの部位・程度
後頭部リンパ節腫脹 ドクターコール❷ 咽頭痛	• リンパ節腫脹の部位 • 咽頭痛の有無・程度
発疹 ドクターコール❸	• 発疹出現の部位・数・色 • 掻痒感の有無

疾患のココに注意！

- **感染経路は飛沫感染**で、免疫をもたない集団では１人の患者から５～７人へ感染する。
- 特異的な治療法はないが、ワクチンを接種することで予防することができる。
- **妊娠20週ごろまでの妊婦**が感染すると、先天性心疾患、難聴、白内障を３大症状とする**先天性風疹症候群**の子どもが生まれてくる可能性がある。
- 感染後14～21日の潜伏期を経て発症し、主な症状は、**発疹、発熱、リンパ節腫脹**である。
- 不顕性感染から脳炎など重篤な合併症併発まで、症状は幅広い。

看護ケア ❶

- 発熱に対する援助
  - 頭部や腋窩、鼠径部の冷罨法
  - 水分摂取の確認、輸液療法の検討
  - 環境整備（室温・寝衣の調整、電気毛布使用の検討など）
  - 安静保持
  - 非ピリン系解熱鎮痛薬使用の検討
- 予防接種の有無の確認 ❶
  - 風疹ワクチン
  - 麻疹・風疹混合（MR）ワクチン
- 検査に関する理解を促す援助
  - 抗体価の確認
    酵素免疫測定法（ELISA）、IgM抗体

- 転倒転落予防
  - 離床時の見守り
  - ベッド位置などの環境整備
- 清潔に関する援助
  - 寝衣交換
  - 清拭など

- 安楽のための工夫
  - ポジショニング、クッションの使用
  - 分割食や易消化食などの工夫

- 感染予防対策 ❷
  - 個室隔離、環境整備、汚染物の適正な廃棄
  - マスク、手袋、エプロンの着用
  - 手洗い
- 皮膚障害予防のためのケア
- 心理的支援
  - 患者・家族への援助

ドクターより ❶

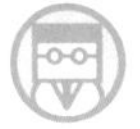

1994年以前は男子が予防接種対象外だったため、若年男性を中心に感受性者が残存しています。
2013年に14,344例の感染と45例の先天性風疹症候群が報告された後は、発生はいったん抑制されています。

先輩ナースより ❶

特に、妊婦では初期に風疹に罹患すると、風疹ウイルスが胎盤を介して胎児に感染し、出生児が先天性風疹症候群になることがあります。予防接種の有無の他に妊娠の有無についても確認が必要となります。

先輩ナースより ❷

風疹ウイルスは患者さんの唾液、痰、尿などから検出されます。
発疹出現後７日ごろまで感染力があるため、院内のマニュアルに沿った確実な感染対策を行いましょう。

★☆☆
急変・重症化リスク

食中毒 手洗い 感染対策

120 ノロウイルス感染症

ドクターコール ❶

基礎疾患や小児においては重症化しやすく、長引く下痢には注意が必要である。脱水症状の有無など患者の状態とともに報告する。

ドクターコール ❷

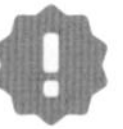

ノロウイルスによる急性胃腸炎では、けいれんや脳症などの合併症をきたすことがある。
けいれんは小児において認めることが多く、意識障害やけいれん出現時は、即座に医師へ報告する。

ドクターより ❶

下水より河川に排出されたウイルスはカキなどの二枚貝で濃縮されて、生のまま食べることで食中毒を引き起こします。流行期には、しっかり加熱した食材を食べることや、徹底した手洗いと包丁やまな板を清潔に保つことが大切です。

症状 / 観察項目

悪心・嘔吐
水様性下痢
- 長引く下痢（ドクターコール❶）

→
- 発熱の有無・血圧低下の有無
- 意識レベル
- けいれんの有無
- 脱水症状の有無（皮膚の乾燥、尿量など）
- 飲水量・食事量
- 全身倦怠感の有無・程度
- 皮膚障害の有無
- ADL低下の有無・程度
- ふらつきの有無

意識障害 けいれん（ドクターコール❷）

腹痛
→
- 腹痛の部位・程度

疾患のココに注意！

- 食中毒原因病原体として患者数第１位で、年間10,000人前後の発生が冬季を中心に報告される。
- 比較的少数のウイルスで感染が引き起こされる。
- ウイルスは、60℃程度の温度や胃液程度の酸にも抵抗性である。感染性を奪うためには、次亜塩素酸ナトリウムなどで消毒するか、85℃以上で少なくとも１分以上加熱する必要がある。

看護ケア ❶

- 嘔吐に対する援助 ❶
  - ガーグルベースンの設置
  - 汚染物の適切な交換・処理
  - 防水シーツの使用
  - 水分摂取、輸液療法の検討
- 安楽のためのケア
  - 安静保持
  - 保温
  - 環境整備
- 感染予防対策 ❷
  - 手洗いの徹底
  - 隔離、環境整備、汚染物の適正な廃棄
- 転倒転落予防
  - 環境整備（トイレに近いベッド位置やポータブルトイレ設置の検討など）
  - 離床時の見守り
  - おむつ使用の検討
- 清潔に関する援助
  - 寝衣交換
  - 清拭、部分洗浄など
- 皮膚障害予防のためのケア
  - 清潔保持
  - 軟膏塗布などの検討
- 心理的支援
  - 患者・家族の訴えの傾聴
- 疾患・治療に関する理解を促す援助
  - 対症療法
  - 理解度の確認

- 疼痛コントロール
  - 温罨法
  - 安楽な体位の工夫

先輩ナースより❶

ノロウイルスによる急性胃腸炎は年間を通してみられますが、特に10月から４月に流行する傾向があるといわれています。嘔吐があれば、ノロウイルスを念頭において、適切な方法で吐物の処理を行い、自己の感染予防にも努めましょう。

先輩ナースより❷

ノロウイルスの感染力は非常に強く、胃腸炎の症状が消失したのちも、排便中には２～３週間程度ウイルスが排出されているといわれています。周囲への感染拡大を予防するために、院内のマニュアルに沿った確実な感染予防対策を行いましょう。

★☆☆
急変・重症化リスク

高熱 急性脳症 異常行動

121 インフルエンザ

ドクターコール❶

発熱期間は3～5日で、38℃以上の高熱が持続した後に解熱傾向に向かう。一度解熱して再度発熱する「二峰性発熱」は、肺炎を合併していることもあるので、患者の状態とともに報告する。特に、高齢者の肺炎合併は重症化しやすい。

ドクターコール❷

意識障害やけいれん、異常行動の出現は、インフルエンザ脳症を合併していることがある。インフルエンザ脳症は、主に5歳以下の小児に多くみられ、症状がみられたらすぐに医師へ報告する。

ドクターより❶

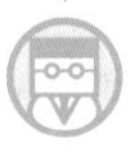

抗インフルエンザ薬が登場していますが、予防接種を受けることも重要です。10歳を中心とした（4～18歳まで）小児では、抗インフルエンザ薬内服にもかかわらず、異常行動による飛び出しでの交通事故や飛び降り事故の報告があり、注意が必要です（発熱2日目が最多、男女比約3：1）。

症状	観察項目	
急激な高熱 悪寒戦慄	• 熱型・意識レベル • けいれんの有無 • 発汗の有無 • 脱水症状の有無（皮膚の乾燥、尿量など）	二峰性発熱 ドクターコール❶ 意識障害 けいれん 異常行動 ドクターコール❷
関節痛・筋肉痛 全身倦怠感 頭痛	• ADL低下の有無・程度 • 関節痛・筋肉痛の部位 • 全身倦怠感・頭痛の有無・程度	
食欲不振 下痢・嘔吐	• 食事量・飲水量 • 下痢・嘔吐の有無・程度 • 皮膚障害の有無	
咳嗽、鼻汁	• 咳嗽・鼻汁の程度 • 咽頭痛の有無	

疾患のココに注意！

- インフルエンザウイルスが病原の気道感染症で、**重症化しやすい**。
- 日本では、毎年11月下旬～12月上旬より流行が始まり、１～２月にピークを迎え、３～４月にかけて減少する。
- 幼児を中心として小児では、急激に増悪する**急性脳症**が報告されている。
- 1998年にA型の治療薬としてアマンタジンが認可、2001年にA/B型ともに有効なノイラミニダーゼ阻害薬（ザナミビル、オセルタミビル）が認可され、症状の軽減、罹病期間の短縮が可能となった。

看護ケア

- 発熱に対する援助
  - 頭部や腋窩、鼠径部の冷罨法
  - 水分摂取の確認、輸液療法の検討
  - 環境整備（室温・寝衣の調整、電気毛布使用の検討など）
  - 安静保持
  - 解熱鎮痛薬使用の検討
- 予防接種の有無の確認 ❶
  - インフルエンザワクチン
- 検査結果の確認
  - インフルエンザA型、B型
- 治療に関する理解を促す援助
  - 薬物療法；抗インフルエンザ薬 ❶、対症療法
  - 治療に関する理解度の確認

- 転倒転落予防
  - 離床時の見守り
  - ベッド位置などの環境整備
- 清潔に関する援助
  - 寝衣交換
  - 清拭、部分洗浄など

- 安楽のためのケア
  - 消化のよい食事、水分補給
  - 保温
- 皮膚障害予防のためのケア
  - 清潔保持
  - 軟膏塗布などの検討

- 感染予防対策 ❷
  - マスク着用
  - 手洗い、含嗽の徹底
  - 隔離、環境整備、汚染物の適正な廃棄
- 心理的支援
  - 患者・家族の訴えの傾聴

先輩ナースより❶

抗インフルエンザ薬は、内服薬、吸入薬、点滴薬があり、発症後48時間以内に開始することが推奨されています。
抗インフルエンザ薬が使用されれば、副作用についても観察が必要です。

先輩ナースより❷

インフルエンザウイルスには感染者の鼻汁や咳嗽、唾液などとともにウイルスが放出される飛沫感染、ウイルスが人の手に付着し、その手で口や鼻に触れ粘膜から感染する接触感染があります。
感染経路を絶つことができるよう、院内では確実な対策を行いましょう。

★★☆ 急変・重症化リスク

肺炎　血栓塞栓症　院内感染対策

122 新型コロナウイルス感染症
coronavirus disease-2019（COVID-19）

ドクターコール

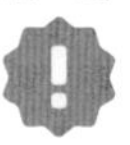

発症から1週間前後で呼吸状態が急激に悪化することがある。呼吸数上昇やSpO_2値の低下があっても、呼吸困難を訴えないこともあるため、努力呼吸・口呼吸の有無や呼吸の型に注意する。

ドクターより❶

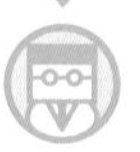

呼吸状態悪化初期に安静時SpO_2値は低下していないときでも呼吸数は上昇するので、バイタルチェックは大事です。ワクチンを接種していれば入院率は約1/30と大幅に下がります。

先輩ナースより❶

呼吸状態悪化時は特に労作時にSpO_2値が低下します。低下しても呼吸困難を訴えないことがあるため、ていねいに観察しましょう。著しいSpO_2値の低下により、安静が必要になることもあります。呼吸状態悪化は不安を増強させるため、病状や安静の必要性を説明します。

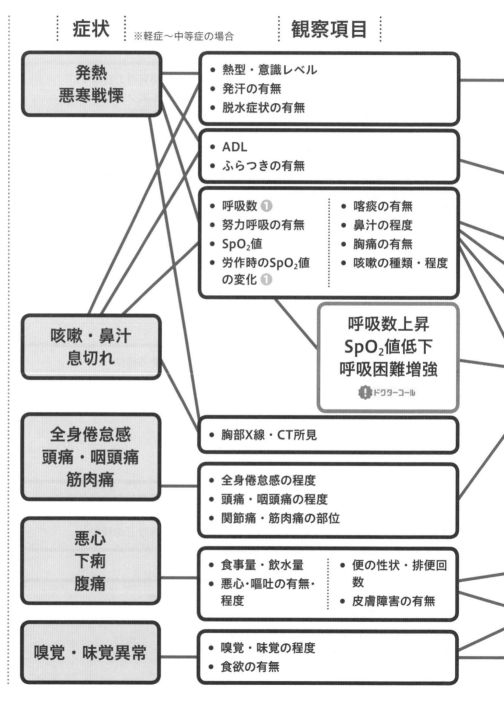

症状　※軽症～中等症の場合

観察項目

発熱・悪寒戦慄

咳嗽・鼻汁・息切れ

全身倦怠感・頭痛・咽頭痛・筋肉痛

悪心・下痢・腹痛

嗅覚・味覚異常

- 熱型・意識レベル
- 発汗の有無
- 脱水症状の有無

- ADL
- ふらつきの有無

- 呼吸数❶
- 努力呼吸の有無
- SpO_2値
- 労作時のSpO_2値の変化❶
- 喀痰の有無
- 鼻汁の程度
- 胸痛の有無
- 咳嗽の種類・程度

呼吸数上昇
SpO_2値低下
呼吸困難増強
ドクターコール

- 胸部X線・CT所見

- 全身倦怠感の程度
- 頭痛・咽頭痛の程度
- 関節痛・筋肉痛の部位

- 食事量・飲水量
- 悪心・嘔吐の有無・程度
- 便の性状・排便回数
- 皮膚障害の有無

- 嗅覚・味覚の程度
- 食欲の有無

疾患のココに注意！

- **重症化のリスク因子**：65歳以上、悪性腫瘍、慢性閉塞性肺疾患（COPD）、慢性腎臓病、糖尿病、高血圧、脂質異常症、肥満、喫煙、臓器移植後、妊娠後期。特に高齢や肥満は死亡リスクが高い。
- 入院患者の約２％に**血栓塞栓症**がみられる。多くはCOVID-19の増悪期に合併するが、回復期に発生することもある。特に酸素投与が必要な患者に多い。
- 患者の診療ケアにおいては、標準予防策に加えて、**飛沫予防策と接触予防策**を適切に行う必要がある（ゴーグル、マスク、手袋、長袖ガウン、キャップなど）。

看護ケア

- 発熱に対する援助
  - 頭部や腋窩、鼠径部の冷罨法
  - 水分摂取の確認、輸液療法の検討
  - 環境整備（室温・寝衣の調整、電気毛布使用の検討など）
  - 安静保持
  - 解熱鎮痛薬使用の検討

- 転倒転落予防
  - 離床時の見守り
  - ベッド位置などの環境整備
- 日常生活援助
  - 離床を進める ❷

- 鎮痛薬・鎮咳薬の使用を検討

- 酸素投与
  - 目標のSpO_2値を維持できるように調節
- 異常の早期発見
- 呼吸が楽な体位の工夫（腹臥位・端座位・背面開放位を検討）

- 感染予防対策 ❸
  - サージカルマスクの着用
  - 手洗い、含嗽の徹底
  - 汚染物の適正な廃棄

- 食事の調整
  - 消化がよく食べやすい形態
  - 栄養補助食品追加の検討
- 脱水への援助
  - 水分摂取を促す
  - 輸液療法の検討

- 心理的支援
  - 疾患の理解と受けとめ方を確認
  - 話を傾聴する
  - 安静が必要な時期は励ます
  - オンライン面会の提案

先輩ナースより❷

感染隔離や重症からの回復過程では、安静やステロイド使用による筋力低下が著明になる場合があります。活動と休息のバランスを考えながら離床を段階的に進めていきます。
ベッドサイドでできる運動や洗面・トイレ歩行など、日常生活の中で筋力維持ができるようなケアを行いましょう。

先輩ナースより❸

新型コロナウイルスは感染者の唾液、喀痰などに含まれ、咳嗽、くしゃみなどによって放出される飛沫感染、ウイルスが人の手に付着し、その手で口や鼻に触れ粘膜から感染する接触感染があります。
エアロゾル感染の可能性も示唆されており、エアロゾルを発生する処置では、N95マスクの装着が推奨されています。

11

女性生殖器・乳腺

ここが大事！

女性生殖器の疾患や乳がんは、羞恥心などの面から検診率が低く、発見が遅れがちです。しかし、疾患は増加傾向にあり、生殖器に関するさまざまな意思決定やライフスタイルの変更が必要となることがあります。

ボディイメージが低下し、女性としての自尊心の低下につながったり、QOLの低下をきたすこともあります。性行動の変容を必要とする場合もあり、パートナーを含めた支援が重要です。

女性生殖器・乳腺疾患の患者像

特徴	看護のポイント
女性の象徴である臓器の疾患である	●手術などで女性生殖器を摘出することに対して、患者さんは自信をなくしたり、喪失感を感じていることが多いです。患者さんの価値観を尊重し、気持ちを表出できるようにかかわりましょう。
内診が必要となり、羞恥心やプライバシーに配慮する必要がある	●女性生殖器の疾患では、内診が必要となります。カーテンやパーテーション、バスタオルなどを用いたり、声かけを多くするなど配慮しましょう。 ●男性の医師と患者さんだけになることがないよう、物品を事前に不足なく準備し、必ず付き添うようにします。
下腹部の痛みの増強、性器出血の増加に注意	●これまでの症状がどの程度のものなのか確認し、下腹部痛の増強の有無や性器出血の増加（色や量、性状）の観察を行います。 ●性器出血の増加時は貧血が進んでいることがあります。バイタルサインとともに医師へ報告しましょう。

日常生活への影響　機能性　プロスタグランジン

123 月経困難症

ドクターより❶

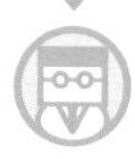

下腹部痛（月経痛）をはじめとする症状が、日常生活に支障を生じるほどの状態を月経困難症といい、生殖年齢女性の25%以上に認められます。

ドクターより❷

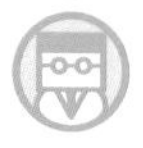

同じエストロゲンとプロゲスチンの合剤である低用量経口避妊薬（OC）と低用量エストロゲン・プロゲスチン配合薬（LEP）ですが、OCは避妊目的として自費診療、LEPは月経困難症や子宮内膜症に伴う疼痛など疾患の治療を目的として保険診療で用いられています。LEPは機能性と器質性月経困難症の両方において月経痛を軽減します。

症状 ❶

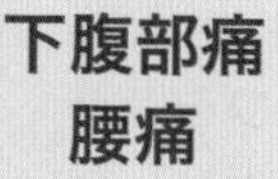

下腹部痛
腰痛

頭痛

腹部膨満感

疾患のココに注意！

- **機能性（原発性）月経困難症**は、月経直前または月経開始とともに症状が出現する。**好発年齢は15～25歳**で、若年者が主体である。
- **器質性（続発性）月経困難症**は、子宮内膜症、子宮腺筋症、子宮筋腫などが原因となることが多い。**好発年齢は30歳以降**である。
- 大部分は機能性月経困難症であり、排卵後の分泌期子宮内膜より過剰に産生されたプロスタグランジンによる子宮筋の過収縮などが原因である。

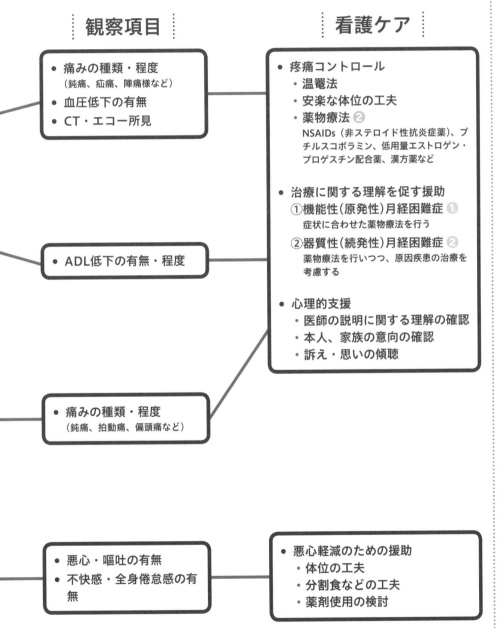

観察項目

- 痛みの種類・程度（鈍痛、疝痛、陣痛様など）
- 血圧低下の有無
- CT・エコー所見

- ADL低下の有無・程度

- 痛みの種類・程度（鈍痛、拍動痛、偏頭痛など）

- 悪心・嘔吐の有無
- 不快感・全身倦怠感の有無

看護ケア

- 疼痛コントロール
  - 温罨法
  - 安楽な体位の工夫
  - 薬物療法 ❷
    NSAIDs（非ステロイド性抗炎症薬）、ブチルスコポラミン、低用量エストロゲン・プロゲスチン配合薬、漢方薬など

- 治療に関する理解を促す援助
  ①機能性（原発性）月経困難症 ❶
  症状に合わせた薬物療法を行う
  ②器質性（続発性）月経困難症 ❷
  薬物療法を行いつつ、原因疾患の治療を考慮する

- 心理的支援
  - 医師の説明に関する理解の確認
  - 本人、家族の意向の確認
  - 訴え・思いの傾聴

- 悪心軽減のための援助
  - 体位の工夫
  - 分割食などの工夫
  - 薬剤使用の検討

先輩ナースより❶

特に機能性（原発性）月経困難症は、陣痛のような強い痛みを伴うことがあります。月経の第1～2日に症状が強いことが多く、妊娠・分娩を経験すると症状が改善することがあります。

先輩ナースより❷

器質性（続発性）月経困難症は、月経4～5日前から月経後まで持続性の鈍痛が続くことが多いです。原因疾患の治療に関する理解度の確認が必要となります。

★☆☆

慢性炎症性疾患　チョコレート嚢胞　不妊

124 子宮内膜症

症状

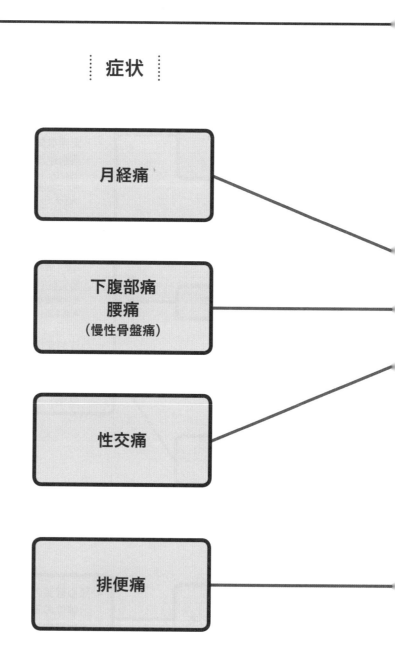

月経痛

下腹部痛
腰痛
（慢性骨盤痛）

性交痛

排便痛

ドクターより❶

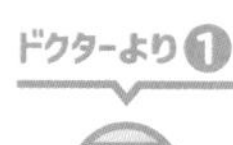

肺、尿管・膀胱、腸管および臍など比較的まれな場所にできる内膜症を稀少部位子宮内膜症と呼びます。

ドクターより❷

卵巣チョコレート嚢胞保存手術後の再発率は高く（30%以上）、挙児希望がない場合は、再発予防のため低用量エストロゲン・プロゲスチン配合薬やプロゲスチン製剤などによる長期間ホルモン療法が行われています。

疾患のココに注意！

- 子宮内膜症は子宮内膜類似の組織が子宮の外に発生する疾患で、**好発部位には卵巣、ダグラス窩、仙骨子宮靭帯**などがある。
- 性成熟期女性の約10%に認められるエストロゲン依存性の慢性炎症性疾患で、**周囲の組織と癒着を起こしてさまざまな痛みをもたらす**。卵巣の子宮内膜症性囊胞（チョコレート囊胞）は破裂や感染のリスクがある。また、長い年月を経てまれにがん化のリスクがある。
- 子宮内膜症患者の30～50%が不妊、不妊症患者の25～50%に子宮内膜症が認められる。

観察項目 ❶

看護ケア

- 痛みの程度
- 血圧低下の有無
- 意識レベル
- 表情・訴え
- CT・エコー所見

- 疼痛コントロール
  - 温罨法
  - 安楽な体位の工夫
  - 薬物療法 ❶

- 治療に関する理解を促す援助
  - 薬物療法（痛みに対する対症療法、ホルモン療法）、手術療法など ❷❷
  - 医師の説明に関する理解の確認
  - 本人、家族の意向などの確認

- 排便障害の有無（便秘、排便困難など）
- 食事の摂取状況

- 排便コントロール
  - 過度の水分摂取、食物繊維を多く含む食事の摂取
  - 便意をがまんしないように説明
  - 緩下剤の使用

先輩ナースより❶

疼痛の対症療法として、NSAIDs、漢方薬、ホルモン療法として低用量エストロゲン・プロゲスチン配合薬などが使われます。医師からの説明を十分に理解できているか確認しましょう。

先輩ナースより❷

挙児希望についての本人や家族の意思が、医師へきちんと伝えられているか確認しましょう。挙児希望がある場合は保存手術が行われることが多いです。

急変・重症化リスク

ホルモン依存性腫瘍　過多月経　不妊

125 子宮筋腫

症状　観察項目 ❶

ドクターコール

貧血による血圧低下・頻脈・ふらつきに注意が必要。過多月経や不正性器出血による貧血は、徐々に進行するため、貧血症状に対する本人の自覚が乏しいことが多い。貧血症状を観察して医師へ報告する。

過多月経 不正性器出血

めまい ふらつき

- 血液データ（RBC・Ht・Hb・PLT）
- 血圧低下の有無
- 頻脈の有無
- 気分不良・顔色
- ふらつきの有無
- 月経量

血圧低下・頻脈・ふらつき ドクターコール

ドクターより❶

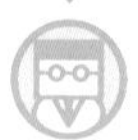

子宮筋腫は良性であるため、治療を必要としない症例も多くあります。何らかの症状が生活の質を落とす状態にある場合に治療を検討します。

月経痛・腰痛（月経困難症）

- 痛みの程度
- 血圧低下の有無・頻脈の有無

下腹部腫瘤感

- 筋腫の大きさと存在部位の確認
- 圧迫症状の有無
- 排尿障害：排尿回数・排尿困難感の有無、自尿量・残尿量
- 排便障害：排便回数・便の性状・排便困難感の有無
- CT・エコー所見

疾患のココに注意！

- 女性ホルモンの影響によって発育する良性腫瘍で、性成熟期に増大し、閉経後に萎縮する。複数個できることが多く、数や大きさはさまざまである。
- 筋腫のできる場所により、**粘膜下筋腫（子宮の内側）**、**筋層内筋腫（子宮の筋肉の中）**、**漿膜下筋腫（子宮の外側）**に分類される。粘膜下筋腫は、他の部位の筋腫に比べ、小さいうちから**過多月経**、**過長月経**、**月経痛**などの症状が出やすい。
- 子宮内腔変形を伴う筋腫は不妊の原因になる可能性があり、子宮筋腫核出術が考慮される。

看護ケア

- **転倒転落予防**
  - **離床時の見守り**
  - **ベッドの位置などの環境整備**
  - **靴や寝衣などの提案**

- **貧血の改善**
  - **造血薬の使用**

※貧血傾向であれば輸血・輸液を実施する場合もある ❶

- **食事指導**
  - **鉄分の多い食物**
  - **調理方法の工夫**
  - **食べ合わせなどの提案**

- **治療に関する理解を促す援助**
  - **経過観察（貧血改善、鎮痛薬）、薬物療法（GnRHアゴニスト・アンタゴニスト療法）、手術療法 ❷など**
  - **医師の説明に関する理解の確認**
  - **本人、家族の意向などの確認**

- **疼痛コントロール**
  - **温罨法**
  - **安楽な体位の工夫**
  - **薬物療法**

- **話しやすい環境の整備**
- **緩下剤の使用**

★排尿・排便状況は訴えにくいことがある

先輩ナースより ❶

貧血が強ければ、輸血・輸液を実施する場合もあります。ドクターコール・バイタルサイン測定・モニター装着や輸液・輸血などの実施・記録係など役割を分担しましょう。

先輩ナースより ❷

手術が決まれば、術前準備をはじめます。医師の説明に関する理解度や本人、家族の意向、挙児希望の有無などを確認し、女性意識の低下のリスクや心理的葛藤に配慮して術前準備を行いましょう。

ヒトパピローマウイルス（HPV） 異形成 HPV ワクチン

126 子宮頸がん

ドクターより❶

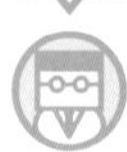

早期には自覚症状がないことが多く、性交渉に伴う接触出血がみられる程度です。進行するに従って異常な帯下、不正出血、下腹部の痛みなどが現れてきます。

ドクターより❷

HPVワクチンは、2013年４月に小学校６年～高校１年の女子を対象に公費による定期接種となり接種率70％と高い水準でした。しかし、接種後に多様な症状が生じたとする報告により2013年６月より厚生労働省の積極的勧奨が一時中止され、その後接種率は１％と激減しましたが、専門家による議論の結果、2022年４月から「積極的勧奨」の再開が決まりました。

ドクターより❸

HPVワクチンは、子宮頸がんを起こしやすいタイプであるHPV16型と18型の感染を防ぐことができます。国内では２価・４価（定期接種）、９価（任意接種）の３種類が承認されています。

症状 ❶❷❸

性器出血
（特に性交時）

悪臭を伴う
帯下の増加

下腹部痛

疾患のココに注意！

- 子宮頸がんは年間11,000人が罹患し、約2,800人が亡くなっている。
- 子宮頸がんのほとんどは、**ヒトパピローマウイルス（HPV）感染**が原因である。
- HPVに感染しても、約90%は自然に排除される。約10%が持続感染になり**異形成と呼ばれる前がん病変**を経て、数年以上をかけて子宮頸がんに進行する。
- 性交渉を経験する前の10歳代前半にHPVワクチンを接種することで子宮頸がんの発症率が大幅に低下する。

観察項目	看護ケア
• 出血量・性状 • 血圧低下・頻脈の有無 • ふらつき・めまいの有無 • 顔色 • 血液データ（RBC・Ht・Hb・PLT）	• 転倒転落予防 ・急な起き上がりはしない ・ベッドの位置などの環境整備 ・靴や寝衣の提案
	• 治療に関する理解を促す援助 ・臨床進行期に準じた治療 1. CIN3・IA期：円錐切除術、単純子宮全摘術 2. IB期・II期：広汎子宮全摘術、同時化学放射線療法（CCRT） 3. III期・IV期：放射線療法、化学療法、CCRT ・医師の説明に関する理解の確認 ・家族の意向などの確認
• 不快感・羞恥心の有無 • 表情・訴え	• 治療の選択 ❶と心理的支援 ❷ ・本人、家族の意向が医師へ正しく伝わっているかの確認 ・傾聴 ・疾患に関する正しい情報の提供
• 外陰部皮膚の発赤・腫脹・びらん • 表皮剥離・掻痒感の有無	• 皮膚障害予防のためのケア ・清潔に関する援助 ・軟膏塗布など
• 痛みの程度 • 血圧低下の有無 • CT・エコー所見	• 疼痛コントロール ・温罨法 ・安楽な体位の工夫 ・薬物療法 ・鎮痛薬の使用

先輩ナースより❶

進行期や年齢、挙児希望などにより治療法が決定されます。
挙児希望の有無は重要な情報となりますので、しっかり意思確認をしましょう。

先輩ナースより❷

生涯に女性がHPVに感染する割合は、全女性のうち80%以上と推定されています。
HPV感染と、性交の開始時期や数などに関する「決めつけ」に精神的な苦痛を感じる患者さんは少なくありません。
HPV感染に関する正しい知識をふまえたかかわりと心理的支援が求められます。

閉経後出血　更年期出血　エストロゲン依存性

127 子宮体がん

ドクターより❶

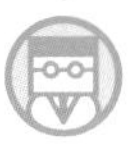

一般に子宮がん検診という場合は子宮体がんではなく、子宮頸がんの検診を指します。子宮体がんの検査は含まれないことが多いので、注意が必要です。

症状

不正性器出血

帯下の増加

下腹部痛

疾患のココに注意！

- 40歳代後半から増加し、**50〜60歳代**に多くみられ、**患者の約90%に不正性器出血**がみられる。**閉経後や更年期**で不正性器出血を認める場合、特に注意が必要である。
- 子宮体がんの多くはエストロゲン依存性である。糖尿病、肥満、無排卵周期症、エストロゲン製剤の服用、乳がん治療でタモキシフェンを服用しているなどがリスク因子となる。
- **治療の主体は手術**であるが、挙児希望がある場合、初期の子宮体がんやその前がん病変とされる子宮内膜異型増殖症に対しては、子宮を温存する黄体ホルモン療法の適応となることもある。

観察項目 ❶	看護ケア
• 出血量・性状 • 血圧低下・頻脈の有無 • ふらつき・めまいの有無 • 顔色 • 血液データ（RBC・Ht・Hb・PLT）	• 貧血の改善 　・造血薬の使用 ※貧血傾向であれば輸血・輸液を実施する場合もある • 食事指導 　・鉄分の多い食物 　・調理方法の工夫 　・食べ合わせなどの提案
	• 治療に関する理解を促す援助 　・手術療法が原則 ❶ 　1．子宮体部に限局：単純子宮全摘術または準広汎子宮全摘術 　2．頸部間質湿潤：広汎子宮全摘術 　3．子宮外への浸潤・転移：子宮全摘術＋化学療法あるいは放射線療法 　・医師の説明に関する理解の確認 　・家族の意向などの確認
• 帯下の量・性状 • におい • 不快感・羞恥心の有無 • 表情・訴え	• 治療の選択と心理的支援 ❷ 　・本人、家族の意向が医師へ正しく伝わっているかの確認 　・傾聴
• 外陰部皮膚の発赤・腫脹・びらん • 表皮剥離・掻痒感の有無	• 皮膚障害予防のためのケア 　・ナプキン・シートの適切な交換 　・シャワー浴を勧める 　・外用薬の検討
• 下腹部痛の程度 • 陣痛様の痛みの有無（Simptom徴候） • CT・エコー所見	• 疼痛コントロール 　・温罨法 　・安楽な体位の工夫 　・薬物療法

先輩ナースより❶

術後の摘出標本の結果によっては、追加治療として化学療法や放射線療法などが行われます。患者さんの不安に寄り添う援助や、追加治療に関する理解や受け入れ状況を確認する必要があります。

先輩ナースより❷

子宮を摘出することで女性意識が低下するリスクがあり、手術前から継続した心理的支援が必要となります。

★★☆ 急変・重症化リスク

腹部膨満感 茎捻転 手術療法

128 卵巣腫瘍

ドクターより❶

良性腫瘍である成熟嚢胞性奇形腫は、比較的若年女性に多く、内部に皮膚組織、毛髪、脂肪、軟骨、骨などの成分を含みます。高齢者ではまれに悪性転化することがあり、悪性転化例の平均年齢は50歳代とされています。

ドクターコール

腫瘍が破裂したり、腫瘍の付け根部分がねじれたり（茎捻転）すると突然の激しい下腹部痛が出現し、緊急手術を要することもある。

症状	観察項目 ❶
腹部膨満感 頻尿	• 尿回数、１回尿量 • 便回数・便の性状 • 腹部膨満感の程度 • 食欲不振の有無 • 食事摂取量
下腹部痛	• 下腹部痛・腰痛の有無・程度 • CT・エコー所見 激しい腹痛 ドクターコール
閉経後不正出血	• 出血量・性状 • 血圧低下・頻脈の有無 • ふらつき・めまいの有無 • 顔色 • 血液データ（RBC・Ht・Hb・PLT）

疾患のココに注意！

- 卵巣腫瘍には非常に多くの種類があり、大きく分けると良性腫瘍、境界悪性腫瘍、悪性腫瘍に分類されるが、約90％は良性である。
- 小さいうちは無症状のことが多く、子宮がん検診や内科などを受診した際に、偶然、発見されることも少なくない。
- 大きくなったり腹水がたまったりして**腹部膨満感**などの症状が出現することが多い。
- **治療は手術療法が原則**であり、悪性腫瘍の場合、多くは術後に化学療法が必要となる。

看護ケア

- 頻回のトイレ援助を考慮した環境整備
  - トイレに近いベッドの選択
  - 履き物の提案
- 排便コントロール
  - 緩下剤の使用について検討

- 悪心軽減のための援助
  - 体位の工夫
  - 分割食などの工夫
  - 制吐薬使用の検討

- 疼痛コントロール
  - 温罨法
  - 安楽な体位の工夫
  - 薬物療法
- 緊急手術

- 治療の選択と心理的支援 ❶
  - 医師の説明に関する理解の確認 ❷
  - 本人、家族の意向などの確認
  - 傾聴

- 持続して出血がある場合、皮膚障害予防のためのケア
  - ナプキン・シートの適切な交換
  - シャワー浴を勧める
  - 外用薬の検討

先輩ナースより ❶

卵巣腫瘍の治療は外科手術が基本であり、良性、悪性、大きさや形状により術式が選択されます。
若年者の早期症例では、妊孕性温存療法の適応の有無が判断されるため、挙児希望の意思確認が重要となります。

先輩ナースより ❷

上皮性卵巣がんでは、手術の後に化学療法（TC療法）が行われることが多いです。
化学療法開始前に、治療に対する理解や受け入れ状況を確認し、起こりうる副作用とその対処法について説明しておきましょう。

薬物療法　放射線治療　緩和医療

129 乳がん

症状	観察項目
乳房腫瘤	• 乳房のしこり（大きさ・形状・硬さ） • 乳房のくぼみ・萎縮・変型 • 乳房の左右差 • 乳房の痛み • エコー・MRI所見
乳頭部分泌物	• 乳頭乳輪部の状態（湿疹・ただれ・血の混じった分泌物）
自壊部（腫瘍の壊死組織）からの出血・感染 ドクターコール	• 乳房皮膚の状態（発疹・腫れ・ただれ・出血・浸出液・痛み・悪臭）
腋窩リンパ節の転移	• 腋窩リンパ節の腫脹 • 頸部や上肢の腫脹 • 腫瘤に伴う神経圧迫によるしびれ・痛み • 日常生活状況
化学療法、放射線療法、ホルモン療法による合併症	①化学療法の副作用 ・消化器症状（悪心・食欲不振・口内炎）・脱毛、骨髄抑制など ②放射線療法の副作用 ・放射線療法宿酔（全身倦怠感・食欲不振・悪心・頭痛・発熱など） ・照射部位の皮膚障害など ③ホルモン療法の副作用 ・更年期障害（ホットフラッシュ・イライラ・気分の落ち込みなど） ・不正出血、膣炎など

ドクターコール

自壊創は腫瘍の一部であり、血管が豊富に存在する。血管は脆く、毛細血管や時に動脈の破綻により出血がみられる。大量出血につながるリスクが高いため出血時は医師に報告し、早めの処置が必要。

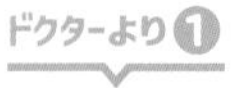

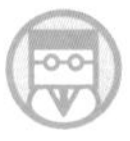

出血が多い場合や繰り返す場合、止血に時間がかかる場合は希釈したエピネフリンを浸透させたドレッシング材で創面を被覆したり、亜鉛華軟膏を用いて出血部位を硬化させるといった処置が施行されることがあります。また電気メスによる凝固止血が必要となる場合もあります。

疾患のココに注意！

- 乳がんの治療は、**手術療法と薬物療法・放射線療法**を単独または組み合わせて行われている。
- 転移巣の症状緩和目的に放射線療法を行う場合もある。手術以外の対症療法についての観察ポイントや看護もおさえておく必要がある。

看護ケア

- ボディイメージの変化に対するケア ❶
  - 傾聴（気持ちの共感）
  - 表出の場をつくる
  - 家族の協力を得る
- 皮膚損傷部の保護 ❶ ❷
  - 寝衣の調整
    （肌に刺激を与えない）
  - におい
    （洗浄処置、消臭剤の使用）

- 疼痛コントロール
  - 鎮痛薬の使用
  - 体位の工夫・マッサージ
  - 温罨法
  - 安静
  - 日常生活の援助

- 患者指導
  - 感染予防対策の説明
  - 出血傾向対策（皮膚の保護・外傷予防）
- 副作用に対する援助
  - 口内炎：含嗽薬・軟膏塗布
  - 脱毛：ウィッグや帽子の着用
  - 便秘・下痢：下剤や整腸薬の使用、水分や食物繊維の多い食品の摂取
- 精神的苦痛、不安の軽減

先輩ナースより❶

乳房のしこり、変形や皮膚のただれなどに伴う乳房の左右差や、治療によるボディイメージの変化を受け入れるのに精神的ケアが求められます。再発、死への恐怖を抱えていることもあります。ゆっくり話を聞くことを心がけましょう。

先輩ナースより❷

症状が進むと自壊創を認めることがあります。皮膚の保護のために下着、衣類の素材に注意しましょう。においを伴うこともあるため消臭ケアを行うとともに、精神的ケアにも務めましょう。

★★☆ 急変・重症化リスク

乳房温存手術　上肢浮腫　センチネルリンパ節

130 乳がん［手術］

ドクターコール❶

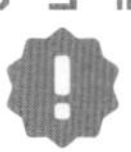

ドレーンからの大量出血があれば血管を損傷している可能性がある。ドレーン固定位置がずれていないか、血性排液の急激な増加がないか血圧低下がないかなどに注意する。患者は臥床安静とし、すぐに医師に報告し、モニタリングを開始する。ドレーンからの出血が増加するのを予防するため、ドレーンの陰圧を解除する場合がある。医師の指示で採血・輸液・輸血指示や場合によっては緊急手術の可能性もある。

ドクターコール❷

創部の感染徴候やドレーンからの膿性排液の流出に注意する。抗菌薬の投与やドレナージが必要。

ドクターコール❸

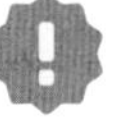

蜂窩織炎がみられた場合は、医師に診察依頼することが大切。抗菌薬の点滴や内服が開始となる。

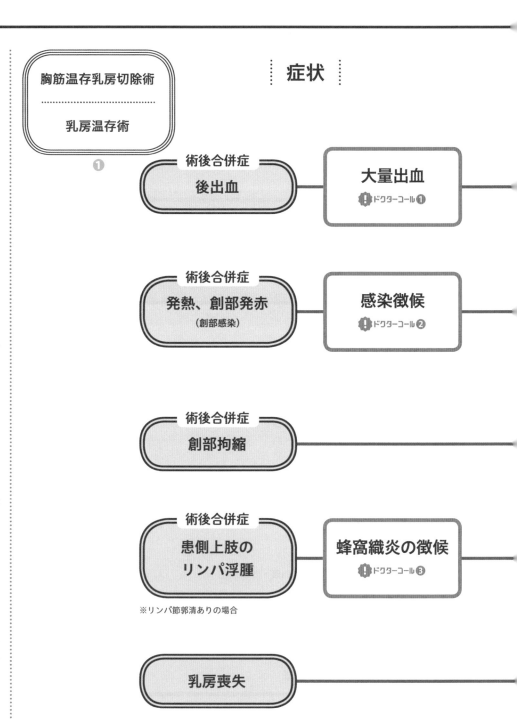

胸筋温存乳房切除術

乳房温存術

❶

症状

- 術後合併症：後出血 → 大量出血（ドクターコール❶）
- 術後合併症：発熱、創部発赤（創部感染） → 感染徴候（ドクターコール❷）
- 術後合併症：創部拘縮
- 術後合併症：患側上肢のリンパ浮腫 → 蜂窩織炎の徴候（ドクターコール❸）

※リンパ節郭清ありの場合

- 乳房喪失

疾患のココに注意！

- 近年はほとんど**乳房温存手術**が行われている。
- **センチネルリンパ節を郭清**して、腋窩リンパ節の郭清を省略する手術が主になっている（**上肢の浮腫を軽減するため**）。
- 乳がんは発見されたときから全身病という考えが広まっており、**手術は機能温存が基本**である。

観察項目	看護ケア
● 血圧低下・頻脈 ● 創部状態 ● ドレーン排液の性状・量 ● 貧血症状（顔色、ふらつき） ● 創部痛の程度	● ドレーン管理(陰圧バッグ) ● 心電図モニター管理 ● 不安の軽減
● 熱型 ● 創部痛の程度 ● 創部状態 ● 血液データ（CRP、WBC上昇） ● ドレーン排液の性状・量	● ドレーン管理（ドレーンからの逆向性感染予防） ● 創部や周囲皮膚の清潔保持（ガーゼ交換）
● 上肢挙上障害の有無・程度 ● 安静度 ● 日常生活の状況	● 患者指導 ・患側上肢のリハビリテーション ● 日常生活の援助
● 上肢・肩甲骨・頸部の浮腫 ● 患側の肩関節可動域縮小 ● 創部や腋窩の知覚障害 ● 蜂窩織炎症状	● 患側上肢の保護・保清 ② ● 患側上肢の挙上・リンパマッサージ ● 退院指導 ・患側上肢のリハビリテーションの継続 ・浮腫予防
● 表情・言動 ● 睡眠状況 ● ADL状況（清潔ケアの拒否）	● 患者指導 ・正しい知識の提供 ③ ・補正具の紹介、服装工夫 ・患者会の紹介 ・形成外科の紹介（乳房再建術）

先輩ナースより①

リンパ節郭清に伴う弊害は術後の生活スタイルに大きく影響します。術式とともにリンパ郭清しているのか、していないのかを把握したうえで観察、看護していくことが必要です。

先輩ナースより②

腋窩リンパ節郭清後は患側上肢からの静脈血やリンパ液の流れが阻害され、細菌感染が起こりやすくなっています。そのため患側上肢からの点滴、注射は禁止とし、血圧測定も避けましょう。

先輩ナースより③

女性の象徴といわれる乳房を喪失することで多くの患者さんは悲しみ失望します。患者さんが術後の変化を正しく理解しているか確認し、知識を提供しながら心の準備を促していきましょう。

12

眼

ここが大事！

人は80％以上の情報を視覚から得ています。そのため、視機能の低下により日常生活に影響を及ぼし、患者さんは不安や恐怖を感じることが多くあります。安全への配慮、苦痛の緩和はもちろん、治療や予後の不安など心理状態を把握し、退院後の社会資源の知識を深め、援助を行いましょう。

眼疾患の患者像

特徴	看護のポイント
視覚障害による転倒・転落のリスクがある	●術後の眼帯の着用、安静体位などは、視覚に影響を与えます。入院環境を整え、十分に説明を行い、転倒・転落が起こらないよう、安全面に配慮しましょう。
術後の安静、治療、予後への不安による心理的ストレスが大きい	●術後の安静によるストレス、治療や予後の不安などは心理面に大きな影響を及ぼします。患者さんの理解度を見きわめ、援助の方法を選択していきます。 ●予後が不良な患者さんに対しては、障害の受容過程や個人の性格、困難対処の経験など情報を得ながら、心理状態を把握し、対応しましょう。
点眼管理、中途失明、ロービジョンなどに対する早期の退院支援が必要	●退院後、点眼管理が必要な場合がありますが、高齢者などは入院中に点眼管理を習得できない場合があります。早期から患者さんの社会状況を把握し、退院後も治療管理や障害をもちながら社会生活を送ることができるように多職種と協働し、不安を解消していきましょう。

急変・重症化リスク

眼脂　リンパ節腫脹　片眼発症

131 結膜炎

ドクターコール

流行性角結膜炎は、潜伏期間7～14日で発症、発症後2～3週間で結膜炎は消退する。
伝染力が強く、リンパ節の腫脹を伴うのが特徴的。感染症であるため、疑わしい入院患者がいる場合、医師に報告し、治療が開始できるようにする。

ドクターより❶

流行性角結膜炎は感染力が強く接触感染で伝播する伝染性眼疾患の代表です。流行性角結膜炎は厚生労働省の感染症サーベイランスの対象疾患の1つで、定点把握疾患に指定されています。
診断にはアデノウイルス抗原検出キットが利用できますが、感度が80%とやや低いため、陰性の場合は偽陰性も考慮して対処する必要があります。

症状 	 観察項目
流行性角結膜炎（はやり目） 結膜の強い充血 眼脂 羞明 流涙 異物感 ドクターコール	• 視力低下の有無 • リンパ節腫脹の有無 • 発熱の有無 • 発症時期 • 患者の社会的役割
細菌性結膜炎 結膜の充血 眼脂 流涙 異物感	• 症状のないほうの目の確認 • 症状の変化 • 患者の清潔行動
アレルギー性結膜炎 掻痒感 流涙 眼脂 結膜の充血・浮腫 眼瞼の発赤・腫脹	• 掻痒感の程度、流涙の程度、生活への支障 • 両眼性であるか • 即時型：眼瞼腫脹、結膜の充血、浮腫 • 遅延型：結膜の色素沈着
春季カタル 強い掻痒感 眼瞼結膜の白色混濁、石垣状の隆起	• 発症時期 • 春から秋の増悪、冬に完解しているか • 角膜障害の有無 • 視力障害の有無 • 羞明、異物感、流涙の有無 • 生活障害の有無

疾患のココに注意！

- **ウイルス性結膜炎**では同時に両眼に発症することは少ない。**流行性角結膜炎**ではまず片眼に症状が出て、４～５日の間隔があいて両眼性になる場合が多い。
- 眼脂の性状は細菌感染では粘液膿性のことが多く、ウイルス感染や急性アレルギーの場合では漿液線維素性（涙液分泌・血漿漏出）である場合が多い。
- ウイルス感染に伴う結膜炎の場合、耳前リンパ節腫脹がみられることが多い。

看護ケア

- 接触・飛沫感染予防対策 ❶
  - 可能であれば隔離
  - 診療後は、アルコール清拭で環境整備
- 患者指導
  - 眼の保護、安静
  - 石けんで手の洗浄
  - 点眼指導
  - ウイルスが分離する２週間は共同生活を避ける
  - 家族も含めた疾患や治療の指導、同じタオルは使用しない
  - 眼脂をぬぐったティッシュなどは、密封して廃棄

- 点眼指導
- 眼に触れない

- 薬物治療の効果の確認
  - ステロイド点眼薬使用の場合：眼圧上昇の症状の有無
- 生活指導
  - アレルゲンの除去、防御眼鏡の使用
  - 点眼指導
  - 眼に触れない

- 薬物治療の効果の確認
  - ステロイド点眼薬使用の場合：眼圧上昇の症状の有無
  - 点眼指導
  - 眼に触れない

先輩ナースより❶

流行性角結膜炎は、５類感染症法に分類されています。入院患者さんに発生した場合は伝染力が強く、感染が拡大しやすいため、接触・飛沫感染予防対策が必要です。
特に発症後７日間はウイルスが活性化するため、眼内分泌物が付着した場所は感染源と考え対策を行いましょう。

【自宅療養の場合】
同居家族に感染しないように、生活指導を行います。
【学童の場合】
学校保健安全法施行規則により出席停止が定められています。
【成人の場合】
職場での感染拡大を予防するために、仕事は休むことが望ましいとされています。

★☆☆
急変・重症化リスク

眼痛　急激な視力低下　眼精疲労

132 緑内障

ドクターコール❶

急激な眼痛、頭痛、悪心・嘔吐は急性緑内障発作の症状で、放置すると失明の恐れがある。すぐ医師に報告する。
眼圧下降に対する薬物治療で不十分な場合はレーザー治療を行う。

ドクターより❶

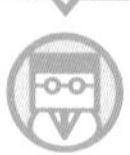

急激な眼圧上昇状態は昔の急性緑内障発作、すなわち急性隅角閉塞が生じた状態であり、点滴加療（高浸透圧剤の点滴）や縮瞳剤の点眼などの加療を要します。また、加療により眼圧下降が得られても隅角閉塞の可能性は残るため、根本的な治療としてレーザー虹彩切開術や白内障手術による隅角の拡大が必要となります。

ドクターコール❷

白内障手術と同様、術後は眼内炎、眼圧上昇の合併症が考えられる。いずれも失明の恐れがあるので、すぐ医師に報告する。

症状

眼圧上昇❶
急激な眼痛
頭痛
悪心・嘔吐
ドクターコール❶

眼精疲労
（眼の奥が重い/痛い）
眼痛
霧視
視力低下

視神経障害
視野欠損

観察項目

- 視力・視野の程度・既往歴、内服薬
- 疾患への理解・認識
- 不安・悲嘆
- 社会的サポートの確認
- セルフケアの状態
- 日常生活への影響
- 併存疾患のコントロール状態
- 病型、治療の選択
- 眼痛、頭痛、悪心・嘔吐、霧視、視力低下、視野欠損の変化
- 保有できている視覚

★開放隅角緑内障（正常眼圧緑内障・原発開放隅角緑内障）は40歳以上で発症する可能性が高く、自覚症状に乏しいため健康診断などで眼底カメラ撮影での視神経乳頭の評価や光干渉断層計での視神経評価が重要となる

疾患のココに注意！

- 急性隅角閉塞症（急性緑内障発作）では散瞳状態が生じることにより隅角が閉塞し、**急激な眼圧上昇が生じる**。散瞳状態が生じる原因として、抗コリン作用のある痛み止めや睡眠薬などの内服、暗所での作業などが考えられる。
- 正常眼圧緑内障は日本人に多く、眼圧値は正常範囲内であるものの**徐々に視神経障害が進行し視野に異常をきたす**が、自覚症状としては眼精疲労などが該当し自覚症状に乏しいため進行してから発見されることも多い。

看護ケア

薬物治療

- 不安の軽減 ❶
  - 傾聴
  - 疾患の理解、認識
- 転倒転落予防
  - 環境整備
- 社会的サポートを整える
- 家族への指導
- セルフケアへの介助
- 点眼指導
- 定期受診行動
  - 社会的サポートの確認

レーザー治療

- 術前：検査説明
- 術中：不安の軽減
- 術後：安静、治療の継続への理解

手術

- 術前：不安の軽減、疾患や手術への理解と認識の確認
- 術中：不安の軽減
- 術後眼内炎の症状（眼痛、腫脹、流涙、視力低下、結膜充血、浮腫など）、眼圧上昇の症状（眼痛、頭痛、悪心・嘔吐など）の観察 → 症状出現 ドクターコール❷
- 点眼手技の指導
- 社会的サポートの確認と家族に対する点眼や転倒転落予防、視野障害などに対する指導 ❷
- 転倒転落予防
- 不安の軽減：傾聴、知識や認識の確認と指導
- 定期的な受診や治療の継続に対する指導 ❸

MEMO

ロービジョンケア

- 患者が現在保有できている視覚を利用して、生活の継続や移行のための指導を行う。
- 眼科医、視能訓練士、理学療法士、作業療法士など多職種がかかわる。
- 看護師の役割は、歩行の介助、転倒転落予防の指導、家族への指導など。

先輩ナースより❶

緑内障は治療を継続しないと失明に至るため、患者さんの衝撃は大きいです。疾患への理解や認識を確認し、不安を解消するかかわりをもちましょう。

先輩ナースより❷

視野障害をきたしている場合、残された視覚で生活するためのロービジョンケアが必要となります。
患者さんの情報を共有し、その人に適したケアを検討しましょう。

先輩ナースより❸

緑内障は、眼圧のコントロールのため継続的に検査を行い、眼圧の再上昇を予防する必要があります。患者さんの疾患や治療継続の理解が重要です。必要であれば家族への指導も行いましょう。

急変・重症化リスク

視力低下 霧視 手術

133 白内障

ドクターコール❶

白内障は水晶体が混濁し、硬くなり厚みが増す。厚みが増すことで房水の流れが阻害され、眼圧が上がり、緑内障を合併することがある。緑内障は適切に治療をしないと失明に至る。無症状の場合もあるが、急激な眼痛、頭痛などを訴えたらすぐ医師に報告する。

ドクターコール❷

術後48時間以内に術後眼内炎を生じることがある。基礎疾患に糖尿病があると起こりやすく、点滴など処置が必要で治療をしなければ失明に至る。

ドクターより❶

水晶体の硬化度が高い症例や過熟白内障症例では、術後の炎症が強く眼圧が上昇することがあるため、術後の眼痛や頭痛に注意しましょう。術後眼内炎は最も注意すべき合併症で、眼痛がない場合でも急激な視力低下が生じる場合があります。

症状

霧視、羞明、複視、近視の進行、視力低下

観察項目

日常生活への影響があり、白内障手術を受ける場合

- 視力障害の程度
- 術眼ではない目の視力障害の有無
- 疾患や手術に対する認識力・理解力
- 原因疾患のコントロール状態
- 糖尿病、アレルギー、ステロイド内服の有無
- 認知症の有無
- 社会的サポートの有無
- 血液データ（Hb・RBC・CRP・WBC）
- X線所見、心電図

日常生活への影響がなく、経過観察、薬物治療を受ける場合

- 霧視、羞明、複視、視力低下の変化
- 日常生活への影響の変化
- 疾患や薬物療法に対する認識力・理解力
- 社会的サポートの有無

合併症

緑内障

（p.288参照）

頭痛、眼痛
悪心・嘔吐

ドクターコール❶

疾患のココに注意！

- 代表的な疾患である白内障では、加齢とともに水晶体の混濁が徐々に増加する加齢性白内障が主なもので、**若年者では糖尿病性や外傷性の白内障**などが認められる。また、先天性の白内障も存在する。
- 基本的には薬物による水晶体の混濁解消は期待できないため、混濁の除去のためには**手術により混濁を除去し屈折状態の改善のため眼内レンズの挿入**が必要となる。
- 白内障の手術は術式の完成度が高く、安全に行えるものとなってきているが、症例の眼の状態により眼内レンズが挿入できないことや眼内に水晶体が落下してしまう可能性もある。

看護ケア

術前

- 不安の軽減（患者の理解力に合わせ、手術説明、思いを傾聴）①
- 転倒転落予防 ②
  - 検査時の散瞳薬によりまぶしく感じるため注意して移動するように説明
  - 術後、眼帯により片方が見えなくなることを説明する
  - 患者に応じ転倒転落予防ができるよう環境整備
- 点眼手技の確認と指導
- 社会的サポートの確認 ③（術後点眼薬を継続して行うことができるか）

術中

- 不安の軽減 ①

術後

- 術後合併症の観察 ①
  - 急激な眼痛、流涙、腫脹、熱感、霧視、充血、眼脂、視力低下（術後眼内炎）
  - 頭痛、眼痛、悪心・嘔吐：眼圧上昇の症状
  - 出血

症状の出現
ドクターコール②

- 転倒転落予防 ②
- セルフケアの介助
- 点眼指導

★自己点眼できない場合は、家族などに指導を行う計画を立てる

- 退院指導 ③
  - 点眼薬の継続、洗顔、洗髪の開始、洗髪開始の時期の説明
  - 視力低下、霧視（後発白内障、水晶体脱臼）などあれば外来受診の際に伝えるように説明

- 薬物療法に対する理解
- 点眼指導
- 併発疾患コントロール指導
- 生活指導（紫外線を避けるため、帽子などをかぶる）

・p.288「132 緑内障」参照

先輩ナースより①

白内障手術を受ける患者さんは緊張やストレスを感じているため、術前から不安を軽減するかかわりを心がけましょう。

先輩ナースより②

術後は眼帯で保護されます。高齢者では術眼でないほうも視力が低下している可能性があり転倒の危険性が高くなります。環境を整備するとともに患者さんへの指導も必要です。

先輩ナースより③

白内障手術は術後眼内炎、術後炎症を予防するために、退院後3か月程度点眼が必要です。
また後発白内障は、術後1～2年程度で起こる可能性があり、定期的な受診が必要です。入院前～直後の早い時期に社会的サポートについて確認し、治療や受診が継続できるように調整しましょう。

13

耳鼻咽喉

ここが大事！

耳鼻咽喉科領域の疾患は、日常生活に不可欠な聴覚・嗅覚・味覚・平衡感覚という感覚機能や音声・言語などのコミュニケーションによる自己表現機能に影響を及ぼすことが少なくありません。難聴や喉頭摘出によるコミュニケーション障害、摂食・嚥下障害、呼吸管理などの看護も必要です。

日常生活は自立していても機能障害が残ることがあります。その人らしく生活できるように言語療法士や摂食・嚥下障害看護認定看護師、栄養サポートチームなどと連携し、援助していきましょう。

耳鼻咽喉疾患の患者像

特徴	看護のポイント
難聴・めまい・顔面神経麻痺などに対する内科的治療から、頭頸部の良性腫瘍・悪性腫瘍に対する外科的治療と幅が広い	●耳鼻咽喉科領域は耳・鼻・副鼻腔・咽頭・喉頭・顔面・頸部など解剖学的にも機能的にもまったく異なります。そのため、手術の対象となる部位ごとに術後管理と看護が異なります。 ●頭頸部がん患者さんの場合、急性期から緩和ケアまで幅広い知識が必要となります。
頭頸部手術後は血腫・死腔の予防のため、ドレナージが必要となる	●頭頸部の場合、腹腔や胸腔のようにスペースに余裕がないため、少量の出血でも皮下や組織間隙に血腫が生じやすいです。 ●組織を切除した部位や血腫が生じた部位は死腔を生じやすく、死腔は感染や膿瘍形成の原因となります。頸動脈周囲に感染が波及すると血管破綻を起こします。 ●「唾液腺手術」「喉頭全摘術」「耳下腺手術」などが術後ドレナージの適応となります。

★☆☆ 急変・重症化リスク

めまい 難聴 顔面神経麻痺

134 慢性中耳炎 [手術]

症状

鼓室形成術 ❶

- 術後合併症：めまい 耳鳴り（内耳障害）
- 術後合併症：眼が閉じにくい 口角が上がらない（顔面神経麻痺） ドクターコール❶
- 術後合併症：発熱 耳痛（感染）
- 術後合併症：出血→大量出血 ドクターコール❷

鼓膜形成術 ❶

- 術後合併症：めまい 耳鳴り（内耳障害）
- 術後合併症：発熱 耳痛（感染、鼓膜の再穿孔）

※観察項目 看護ケア は上記「鼓室形成術」を参照

★出現する可能性は低く、めまいは通常一時的

ドクターコール❶

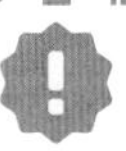

麻痺が出現する可能性は非常に低いが、術後症状がみられた場合は、すぐに医師へ報告する。神経を損傷しない限り麻痺は一過性である。神経を損傷した場合は再手術の可能性がある。

ドクターコール❷

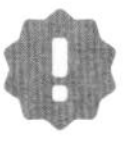

術後の大量出血、術後3日以降の出血は異常である。出血量と性状を観察し、医師に報告する。

ドクターより❶

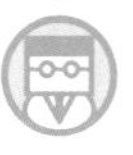

最近は内視鏡手術も増えてきています。耳の手術は計画的に再手術を行うこともあります。

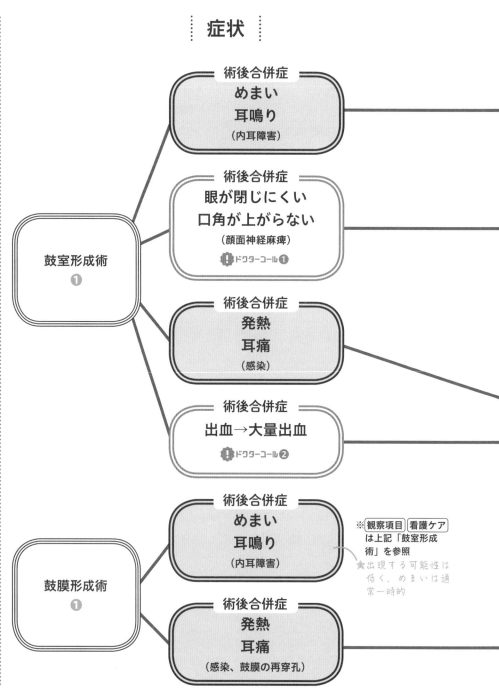

疾患のココに注意！

- 内耳刺激で**回転性めまい**が起こることがある。
- 術直後の聴力は把握しにくいが、内耳障害による**感音難聴**に注意が必要。
- **味覚障害**（患側舌の前半）や**顔面神経麻痺**が起こることがある。
- 創部からの出血は通常多くない。多ければ異常を疑う。

観察項目	看護ケア
● 悪心・嘔吐 ● 眼球振とう ● めまい ● 耳鳴り ● 難聴悪化	● 症状緩和 ・抗不安薬や抗めまい薬などの投与 ・頭位の急激な変換は避け安静を保つ ● 転倒転落予防 ・歩行時の介助 ・環境整備 ● 患者指導 ・鼻かみや鼻すすり、強くいきむ動作を避ける
● 表情筋の左右差 ● 口角の下垂 ● まぶたが閉じられない ● 味覚障害	● 緊急手術の可能性あり、手術への支援 ● ステロイド・循環改善薬の投与 （症状を慎重に観察し麻痺が改善されているか確認）
● 発熱 ● 耳痛 ● 耳漏 ● 外耳からの出血 ● 創部(耳後部の切開創）状態 （腫脹・血腫・浸出液） ● 痛みの部位・程度	● ドレーン管理 （耳後創にドレーンが挿入されている場合がある。浸出液や出血によるガーゼ汚染状態を観察） ● 抗菌薬の投与 ● 創部の清潔保持 （耳後部の治癒状態に応じ、医師に確認後、シャワー・洗髪介助）❶
● 発熱 ● 耳痛 ● 耳漏（排液の性状） ● 出血 ● 難聴 ● 耳鳴り	● 症状からの異常の早期発見 ❷ ・抗菌薬や点耳薬の投与 ※再手術の可能性がある。その場合は術前準備（身体的・精神的） ● 患者指導 ・激しい運動を避ける ・強く鼻をかまない

先輩ナースより❶

シャワー時はキャップをして耳に水が入らないように援助しましょう。水が中耳に浸入すると中耳炎が再発する危険性があります。

先輩ナースより❷

術後数か月かけて鼓膜の再生が行われます。感染は穿孔の原因になるため、感染徴候の観察を行い、早期発見に努めましょう。

術後出血　眼合併症　術後感染

135 慢性副鼻腔炎［手術］

ドクターコール❶

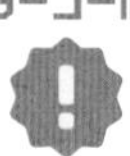

外鼻孔・後鼻孔・咽頭への出血として現れることが多い。唾液に混じった血液をみるが、唾液の混入がなく血液そのものである場合は、医師へ連絡する。血圧や出血傾向にも注意する。

ドクターコール❷

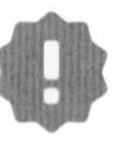

紙様板損傷・眼窩骨膜の損傷により眼瞼の腫脹や皮下出血、眼球運動障害、視力障害が起こる。これらの症状は全身麻酔例では覚醒しないと観察できない症状もあるため、病棟看護師は早期発見に努める。

ドクターより❶

鼻の手術はやって終わりではなく、退院後も含めて術後の処置や洗浄が重要です。

副鼻腔内視鏡手術

症状	観察項目
術後合併症 血液の咽頭への流れ込み 悪心 鼻孔からの流血 （後出血） ドクターコール❶	• 鼻腔タンポンガーゼの汚染 • 鼻腔タンポンガーゼ除去時の出血・出血量 • 前鼻孔・咽頭部の違和感、血液の垂れ込み • 血液混じりの唾液 • 悪心・嘔吐 • 血圧低下
術後合併症 眼瞼浮腫 皮下出血 （眼合併症）	• 眼瞼の腫脹・皮下出血 • 眼球の運動障害 • 視力障害（複視） → 症状の出現　ドクターコール❷
術後合併症 頭痛 （頭蓋内合併症）	• 頭痛 • 髄液鼻漏
創部痛	• 鼻内圧迫感 • 口呼吸による頭痛 • ガーゼ挿入の圧迫による痛みの程度 • 鼻腔タンポンガーゼ除去時の痛みの増強
術後合併症 発熱 感染	• 発熱・血圧低下・頻脈・冷汗・意識レベル低下（ショック症状） • 血液データ（WBC・CRP） • 鼻漏や後鼻漏の増加、膿性への変化

疾患のココに注意！

- 術後出血はときどき起こる。当日の夜とタンポンガーゼ抜去後に注意する。
- **眼合併症は重篤な後遺症になる場合があり**、早急な対応が必要となる。
- 鼻処置の際に、**出血や迷走神経反射**が起こることがある。
- アスピリン喘息を合併することがあり、**鎮痛薬に注意が必要**である。

看護ケア ❶

- **吸引実施** ①
- **処置介助**
  - **アドレナリンガーゼで圧迫止血**

※止血できないとき：医師が鼻腔タンポンガーゼを再挿入→挿入状態の確認（咽頭部にタンポンガーゼが落ち込んでいないか、のどの違和感の有無）

- **患者指導**
  - **頭部挙上、安静**
  - **ガーゼを触らない**
  - **自己での綿球交換**

※汚染した綿球はゴミ箱に捨てない（出血の有無の観察のため）

- **症状からの異常の早期発見** ②
  - **患者に症状を問いかけ、障害の程度を観察**

- **患者指導：マスクの着用**
  （口呼吸による乾燥を予防、外観への配慮のため）
- **疼痛コントロール**
  - **鎮痛薬の定期服用**
  - **鼻腔タンポンガーゼ除去時の鎮痛薬の使用** ③

- **症状からの異常の早期発見**
- **創部の清潔保持：シャワー浴**（術後2日目ガーゼ除去後～）
- **点滴・内服管理**
  - **抗菌薬の投与**
  - **吸入**

※炎症や創部腫脹を抑えるためにステロイド入りの吸入薬を使用する場合もある

- **患者指導**
  - **鼻や口吸入薬の管理**

先輩ナースより①

嚥下した血液量が多いと悪心を訴え嘔吐することがあります。嘔吐した血液量は胃液も混じるため実際の出血量より多くなります。吐物を確認し出血量を推定し、医師に報告するようにしましょう。

先輩ナースより②

鼻内タンポンによる鼻涙管閉塞で流涙を認めることがありますが、タンポン抜去後は症状は消失します。
耳閉塞感の有無にも注意しましょう。タンポンにより耳管咽頭口が閉鎖し、中耳炎になることがあります。

先輩ナースより③

鼻腔タンポンガーゼ除去時には強い痛み、過度の緊張からプレショック状態に陥る患者さんもいます。処置時には鎮痛薬を使用し、看護師がそばに付き添い不安の軽減に努めましょう。

急変・重症化リスク

術後出血 疼痛 やわらかい食事

136 慢性扁桃炎 [手術]

ドクターコール

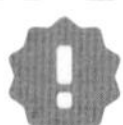

術後出血は、最も注意が必要な合併症の1つ。程度によっては気道閉塞を生じる危険性がある。また、全身麻酔下で止血手術を行うこともある。

ドクターより❶

比較的簡単な手術と思われがちですが、けっしてリスクの低い手術ではありません。術後出血は時に重篤になります。

先輩ナースより❶

術後は、手術中の舌圧子や開口器、挿管チューブによる圧迫・舌根扁桃移行部への手術操作による舌神経の障害で味覚障害が起こることがあります。この場合、長期間味覚障害が残ることはありません。

先輩ナースより❷

手術により物理的に咽頭腔が広くなり音声障害が起こることがありますが、これも一時的です。

扁桃摘出術 | 症状

術後合併症
咽頭への流れ込み
(術後出血) ❶
ドクターコール

術後合併症
発熱
(菌血症)

痛み

術後合併症
いつもと味が違う
味がわからない
(味覚障害) ❶
声が出にくい
(音声障害) ❷

疾患のココに注意！

- 術後出血はときどき（2～5％）みられる。術当日と1週間後くらい（退院前後）に多い。
- 痛みが強く（特に成人）、摂食・嚥下が進まないことがある。
- **睡眠時無呼吸症候群**のある人は呼吸状態に注意。
- **IgA腎症**などを合併している場合がある。
- まれに味覚障害を自覚することがある。

観察項目	看護ケア
• 出血量・性状 • 悪心・嘔吐 • 血圧低下	• 患者指導 ・咳は軽く行う ・ガラガラうがいはしない ・長時間の会話はしない ・血液を飲み込まない ・食事形態に考慮する ③ ・出血量が多ければ看護師へ伝える • 全身麻酔下での止血術への援助 ④ • 止血薬の投与 • 局所麻酔にて出血点の電気凝固
• 血液データ（WBC・CRP） • 発熱の有無	• 抗菌薬の投与 • 食前・食間・就寝前など口腔内の清潔を保つように指導
• のど・耳の痛み • 嚥下時の痛み • 持続する咳嗽	• 疼痛コントロール（食前の鎮痛薬の使用など） • 食事形態をやわらかいものへ変更
• 舌の萎縮や乾燥 • 普段服用している薬剤 • 血液データ（亜鉛値）	• 口腔内乾燥を予防 • 不安の軽減

先輩ナースより ③

硬いものは出血、柑橘類・酸味のあるもの・刺激のあるものは痛みのリスクを高めます。これらの食品は避けるように説明しましょう。

先輩ナースより ④

少量の出血で止血した場合を除き、緊急手術になります。術後出血は3～6時間後、6～7日後に多いといわれ、術後1週間以上経過しても再出血の可能性があります。退院後に出血があれば、すぐに受診するよう説明しましょう。

呼吸困難　喉頭浮腫　発声禁止

137 声帯ポリープ［手術］

全身麻酔下手術
喉頭微細手術
（ラリンゴマイクロサージェリー）

ドクターコール❶

手術時間は短く、手術侵襲も少ないが、術中・術後に喉頭けいれんや喉頭狭窄が生じる危険性がある。術直後～数時間がリスクが高い。気道確保のための再挿管や気管切開が必要になる可能性がある。

ドクターコール❷

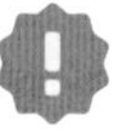

ほとんど出血は起こらないが、唾液からの出血、血痰が持続するようであれば、医師に報告する。

ドクターより❶

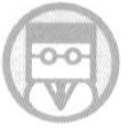

経口的な下咽頭・喉頭手術には、最近さまざまな機器が使われるようになってきており、内視鏡を使う場合もあります。早期がんに対して行う場合も多く、その場合創の面積が広くなり、痛みも出やすくなります。

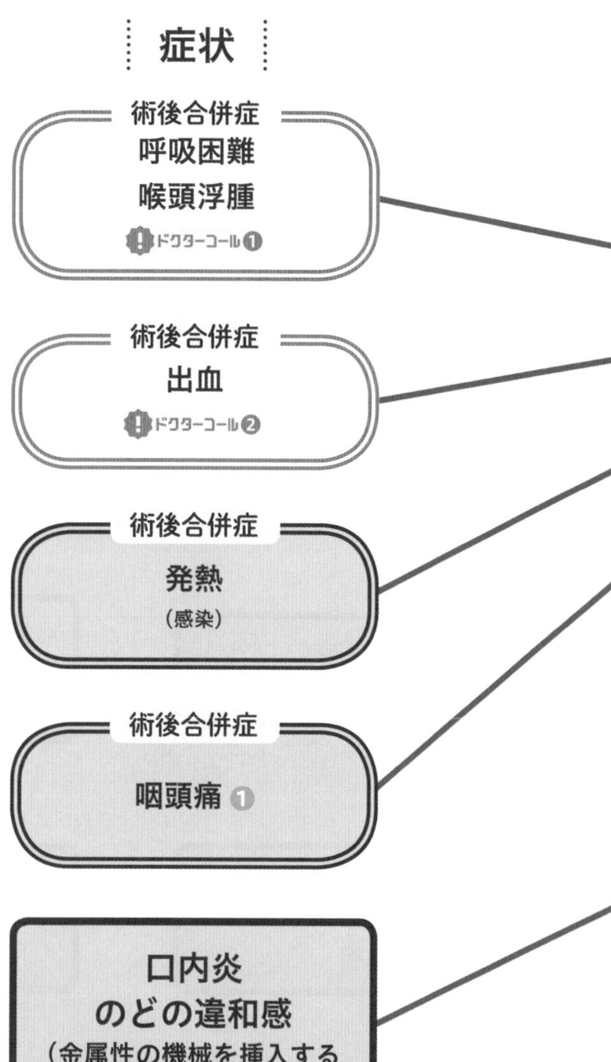

疾患のココに注意！

- 術後声帯への刺激を避けるため、発声禁止を励行する。
- 術後の喉頭浮腫による**呼吸困難**は危険。時に気管切開が必要になることもある。
- 喉頭鏡挿入の際に、歯牙や咽頭粘膜を損傷することがある。
- 舌の圧迫で**味覚障害**を自覚することがある。
- たいていの創は咽頭・喉頭腔の表面に露出しているので、**痛みや出血**には注意が必要。

観察項目	看護ケア
• SpO_2値 • 呼吸数・呼吸状態 • 顔色・チアノーゼ • 嗄声の有無・程度 • 血痰の有無・程度 • 咳嗽の有無・程度 • 食事摂取量 • 血液データ（WBC・CRP）	• 全身管理 • 酸素投与 • 疼痛コントロール • 吸入 • 患者指導 　・血は飲み込まず、ティッシュに吐き出す • 食事の調整 　・粥食から始め、徐々に形態をアップしていく 　・硬いもの・刺激の強いものは避ける
• 口内炎の有無 • のどの違和感の有無、味覚障害 • 歯の損傷の可能性	• 患者説明 • 口内炎などに対しては含嗽などの対症療法
• 表情 • 発言 • 睡眠状況	• 患者指導 ❶❷ 　・術前に術後の沈黙期間のコミュニケーションの方法・準備を説明 　・ガラガラうがいは不可 　・咳ばらいは不可 　・禁酒・禁煙 　・再発予防のため、生活習慣改善の必要性を説明

★金属性の機械の挿入時に舌を圧迫するため、一時的に舌の感覚麻痺が起こることがある（のどの違和感の有無、味覚障害）

★硬い金属性の機械を口から挿入するため、前歯に力が加わり起こることがある（歯の損傷の可能性）

★手術時の操作に伴って起こりうることを説明しておく（患者説明）

先輩ナースより❶

空気の乾燥は厳禁です。声帯も乾燥しやすく、術後の創傷治癒に悪影響を及ぼします。含嗽やマスクを使用しましょう。

先輩ナースより❷

創面は縫合せず裸になった状態のため、発声すると両側の声帯が高速でこすれ合い、正常な創傷治癒がなされず、瘢痕になりやすいです。通常の手術であれば、5日ほどで発声を許可します。名前を呼ばれて不用意に返事をしたくらいでは影響を及ぼしません。発声禁止の間、意思疎通の方法に関して、患者さんと取り決めをしておくとよいでしょう。

急変・重症化リスク

副作用 口腔・咽頭粘膜炎 栄養管理

138 頭頸部がん［化学療法、放射線療法］

ドクターコール❶

痛みに伴い食事摂取が困難となってくる。水分摂取も含めた経口摂取が難しい場合は、早めに医師に報告し、輸液などの栄養管理が必要になる。

ドクターコール❷

対応が遅れると重篤化することがある。抗がん薬投与中に発熱、悪寒、頭痛、発疹、嘔吐、呼吸困難、血圧低下など、それまでと異なる症状があるような場合、「おかしい」「何か違う」と思うような場合は、すぐに医師に報告する。

ドクターコール❸

血管外漏出を起こしたときは、抗がん薬の漏出量、漏出時間を最低限にとどめ、迅速な処置を行うことが必要である。患者が違和感や痛みを訴えたり、挿入部に腫脹を生じた際は、すぐに処置を開始し、医師に報告する。

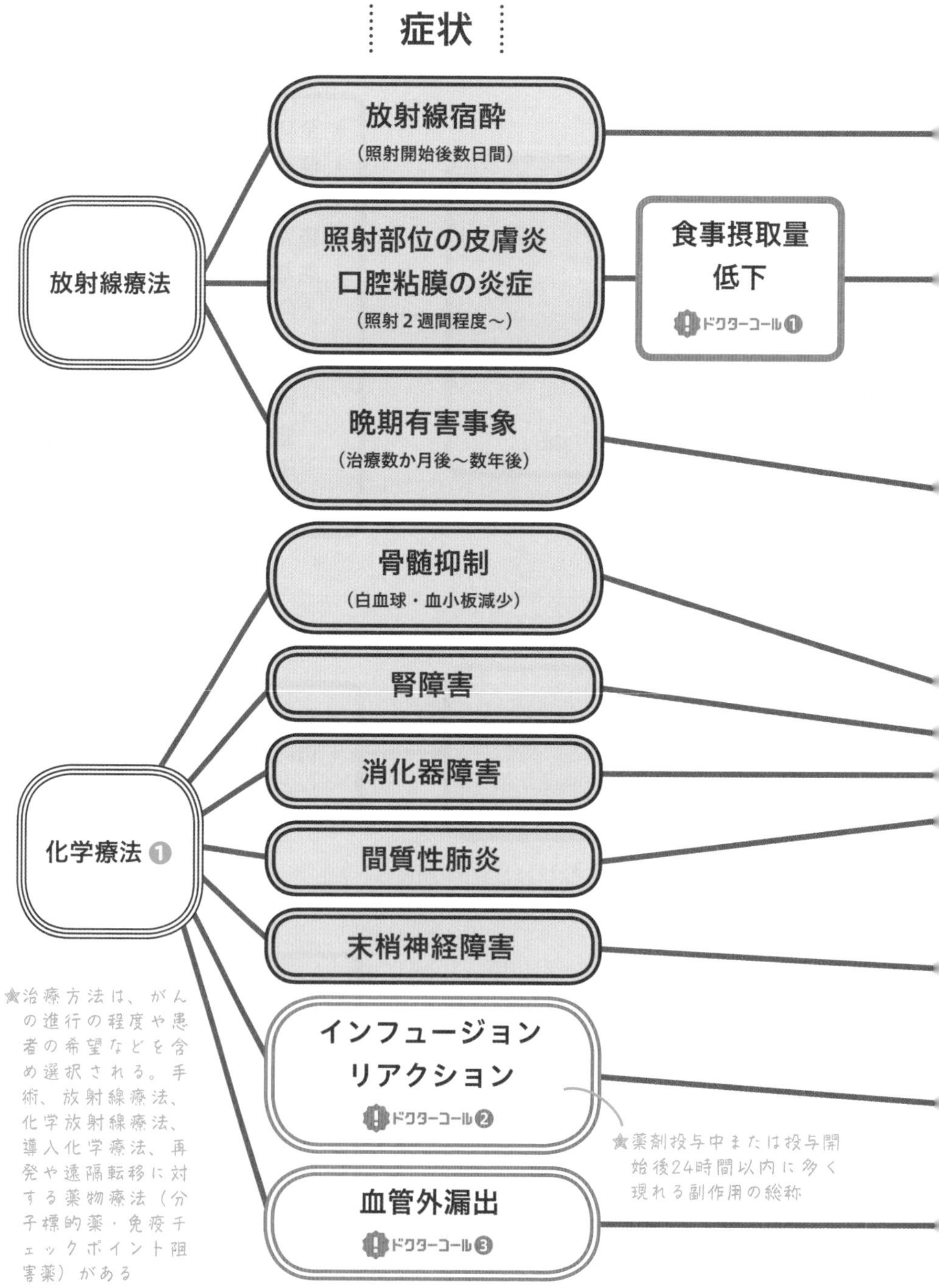

症状

放射線療法
- 放射線宿酔（照射開始後数日間）
- 照射部位の皮膚炎 口腔粘膜の炎症（照射2週間程度～）
  - 食事摂取量低下 ドクターコール❶
- 晩期有害事象（治療数か月後～数年後）

化学療法❶
- 骨髄抑制（白血球・血小板減少）
- 腎障害
- 消化器障害
- 間質性肺炎
- 末梢神経障害
- インフュージョンリアクション ドクターコール❷
- 血管外漏出 ドクターコール❸

★治療方法は、がんの進行の程度や患者の希望などを含め選択される。手術、放射線療法、化学放射線療法、導入化学療法、再発や遠隔転移に対する薬物療法（分子標的薬・免疫チェックポイント阻害薬）がある

★薬剤投与中または投与開始後24時間以内に多く現れる副作用の総称

疾患のココに注意！

- 化学療法剤の副作用は種類によりさまざまである。使われる薬剤の特性と副作用予防のポイントを把握する。放射線療法では口腔咽頭の粘膜炎が強く、**唾液分泌障害**なども起こるので、摂食嚥下機能に障害をもたらす。
- **食欲不振**、**味覚障害**などが起こるので栄養管理に注意が必要である。
- 喉頭や下咽頭腫瘍では、呼吸状態にも注意する。治療途中でも**喀痰喀出困難**などがあると、気管切開が必要になることがある。

観察項目	看護ケア
• 全身倦怠感　• 食欲不振 • 悪心　• 頭痛	• 数日間で終了するので、症状が現れれば、無理をしないで休息をとってもらう
• 照射部位の発赤・びらん • 口内炎・口腔内乾燥 • 痛み　• 嗄声 • 味覚障害・摂食嚥下障害 • 照射部位の脱毛	• 口内炎・粘膜炎に対するケア ❶ • 放射線照射部位の皮膚炎に対するケア ❶ • 食事の種類の調整や工夫をする • 疼痛コントロール（鎮痛薬の調整、麻薬の内服） • 感染予防対策（含嗽・手洗い）
• 軟骨・下顎の炎症 • 頸部の浮腫 • 味覚障害　• 嚥下障害 • 口腔内乾燥	• 患者説明 ★晩期障害は、一度出現すると簡単に治癒しないが、早期に発見し、治療することで軽快していく
• 発熱　• 貧血　• 口内炎 • 尿量・浮腫・全身倦怠感 • 血液データ • 悪心・嘔吐・食欲不振 • 下痢・便秘 • 呼吸困難・乾性咳嗽 • 胸部X線所見	• 患者指導 　• 感染予防対策 　• 出血傾向の対策 　• 末梢神経障害の対策 　• 皮膚障害の対策 　• 抗がん薬曝露予防 ❷ • 排便コントロール • 食事に対する援助
• 手足のしびれ・感覚が鈍い • チクチクした痛み • 関節痛・筋肉痛	（患者指導へ）
• 熱感・蕁麻疹・掻痒感 • 顔面紅潮・呼吸困難・咳	• インフュージョンリアクションの起こりやすい抗がん薬の把握 ★事前に患者に症状を説明しておき、異常があればすぐ知らせるように協力を得る
• 挿入部の異常・腫脹・灼熱感・痛み　• 滴下異常	• 点滴管理（血管外漏出を起こしにくい血管へのルート確保） ★血管外漏出時の対応マニュアルを把握しておく

ドクターより❶

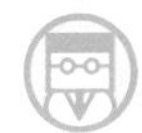

最近は化学療法に使われる薬剤も種類が増えてきて、組み合わせもいろいろあり、その副作用も多彩になってきています。

先輩ナースより❶

症状の悪化防止には、口腔内の衛生保持と保湿が重要です。また、照射部位の皮膚を清潔に保ち、刺激しないよう注意します。

先輩ナースより❷

抗がん薬は、投与から体外に排出されるまで、平均48時間かかるといわれてます。
・対策が必要な期間：治療中から終了後2日間
・対策：排泄後はトイレの水を2回流す、洗濯物は家族と分けるなど

★★☆ 急変・重症化リスク

気道確保　機能障害　術後合併症

139 頭頸部がん［手術］

原発部位の摘出
頸部リンパ節郭清
気管切開
再建術

症状

- 術後合併症　呼吸困難（肺合併症）
- 術後合併症　気道狭窄
- 気管カニューレ抜去　ドクターコール❶
- 創部の腫脹　ドクターコール❷
- ドレーンの排液異常　ドクターコール❸
- 術後合併症　出血・血腫
- 術後合併症　感染
- 術後合併症　縫合不全
- 術後合併症　皮弁の壊死（再建術の場合）
- 術後合併症　イレウス（特に遊離空腸の場合）
- 術後合併症　頸部リンパ節郭清による僧帽筋麻痺

ドクターコール❶

努責などで気管カニューレが抜けてしまった場合、すぐに医師に報告する。放置すると気管切開部が縮小してしまい気管カニューレの再挿入が難しくなる。

ドクターコール❷

手術の直後や当日に創部の腫脹を認めた場合は第一に出血を疑い、術後3～4日目に創部痛や圧痛を伴う頸部の腫脹を認めた場合には縫合不全が疑われる。
感染は局所の壊死を引き起こし、壊死によって頸動脈が露出すると致命的な出血の危険がある。

ドクターコール❸

血行障害が疑われれば、ただちに緊急手術にて血管の再吻合が必要となる。

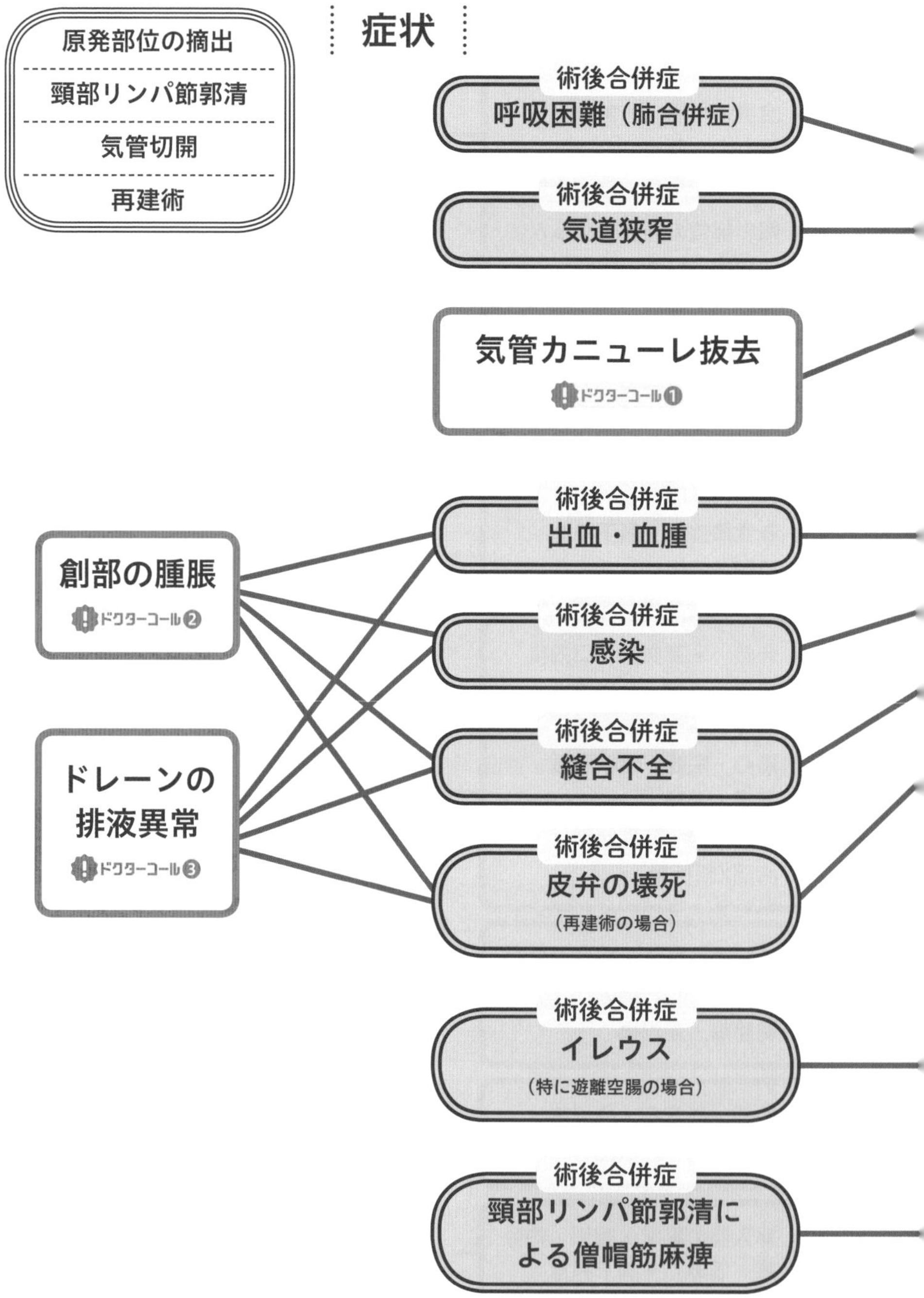

疾患のココに注意！

- 気管カニューレのトラブルすなわち**事故抜管や閉塞には最大限の注意を払う。**
- **術後のドレーン管理も重要。**創のトラブルの予防と早期発見につながる。
- 術後の機能障害（発声、嚥下、運動）があり、不可逆的なもの、リハビリテーションの必要なものがある。
- 術後せん妄対策や、発声できない、経口食が摂れないなどに対する**ストレスケアにも留意する。**
- 手術前後の口腔ケアも重要。

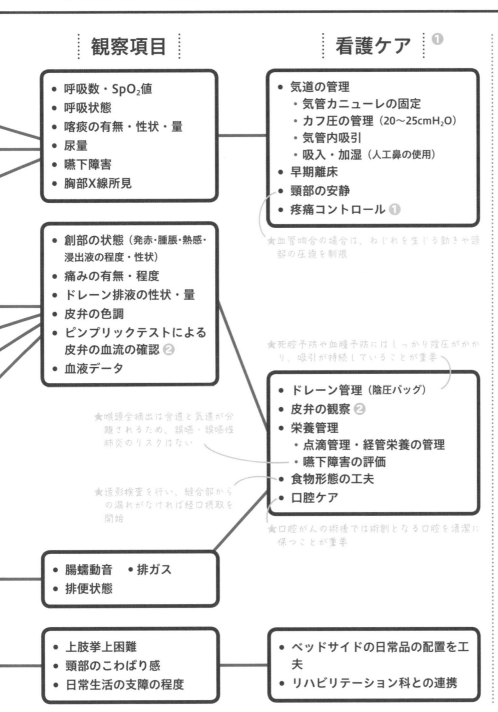

観察項目

- 呼吸数・SpO_2値
- 呼吸状態
- 喀痰の有無・性状・量
- 尿量
- 嚥下障害
- 胸部X線所見

- 創部の状態（発赤・腫脹・熱感・浸出液の程度・性状）
- 痛みの有無・程度
- ドレーン排液の性状・量
- 皮弁の色調
- ピンプリックテストによる皮弁の血流の確認 ❷
- 血液データ

- 腸蠕動音　・排ガス
- 排便状態

- 上肢挙上困難
- 頸部のこわばり感
- 日常生活の支障の程度

看護ケア ❶

- 気道の管理
  - 気管カニューレの固定
  - カフ圧の管理（20～25cmH_2O）
  - 気管内吸引
  - 吸入・加湿（人工鼻の使用）
- 早期離床
- 頸部の安静
- 疼痛コントロール ❶

★血管吻合の場合は、ねじれを生じる動きや頸部の圧迫を制限

★死腔予防や血腫予防にはしっかり陰圧がかかり、吸引が持続していることが重要

- ドレーン管理（陰圧バッグ）
- 皮弁の観察 ❷
- 栄養管理
  - 点滴管理・経管栄養の管理
  - 嚥下障害の評価
- 食物形態の工夫
- 口腔ケア

★喉頭全摘出は食道と気道が分離されるため、誤嚥・誤嚥性肺炎のリスクはない

★造影検査を行い、縫合部からの漏れがなければ経口摂取を開始

★口腔がんの術後では術創となる口腔を清潔に保つことが重要

- ベッドサイドの日常品の配置を工夫
- リハビリテーション科との連携

ドクターより❶

手術がうまくいっても術後に機能障害が残ることも多く、身体的、精神的ケアが必要になります。

先輩ナースより❶

皮弁などを用いた手術は採取部位の痛みが比較的強くなります。肺・腹部の合併症やせん妄を予防するためにも積極的な疼痛管理が大切です。

先輩ナースより❷

血管閉塞の可能性は手術48時間以内が多いです。皮弁の色調が蒼白でないか、黒ずんでいないかを確認し、異常の早期発見に努めましょう。皮弁の血行状態が肉眼的に不明の場合は、医師により注射針を刺して（ピンプリックテスト）、出血の有無、血の色を確認します。鮮血があれば皮弁の血流良好、黒っぽい血が出れば静脈の閉塞、出血がなければ動脈の閉塞と考えられます。

14

皮膚

❗ ここが大事！

皮膚は人体最大の臓器です。日本人の成人ではおよそ畳１枚分、体重の約16%もの重量を占めています。

皮膚は、外界からの刺激や感染源の侵入から体を守り、一方で体内からの水分が蒸散するのを防ぐ、「バリア機能」とうい大切な役割を担っています。人間にとって、健やかな生活を送るために皮膚の健康はとても重要です。皮膚障害の要因をアセスメントし、皮膚をよい状態に維持・改善できるようケアを行いましょう。

皮膚疾患の患者像

特徴	看護のポイント
高齢者は皮膚障害を起こしやすい	●高齢者の皮膚は薄くて乾燥しやすく、わずかな刺激でスキン-テア（皮膚裂創）や紫斑、水疱などの皮膚障害が生じやすく、創傷の回復も遅いです。 ●栄養状態の低下している人が多く、栄養改善が重要です。
皮膚を清潔に保つことが大切である	●皮膚の健康を保つため、皮膚表面の皮脂や汗、創傷からの滲出液や痂皮を洗い流します。 ●洗浄は１日１回、皮膚表面pHと同じ弱酸性石けんを十分泡立て愛護的に洗いましょう。 ●洗浄後は保湿剤で乾燥を予防します。
創傷ケアでは、「外用薬」または「ドレッシング材」が用いられる	●創面の皮疹や感染、滲出液、壊死組織などの状態により外用薬またはドレッシング材を使用します。

★☆☆
急変・重症化リスク

水疱 疼痛 神経障害

140 帯状疱疹

ドクターコール❶

顔面や耳の帯状疱疹では、顔面神経や内耳神経への障害で末梢性顔面神経麻痺や聴覚障害を伴うことがある（Ramsay Hunt症候群）。口角の下垂や顔貌の左右差、耳の聞こえ方の左右差を認める場合は早期に医師へ報告する。

ドクターコール❷

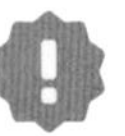

帯状の皮疹部位以外にも水疱が散在している場合は、水痘と同様にウイルス血症を起こしている。他者へ感染させる可能性があるため、水痘に準じた感染予防対策を要するため、すぐに医師や感染対策チーム（ICT）へ報告する。

ドクターコール❸

頭部の帯状疱疹では、眼科的、耳鼻科的合併症、脳炎を合併することがある。髄膜刺激症状、頭蓋内圧亢進症状の徴候を早めに見つけて医師へ報告する。

ドクターより❶

ヘルペスウイルスは1型から8型までの種類があり、そのうち帯状疱疹にかかわるものは3型で、一般に水痘帯状疱疹ウイルスと呼ばれています。初感染で水痘（水ぼうそう）を、回帰感染により帯状疱疹をきたします。
水痘の約5％は不顕性感染であり、水痘にかかったことがない（と言っている）患者さんでも帯状疱疹をきたす場合があります。
逆に、汎発性の帯状疱疹だと思っていたら成人水痘ということもあります。水痘は頭皮にも水疱を生じることが特徴的であり、皮疹を確認するときは頭皮も注意深く観察しましょう。

症状 ❶

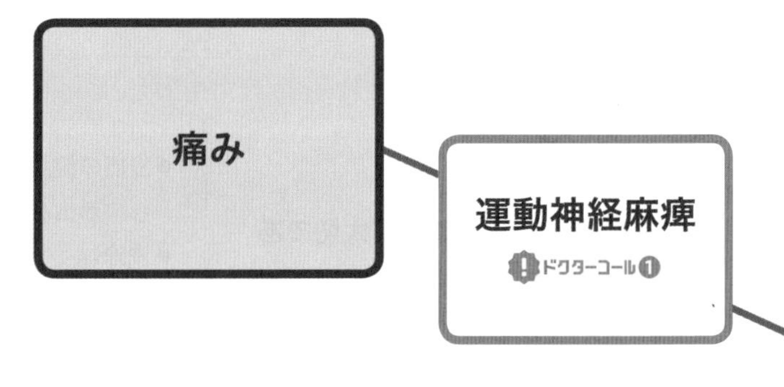

疾患のココに注意！

- 帯状疱疹は、神経節に潜伏していた水痘帯状疱疹ウイルスの再活性化（回帰感染）により生じる**ウイルス感染症**の１つである。
- 神経支配領域に沿って**水疱や浮腫性紅斑**を生じ、**前駆症状として痛み**から発症することも多い。皮疹の経過と相関せずに痛みのみが長期にわたって残存することもしばしばあり、痛みや違和感を緩和させるためのケアや声かけ、退院後に向けての生活指導が重要である。
- 高齢者に対する帯状疱疹の発症予防として、近年、帯状疱疹ワクチンの接種も勧められている。

観察項目

- 血圧上昇の有無
- 痛み・水疱・紅斑の部位・程度
- 痂皮形成の有無
- 神経症状の有無・程度
- 眼症状の有無
- 表情の動き・可動性
- 耳鳴・難聴・めまい・頭痛の有無
- 意識レベル・精神症状
- 性格の変化・記憶力障害の有無
- 不隠・異常行動の有無

項部硬直
ケルニッヒ徴候
ブルジンスキー徴候
（髄膜刺激症状）
徐脈
悪心・嘔吐
（頭蓋内圧亢進症状）

ドクターコール❸

看護ケア

- 痛みの緩和 ❶
  - 鎮痛薬の使用
  - 温罨法
  - 安楽な体位の工夫
- 転倒転落予防
  - 離床時の見守り
  - 環境整備（ベッド位置やポータブルトイレの設置など）
  - 動きやすい靴や寝衣などの提案
- 感染予防対策
  - 抗菌薬の投与・管理
  - 保清
  - 他者への感染予防対策 ❷

先輩ナースより ❶

（帯状疱疹の）神経にかかわる痛みは冷却するよりも温めたほうが軽減するため、温罨法が安楽につながります。患者さんに確認しながら行いましょう。
痛みが続く場合は心理的にも不安定になるため、表情や言動に注意が必要です。

先輩ナースより ❷

接触感染を起こすため、体温計・血圧計などは本人専用とし、他患者への感染拡大を防止しましょう。

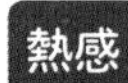

★★☆
急変・重症化リスク

発赤　腫脹　熱感

141 蜂窩織炎

ドクターコール

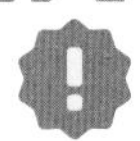

蜂窩織炎は真皮から皮下組織にかけて細菌感染が起こった状態。炎症が筋層に及ぶと壊死性筋膜炎を生じる。両者は症状が類似しているが、急激に水疱や血疱、紫斑を生じると壊死性筋膜炎を生じている可能性がある。壊死性筋膜炎は菌血症となり死に至ることがあるため、急激な症状の変化があればすぐに医師に報告する。

ドクターより 1

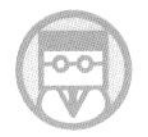

蜂窩織炎は真皮深層から皮下組織の細菌感染症であり、「治療」としては感受性のある抗菌薬投与がメインとなります。しかし、浮腫対策や局所の安静が保たれていないとすぐに再燃を繰り返してしまうため、入院の目的もじつは点滴よりベッド上での安静・挙上・冷却が大切だったりします。
感染部位以外は基本的に元気な患者さんが多いため、入院中は少し痛みが治まると院内を歩き回ったり、退屈な入院生活に不満を感じる患者さんもいるかもしれません。
しかし、きちんと病気への理解を深めるよう説明をして、なるべくベッド上で安静を保つ時間が長くとれるような病室内の工夫と声かけをしながら早期の治癒と退院をめざしましょう。

症状

境界不明瞭な紅斑
局所の腫脹、
熱感、痛み

急激に生じた
水疱、血疱、
紫斑
ドクターコール

発熱

疾患のココに注意！

- 蜂窩織炎の病態は、真皮深層から皮下組織において生じる**急性細菌感染症**である。
- 感染による炎症がさらに深く筋膜まで達するような場合は**壊死性筋膜炎**を念頭におく必要がある。
- 壊死性筋膜炎は炎症が筋膜に沿って水平方向に拡大し、急速に進行する。ショック症状や多臓器不全などの重篤な全身症状が生じ、早期に治療を開始しなければきわめて予後不良な疾患であり、**紫斑や血疱**など壊死性筋膜炎を示唆するサインを見落とさないよう注意が必要である。

観察項目	看護ケア ❶
● 発赤の範囲 ● 水疱・血疱・紫斑の有無 ● 関節痛・筋肉痛の有無 ● 熱感・痛み・腫脹の程度	● 患部を挙上し、安静を保つ ★医師の指示にもよるが、食事、洗面、排泄以外は安静 ❶ ● 患部の冷却 ● セルフケアの介助
● 基礎疾患の有無 （糖尿病など） ● 免疫抑制薬投与の有無 ● 侵入門戸の確認 （足白癬、外傷など） ● 疾患の理解、認識	● 基礎疾患・原疾患のコントロール ❷ ● 生活指導 ・外傷を避けるため、衣服で保護 ・爪の清潔や足白癬の治療、保湿クリームの使用 ・過労は避ける
● 血圧低下の有無 ● 血液データ （WBC、好中球、CRP）	● 冷罨法 ● 消炎鎮痛薬の投与 ● 抗菌薬の投与 （内服・点滴の効果や副作用の観察）

先輩ナースより❶

蜂窩織炎の看護で大切なのは、患部の安静と苦痛の緩和です。
冷却は消炎とともに、痛みなどの症状緩和につながるので皮膚の観察を行いながら実施しましょう。

先輩ナースより❷

蜂窩織炎は、糖尿病、免疫抑制薬の投与、リンパ浮腫のある患者さんに起こりやすい疾患です。確実に与薬を行い、再発を予防するためにも、生活指導を行いましょう。

摩擦　ずれ　皮膚老化

142 スキン-テア（皮膚裂創）

ドクターより❶

一般的にスキン-テアは高齢患者さんで起こることがほとんどです。
どれだけ心を込めて必要なケア（清拭や更衣、体位変換など）をしていても、健常な皮膚の持ち主であれば通常皮膚が破れることがないような軽微な外力（ベッド柵との擦れや抱え上げる動作）だけでスキン-テアは起こり得ます。ときには看護者、介助者などによる虐待と誤認されることもあるかもしれません。
普段から（健常皮膚の患者さんでも）スキン-テアを起こさないように注意を払い、愛護的にケアをすることが大切です。

ドクターコール

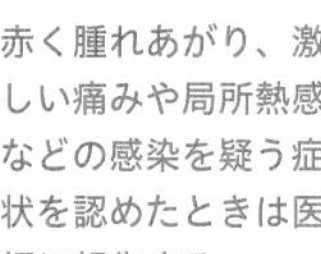

赤く腫れあがり、激しい痛みや局所熱感などの感染を疑う症状を認めたときは医師に報告する。

MEMO

皮膚裂創の好発部位
- 上肢
- 下肢

皮膚裂創が発生しやすい皮膚状態 ❶
- 乾燥
- 紫斑
- 浮腫

症状

- 出血
- 皮膚の損傷
- 浸出液
- 痛み

疾患のココに注意！

- スキン-テアは摩擦やずれの応力によって皮膚が裂けてしまう、**真皮深層までの裂創**である。**高齢患者**や、**水疱症**などの外力に対して脆弱な皮膚を有する患者で起こりやすく、入院時からきちんと全身の皮膚状態を評価し、予防に努めることが重要である。
- 十分な対策を講じていても患者自身の体動などでスキン-テアを形成してしまうことはしばしばある。
- 大切なのは迅速な対処であり、**止血処置**、**感染予防のための洗浄**とともに、**ずれた表皮をもとの場所に戻す**ことができれば治癒までの期間の短縮が見込める。

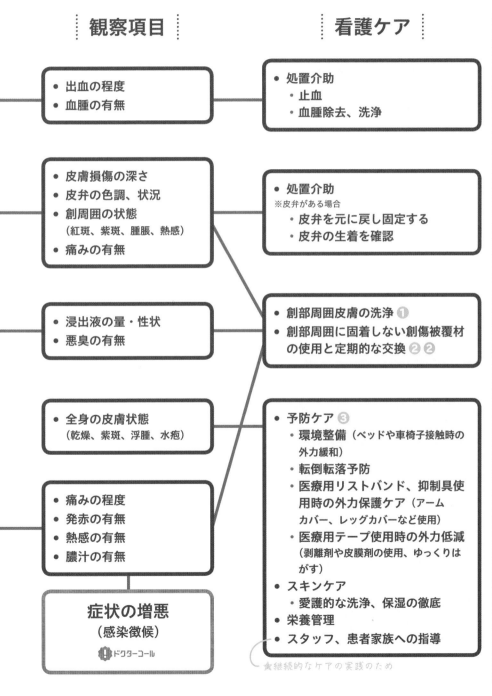

観察項目

- 出血の程度
- 血腫の有無

- 皮膚損傷の深さ
- 皮弁の色調、状況
- 創周囲の状態（紅斑、紫斑、腫脹、熱感）
- 痛みの有無

- 浸出液の量・性状
- 悪臭の有無

- 全身の皮膚状態（乾燥、紫斑、浮腫、水疱）

- 痛みの程度
- 発赤の有無
- 熱感の有無
- 膿汁の有無

症状の増悪（感染徴候）
ドクターコール

看護ケア

- 処置介助
  - 止血
  - 血腫除去、洗浄

- 処置介助
  ※皮弁がある場合
  - 皮弁を元に戻し固定する
  - 皮弁の生着を確認

- 創部周囲皮膚の洗浄 ①
- 創部周囲に固着しない創傷被覆材の使用と定期的な交換 ② ②

- 予防ケア ③
  - 環境整備（ベッドや車椅子接触時の外力緩和）
  - 転倒転落予防
  - 医療用リストバンド、抑制具使用時の外力保護ケア（アームカバー、レッグカバーなど使用）
  - 医療用テープ使用時の外力低減（剥離剤や皮膜剤の使用、ゆっくりはがす）
- スキンケア
  - 愛護的な洗浄、保湿の徹底
- 栄養管理
- スタッフ、患者家族への指導

継続的なケアの実践のため

先輩ナースより①

皮膚洗浄を行う際は、洗浄剤を十分に泡立て愛護的に洗い、微温湯で洗い流します。保湿がとても重要で、摩擦が起きないよう毛の流れに沿って塗布します。

先輩ナースより②

皮弁がずれないよう固着しない創傷被覆材を選択することが大切です。医師の指示のもと使用し定期的に交換します。皮弁の固定を妨げない被覆材除去の方向を把握することが重要です。

ドクターより②

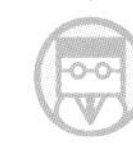

現在は、脆弱な皮膚にも使用可能な創傷被覆材が多数販売されています。それぞれの特性を理解したうえで活用しましょう。

先輩ナースより③

発生予防では外力からの保護が大切です。長袖や長ズボンを着用することで、外傷を予防できます。

刺激性接触皮膚炎　皮膚 pH　スキンケア

★☆☆ 急変・重症化リスク

143 失禁関連皮膚炎（IAD）

incontinence associated dermatitis

症状

掻痒感

- 不快感・イライラ感の程度
- 不眠の有無
- 掻痒感の程度
- 認知機能の低下

殿部・陰部周囲の皮疹（紅斑・小水疱・膿疱）

- 紅斑・びらん・潰瘍の程度・範囲
- 小水疱、膿疱などの有無
- 熱感、腫脹、痛みの有無

❶
- 周囲皮膚の乾燥、浸軟の有無
- 殿部・陰部周囲の皮膚のたるみ
- 股関節の開排制限

- おむつの使用状況
- 便の性状
- 感染尿の有無（混濁、血尿、尿の臭気）
- 便・尿失禁の有無
- 自己導尿・尿道留置カテーテルの有無
- 膀胱直腸瘻・直腸膣の有無

観察項目

ドクターコール

皮膚カンジダ症は、臨床的な外観、病変から採取した擦過検体のKOH直接鏡検で総合的に判断する。強い掻痒感、鱗屑を伴う紅斑を認めたときは、皮膚カンジダ症を疑い医師に報告する。
カンジダ症ではステロイド外用薬を使用すると症状が悪化するので注意が必要。

先輩ナースより❶

おむつの着用で高温多湿となり、皮膚と皮膚が密接する状態では、皮膚浸軟や細菌が増殖しやすい環境になるため失禁関連皮膚炎を誘発します。
皮膚状態をしっかり観察して適切なケアを行えるようにしましょう。

MEMO

鑑別すべき疾患
- 乳房外パジェット病
- 有棘細胞がん
- 単純ヘルペス
- 壊疽性膿皮症
- 水疱性類天疱瘡

など

疾患のココに注意！

- 失禁関連皮膚障害は、尿または便が皮膚に付着した状態が持続することで起こる。
- 皮膚表面は弱酸性でだいたい4.5〜6.0程度のpHである。通常の尿や便では6.0前後であるが、細菌尿や下痢便となると細菌や消化酵素の影響でpH値は上昇しアルカリ性となる。
- 尿失禁があると、尿中の尿素がアンモニアに変化して直接皮膚を刺激するだけでなく、皮膚pHを上昇させさらに皮膚を障害する。

看護ケア ❶

- 掻破による皮膚損傷予防
  - 爪切り、手指衛生、綿手袋の装着
- 気分転換の援助
- 睡眠の環境整備：室温、寝具、騒音など
- 抗ヒスタミン薬などの使用

皮膚カンジダ症の症状出現
（強い掻痒感、鱗屑を伴う紅斑）
ドクターコール

- 皮膚の洗浄 ❷
- 撥水効果のある外用薬や保湿剤の使用
- 通気のよい衣類の選択、空気浴

びらんや潰瘍を認めた場合
- ストーマ用パウチや板状・粉状皮膚保護剤を用いた排泄物からの皮膚保護

- 適切なおむつの選択
  - 尿とりパッド、軟便専用パッド
- おむつ交換間隔の見直し

尿路感染を疑う場合 ❸
- 水分補給
- 導尿・尿道留置カテーテルの見直し
- コンドーム型収尿器の使用
  - 専門医に相談 ・抗菌薬の使用

下痢の場合 ❸
- 下痢の原因をアセスメント
- 食種・食事形態の検討
- 水分補給

- 便失禁管理システムの使用検討
- 排便コントロール（整腸薬・止瀉薬の使用）

※感染性の下痢（クロストリジウム・ディフィシルなど）を疑う場合は医師に相談

尿・便失禁がある場合 ❸
- 失禁のアセスメント
  - 専門職（WOCナースや排尿ケアチームなど）による排泄自立支援
- 骨盤底筋運動

ドクターより❶

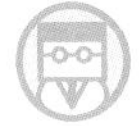

失禁関連皮膚障害の予防は、皮膚に尿や便などの排泄物が付着しないようにすることが何より重要です。失禁の種類に応じた対応を行うとともに、普段からのケアとして適切なおむつの選択や交換間隔の見直しをすること、非アルコール性の皮膚保護剤使用も有用です。

先輩ナースより❷

シャワー浴ができないときは1日1回陰部洗浄を行いましょう。洗浄剤を十分に泡立て愛護的に洗い、微温湯で洗い流します。排泄ごとにウェットワイプなどでやさしく拭き取り、おむつをすみやかに交換します。

先輩ナースより❸

下痢や感染尿は症状を発症しやすいため注意が必要です。

★★☆
急変・重症化リスク

体圧分散　スキンケア　栄養管理

144 褥瘡

先輩ナースより❶

一見浅い褥瘡に見えても、ぶよぶよ感、有痛性硬結、限局性紫斑などを認め、深部組織損傷が疑われる場合は医師に報告しましょう。

ドクターコール

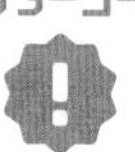

発熱、局所の発赤・熱感・痛み・腫脹・膿汁などを認めた場合は医師に報告する。
感染創は、抗菌性のドレッシング材や外用薬の使用、積極的な外科的デブリードマンを考慮する。

MEMO

褥瘡好発部位

・仰臥位
仙骨部、尾骨部、踵部、脊柱部、後頭部など

・側臥位
大転子部、腸骨稜部、肩峰突起部、外踝部など

・座位
坐骨部・仙骨部、尾骨部、殿部

MEMO

褥瘡発生要因

・食事・水分摂取量の低下
・採血(ALB、TP、Hb)の異常
・BMI【体格指数】
・病的骨突出
・活動のレベルの低下（歩行・車椅子・ベッド)
・関節拘縮
・麻痺（範囲：不全対麻痺・四肢不全麻痺・対麻痺・四肢麻痺)
・認知機能の低下
・(便性状)
・便失禁・尿失禁
・おむつ使用
・発汗
・浮腫
・脱水・皮膚の乾燥
・糖尿病・腎機能低下

症状

皮膚の変色

皮膚の損傷

痛み❹

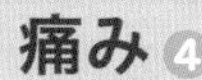

チーム医療という言葉。いろいろなところで聞かれますが、褥瘡はチーム医療がとても重要な疾患の1つです。われわれ医師は必要な外用薬の処方や壊死組織のデブリードマンなどを行いますが、その褥瘡を真っ先に気づいてくれて、直接患者さんとふれあいながら普段のケアをしてくれるのは看護師や理学療法士です。また、栄養管理の面から褥瘡治療をサポートしてくれるのは栄養士や薬剤師であり、嚥下サポートとして言語聴覚士が参加するなど、さまざまな職種が携わって褥瘡治療にあたっていくことが大切です。そうやって多職種で連携を取りながら仕事ができるのは病院で働くことの醍醐味ともいえます。

疾患のココに注意！

- 外力が身体に加わると、外力と骨に挟まれた皮膚軟部組織の血流は低下、停止してしまう。この状態が回避できないままに一定時間持続されると、組織は不可逆的な阻血性障害に陥り褥瘡となる。
- 褥瘡は治癒まで時間がかかることが多く、早期に褥瘡発生を予見して予防に注力すべきである。
- 褥瘡は多くの発生要因があるため、きちんと**全身を観察して患者それぞれの状態を正確に把握し、スケールを用いて評価すること**が患者個々に適したケアをするうえで重要である。

観察項目

- 皮膚の色調 ❶
  （持続する紅斑、紫斑の範囲）
- 褥瘡周囲皮膚の状態
  （乾燥・浸軟）
- 掻痒感、痛み

- 水疱・びらん・潰瘍の範囲
- 壊死組織の有無
- ポケットの有無
- 局所の熱感
- 悪臭
- 膿汁
- 浸出液の性状（量・粘稠度）

症状の増悪
（感染徴候）
ドクターコール

- 発熱
- 血液データ（WBC・CRP）
- CT・エコー所見

- 褥瘡発生要因

看護ケア

- 褥瘡の評価
- 創部の洗浄 ❷
- ドレッシング材・外用薬による創面の治療 ❸

※褥瘡回診

- 感染予防対策と感染沈静化

※処置介助：外科的デブリードマン
※抗菌薬の投与

- 原因の把握と除去

自力体位変換できない、関節拘縮、麻痺がある場合

- 適切なマットレスの選択
  （圧切替型エアマットレス・フォームマットレスなど）
- 体位変換とポジショニング
  （体圧・ずれ・摩擦予防）
- 他動運動（リハビリテーション）

車椅子の場合

- 車椅子用クッションの使用
- 褥瘡に接触圧がかからないよう体位調整
- 連続座位時間は2時間以下、15分ごとに姿勢変換

低栄養状態の場合

- 食種・食事形態の検討

※栄養サポートチームや医師に相談

尿・便失禁がある場合

- 皮膚の洗浄（洗浄剤を使用した洗浄は1日1回）
- 撥水効果のある保湿剤の使用
- 適切なおむつの選択

先輩ナースより❷

創傷処置を行う前の創部、創周囲の皮膚洗浄はとても重要です。健常な皮膚形成には、それを妨げる原因となる浸出液・壊死組織・ドレッシング材の粘着残り、軟膏残りなどを除去する必要があります。洗浄剤で愛護的に洗い、微温湯で洗い流しましょう。

先輩ナースより❸

ドレッシング材や外用薬は、医師の指示のもとに使用します。
交換の回数は、褥瘡の滲出液の量や感染の有無・程度により異なります。

先輩ナースより❹

ドレッシング材には痛みを除去する効果はありませんが、創面の湿潤環境を保つことで痛みを緩和できます。

15

精神

ここが大事！

精神科看護は目に見えない症状（数値化できない症状）を対象にかかわる必要があります。絶対に正しいと言える答えはないため、スタッフ・患者さんとともに問題解決策を探していきましょう。

興奮している患者さんからの暴言・暴力なども起こり得るため、常日頃から患者さんをよくみて、「何か変だな」「いつもと違うな」などの気づきを得られるよう観察力・傾聴力を鍛えましょう。

精神疾患の患者像

特徴	看護のポイント
目に見えない症状である	●いつもと違う行動・言動に注意しましょう。 ●看護師からは幻覚・妄想にみえても、患者さん自身は苦しんでいることがあります。 ●言語的コミュニケーションが苦手な患者さんもいることを念頭にかかわりましょう。 ●興奮している患者さんには多数で対応し、周囲に危険物がないよう注意します。やむを得ず隔離・拘束が必要となることもあります。
向精神薬による副作用がある	●過鎮静や誤嚥、流涎の有無などに注意しましょう。 ●徐脈や悪性症候群は命の危険が伴います。バイタルサインや発汗、血尿などに注意しましょう。 ●症状をきちんと訴えられない患者さんもいるので看護師の観察力・傾聴力が大切です。
中長期的視野によるかかわりが必要である	●治療は治癒より寛解を目標とすることが多いため、入退院を繰り返す患者さんもいます。 ●病院以外に居場所を見つけられないケースでは長期入院（社会的入院という）となることもあります。 ●心理士や精神保健福祉士など他職種と協力して、中長期的にかかわる必要があります。

★☆☆
急変・重症化リスク

多職種連携　患者との関係づくり　疾患教育

145 統合失調症

ドクターより①

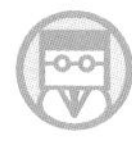

器質性精神疾患の鑑別のために、血液生化学検査、頭部CT、頭部MRIなどの検査も重要です。

ドクターより②

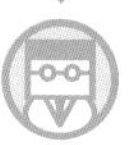

統合失調症の患者さんには、医師、看護師、薬剤師、精神保健福祉士、作業療法士、保健所職員など多職種がかかわる必要があります。

ドクターコール

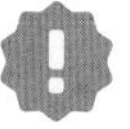

興奮し攻撃的となる場合はけっして1人では対応せず、医師やスタッフを呼び複数名で対応する。

症状

幻覚、妄想、混乱
（陽性症状）

感情鈍麻、思考の貧困
意欲の欠如、引きこもり
（陰性症状）

記憶力の低下
注意・集中力の低下
判断力の低下
（認知機能障害）

疾患のココに注意！

- 統合失調症は慢性疾患であり、**長期にわたる治療と援助が必要**である。薬物療法、心理社会的リハビリテーション、患者・家族への支援、必要に応じ訪問看護など、**多職種**で連携して行う。
- 患者は症状や性格などから、他者との関係を自分からつくりにくいことがある。病棟や外来で可能な範囲で時間をとり、**信頼関係を醸成する**ことがその後の治療や援助を受け入れてもらうのに役立つ。
- 治療中断による再発や強い不安による再燃をできるだけ防ぐために、また病識を育てるために、さまざまな面からの**疾患教育**が有用である。

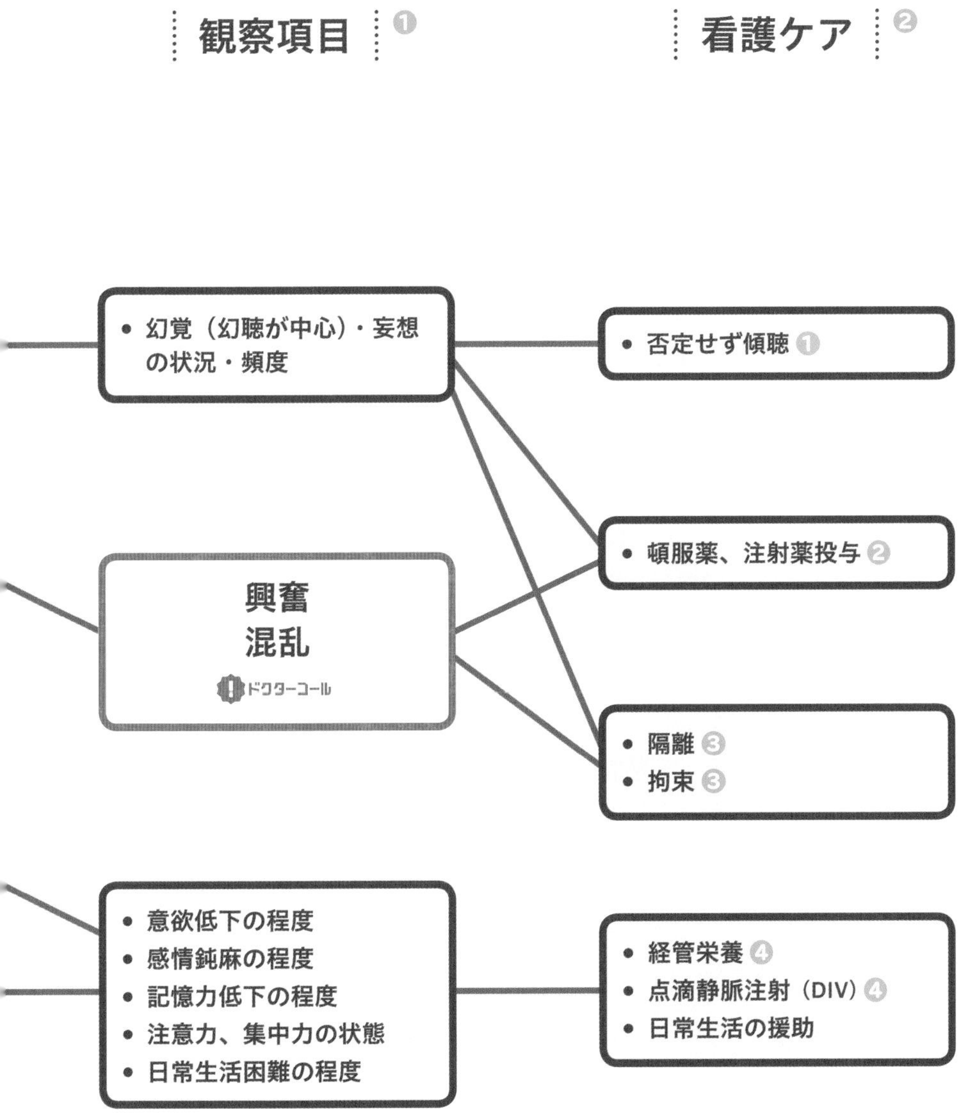

観察項目 ❶

看護ケア ❷

興奮 混乱

ドクターコール

観察項目	看護ケア
・幻覚（幻聴が中心）・妄想の状況・頻度	・否定せず傾聴 ❶ ・頓服薬、注射薬投与 ❷ ・隔離 ❸ ・拘束 ❸
・意欲低下の程度 ・感情鈍麻の程度 ・記憶力低下の程度 ・注意力、集中力の状態 ・日常生活困難の程度	・経管栄養 ❹ ・点滴静脈注射（DIV）❹ ・日常生活の援助

先輩ナースより❶

傾聴は精神科看護において最も基本的となる技術です。まずは相手の話を聞くことから始めましょう。

先輩ナースより❷

向精神薬使用時は悪性症候群や誤嚥など副作用症状に注意して観察が必要です。

先輩ナースより❸

隔離・拘束は可能な限り避けるべき手段ですが、興奮して他に手段がないときは選択します。拘束時は血栓予防も忘れずに。

先輩ナースより❹

意欲低下から食欲低下となり、経管栄養やDIVが必要となるも、それらを自己抜去することがあるので注意が必要です。

★☆☆
急変・重症化リスク

うつ病の分類　大事な決断の回避　希死念慮

146 うつ病

ドクターコール

希死念慮が増悪すると自殺を図ることがあるので注意が必要。うつ病でも興奮したり攻撃的になることもある。

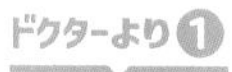

器質的・身体的背景（老年性脳変化、脳疾患、周産期、さまざまな身体疾患など）、アルコールや麻薬などの依存性物質、ステロイドなどの薬剤の影響でうつ病像を呈している場合があります。聞き取りやさまざまな検査を実施して、基礎疾患や身体的背景の存在、物質・薬剤使用歴を確認することが重要です。

症状

抑うつ気分
不安、あせり
意欲の低下
（こころの症状）

不眠、疲労感
食欲不振、
動悸・息苦しさ
（からだの症状）

疾患のココに注意！

- うつ病は気分の低下と活動量の減少を基本的な障がいとするものであり、**双極性障害（躁うつ病）のうつ**、**単極性うつ病のうつ**、**その他のうつ**に分類される。それぞれの分類や、さらに個々の患者によって、病前性格、ストレス因の存在などの発病状況、日内変動などの病状、経過、薬剤の選択、治療法などの違いがあることを理解しておく。
- 抑うつ気分に強く影響されているときは否定的な思考になっているため、大事な決断を避ける。
- 希死念慮があれば**自殺企図に注意**して観察を続け、危険なものを身辺に置かないなどの予防策をとる。

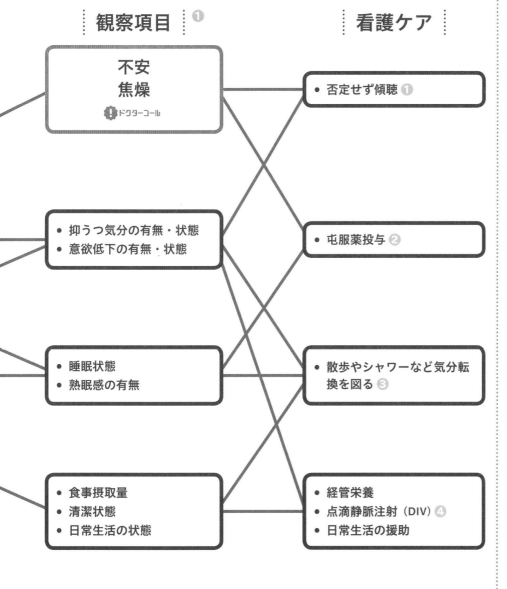

観察項目 ❶

不安
焦燥

ドクターコール

- **抑うつ気分の有無・状態**
- **意欲低下の有無・状態**

- **睡眠状態**
- **熟眠感の有無**

- **食事摂取量**
- **清潔状態**
- **日常生活の状態**

看護ケア

- **否定せず傾聴** ❶

- **屯服薬投与** ❷

- **散歩やシャワーなど気分転換を図る** ❸

- **経管栄養**
- **点滴静脈注射（DIV）** ❹
- **日常生活の援助**

先輩ナースより❶

傾聴は精神科看護において最も基本的となる技術です。まずは相手の話を聞くことから始めましょう。

先輩ナースより❷

向精神薬使用時は悪性症候群や誤嚥など副作用症状に注意して観察が必要です。

先輩ナースより❸

患者さんに合わせた気分転換の方法を考えましょう。棟外へ出るときは離棟に注意が必要です。

先輩ナースより❹

意欲低下から食欲低下となり、経管栄養やDIVが必要となるも、それらを自己抜去することがあるので注意が必要です。

★☆☆
急変・重症化リスク

幼児期までに症状出現　アスペルガー障がい　併存症

147 自閉スペクトラム症（ASD）
autism spectrum disorder

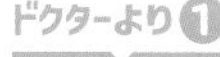
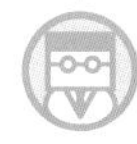

ドクターより❶

アスペルガー障がいや軽症の自閉スペクトラム症の場合、学童期、思春期以後にはじめて周囲に気づかれることがあります。

ドクターコール

こだわりの強さや社会性の低下から、対人関係においてトラブルとなることがある。トラブル発生時には医師や他スタッフら複数名で対応する。

ドクターより❷

感覚過敏やこだわりの強さのためパニック状態に陥りやすく、激しい興奮、自傷などパニックの程度が強い場合、まずは環境調整で対応しますが、改善しなければ少量の向精神薬による薬物療法を行うこともあります。

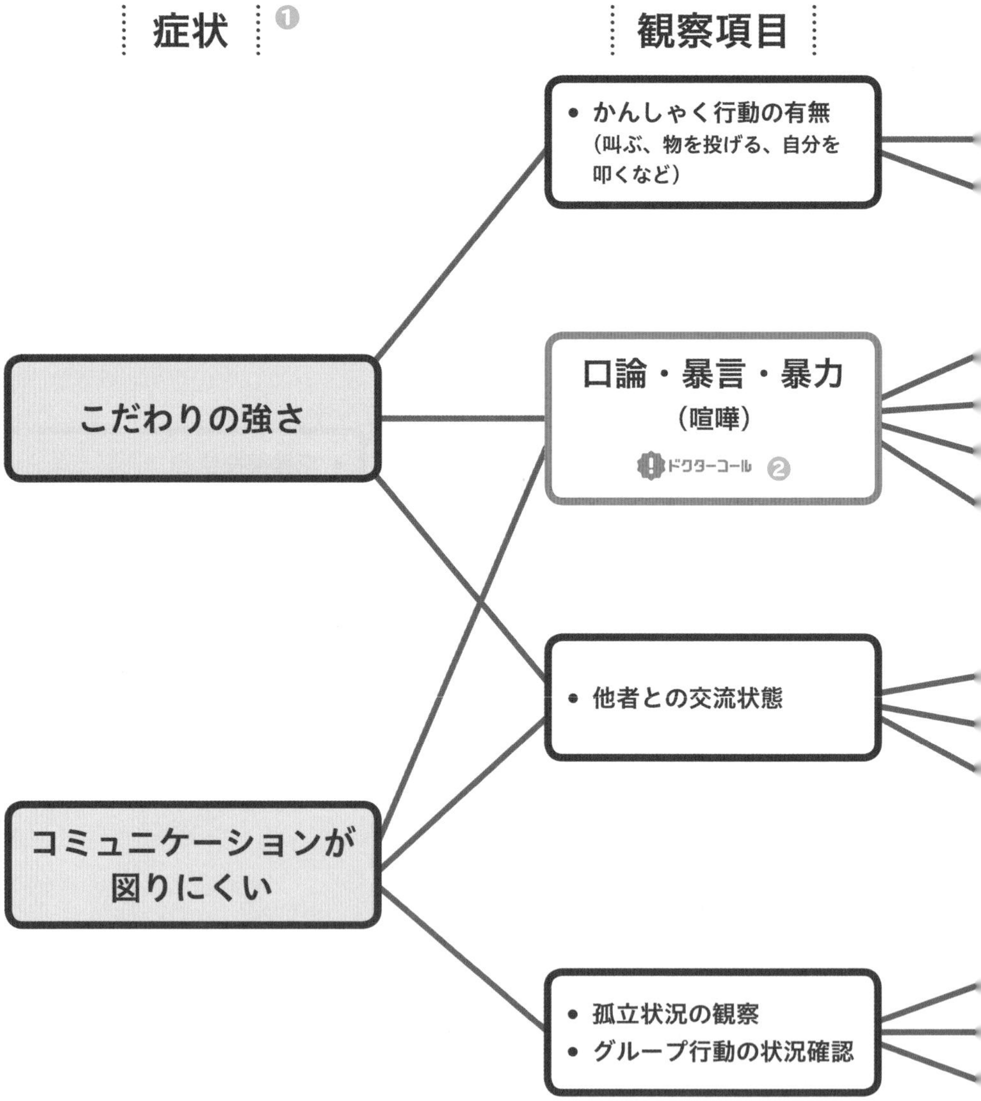

症状 ❶

観察項目

こだわりの強さ
- かんしゃく行動の有無（叫ぶ、物を投げる、自分を叩くなど）
- 口論・暴言・暴力（喧嘩）ドクターコール❷
- 他者との交流状態

コミュニケーションが図りにくい
- 口論・暴言・暴力（喧嘩）
- 他者との交流状態
- 孤立状況の観察
- グループ行動の状況確認

疾患のココに注意！

- 幼児期、通常3歳までに**社会的コミュニケーションの取りにくさ、興味範囲の狭さとこだわりを中心とした特徴的な発達の傾向が現れる**。男児は女児の3～4倍多くみられる。
- **言語的、知的発達面の遅れがないものはアスペルガー障がいと診断される。**
- 併存症として、幼児期・児童期などにはてんかん、注意欠如・多動症、チック、選択性緘黙（かんもく）など、児童期・思春期には不登校、強迫性障がい、素行障がい、神経性無食欲症など、思春期以後にはうつ病、幻覚妄想状態などが現れることがある。

看護ケア ❷❸

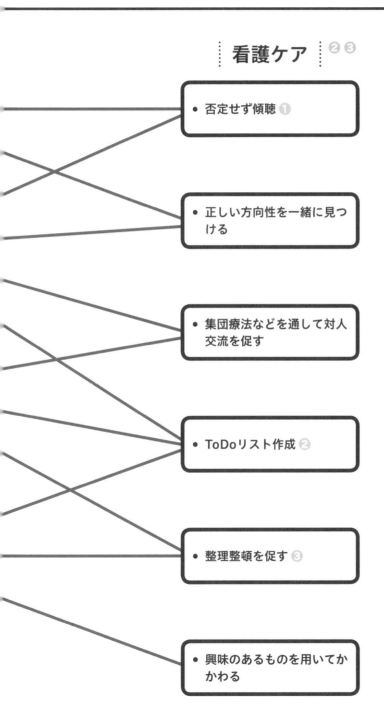

- 否定せず傾聴 ❶
- 正しい方向性を一緒に見つける
- 集団療法などを通して対人交流を促す
- ToDoリスト作成 ❷
- 整理整頓を促す ❸
- 興味のあるものを用いてかかわる

先輩ナースより❶

傾聴は精神科看護において最も基本的な技術です。まずは相手の話を聞くことから始めましょう。

先輩ナースより❷

予定を伝えておくことや、やることリストを作ることで、子どものサポートになります。

先輩ナースより❸

整理整頓が苦手な子どもが多いのも特徴の1つです。身の回りの整理整頓をすることで思考過程の整理整頓につながります。

ドクターより❸

相談・治療を継続することで、長期的にみると本人なりの心理発達面での成長とそれに伴った社会的コミュニケーションの向上がみられます。親を中心とした周囲の大人たちの適切な言葉かけ、出てきた甘えを十分受け入れる、本人が受け入れられる範囲の強引でないやり方を基本としたはたらきかけ、適切な個別・集団療育などが大切です。

16

運動器

ここが大事！

運動器の障害は、身体的、心理的、社会的に患者さんに影響を与えます。運動器の疾患により介護が必要となることもあります。受傷や手術による痛みの程度を把握し、緩和に努め、ADLが拡大できるように援助しましょう。

運動器疾患の患者像

特徴	看護のポイント
早期離床、ADLの拡大が必要	●術前や保存的治療により安静が必要な場合があります。安静臥床により筋力低下を起こし、離床許可が出ても起立や歩行が難しい場合があります。そのため、安静時から機能回復訓練が必要となります。 ●術後の離床の際、痛みのため、ADLの拡大が難しい場合があります。痛みの緩和については、薬物療法だけでなく、不安の傾聴や体位の工夫など非薬物療法でも対応できるようにしましょう。
早期の退院支援が必要	●術式により、術後に禁忌肢位が生じることもあります。患者さんの理解度、障害受容の把握、入院前の生活についての情報を早期に把握することが必要です。 ●多職種と情報共有しながら、退院後に患者さんが元の生活に戻ることができるよう支援を整えましょう。

★★☆
急変・重症化リスク

早期離床・荷重　術後合併症　高齢患者

148 大腿骨頸部骨折［手術］

ドクターより❶

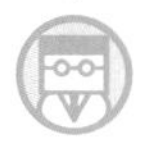

人工股関節全置換術の術後合併症を低減させるために、術中ナビゲーションシステムの導入も行われています。

ドクターコール❶

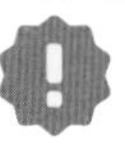

1時間に100mL以上の出血があれば医師に報告し、指示を仰ぐ。
術後出血は、術直後から48時間以内に起こりやすく、バイタルサインの観察やドレーン排液量、尿量の確認が必要。ドレーンが屈曲していると排液が出ず術後出血を見逃し、ショックに至る可能性があるので注意する。

ドクターコール❷

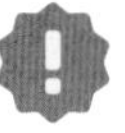

患肢は術後の外転枕のベルト、弾性ストッキング、仰臥位時の外旋により、腓骨神経麻痺を起こしやすい。症状があればすぐに医師に報告し、指示を仰ぐ。

人工骨頭挿入術
後方侵入術
人工股関節全置換術❶

症状

術後合併症
術後出血
ドクターコール❶

術後合併症
術後疼痛

術後合併症
熱感、発熱、発赤
（感染）

術後合併症
発赤、水疱形成
（皮膚の損傷）

術後合併症
神経障害
ドクターコール❷

術後合併症
術後脱臼❶
ドクターコール❸

術後合併症
静脈血栓塞栓症

※p.52「24 静脈血栓塞栓症」参照

疾患のココに注意！

- 骨折術後の歩行能力やADL維持のためには**受傷後早期の手術と手術後早期の離床**が必要。
- 高齢者、特に認知機能の低下した患者では、**術後の脱臼や転倒による骨折**に注意する。

観察項目	看護ケア
・創部のガーゼ汚染、ドレーン排液の量・性状、ドレーンの屈曲の有無 ・頻脈、血圧低下の有無 ・尿量 ・輸液量 ・顔面蒼白、末梢冷感、意識レベル、抗凝固薬内服、既往歴 ・血液データ（RBC・Hb）	・ドレーン管理 ・輸液管理 ・不安の軽減
・創部痛、表情、言動、ADL ・鎮痛薬の投与時間間隔	・鎮痛薬の使用の検討
・創部の発赤、腫脹、熱感、痛み ・血液データ（WBC・CRP）	・創部の観察 ・抗菌薬の副作用と効果の観察
・紅斑・紫斑の有無	・皮膚の観察（フットポンプ装着部、弾性ストッキングの装着、除去後） ・術後安静時の踵部の除圧
・腓骨神経麻痺の有無 ・足趾・足関節の背屈 ・足背・下腿外側の感覚、下垂足の有無	・回旋中間位を保つため下肢にタオル枕を入れる ・術後外転枕の使用は、ベッド固定の位置に注意（腓骨頭を避ける）
・突然の股関節痛、創部痛 ・下肢短縮	・脱臼肢位に対する指導 過屈曲、内転、内旋をしない体位、ベッドの降り方、靴下の履き方、風呂の入り方、低い椅子に座らない、自助具の活用

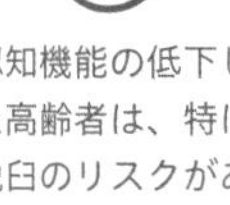

認知機能の低下した高齢者は、特に脱臼のリスクがあります。退院までに他職種と協働し、指導を行います。
また、退院後自宅で生活できるように家屋の評価や家族のサポート状況などを確認し、社会資源の活用も勧めましょう。

ドクターコール 3

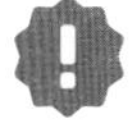

脱臼の症状があればすぐに医師に報告する。
脱臼予防は、禁忌肢位の指導や外転枕の使用が第一。
［大腿骨人工股関節全置換術の禁忌肢位］
・後方侵入術：屈曲、内転、内旋
・前方侵入術：伸展、内転、外旋

★★☆
急変・重症化リスク

術後疼痛管理　早期荷重・リハビリテーション　術後合併症

149 変形性膝関節症［手術］

ドクターコール ❶

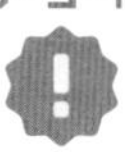

1時間に100mL以上の出血があれば医師に報告し、指示を仰ぐ。
術後出血は、術直後から48時間以内に起こりやすく、バイタルサインの観察やドレーン排液量、尿量の確認が必要。ドレーンが屈曲していると排液が出ず術後出血を見逃す可能性があるので注意する。

ドクターコール ❷

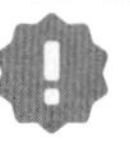

術後の痛みを緩和し、術早期の荷重やリハビリテーションを開始するために、当院では持続大腿神経ブロックのカテーテルが鼠径部に留置される。効果が出すぎると、足が上がらない、膝折れするなど転倒転落のリスクにつながる。ポンプの管理とともに、症状が出現したらすぐに医師に報告する。

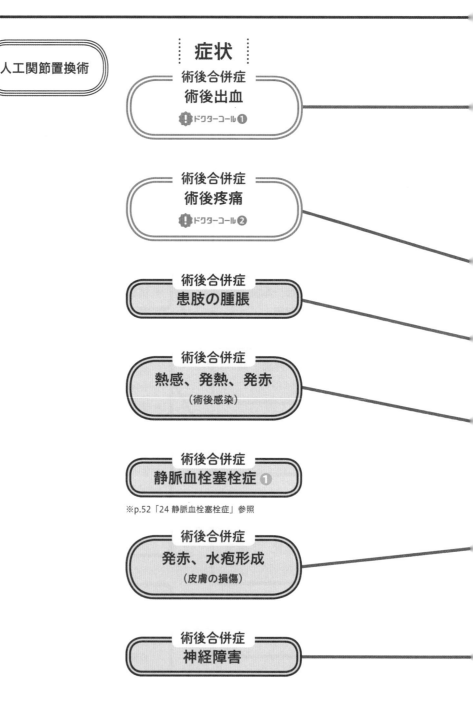

人工関節置換術

症状

術後合併症
術後出血
ドクターコール❶

術後合併症
術後疼痛
ドクターコール❷

術後合併症
患肢の腫脹

術後合併症
熱感、発熱、発赤
（術後感染）

術後合併症
静脈血栓塞栓症 ❶

※p.52「24 静脈血栓塞栓症」参照

術後合併症
発赤、水疱形成
（皮膚の損傷）

術後合併症
神経障害

疾患のココに注意！

- 術後の痛みを緩和するために、持続大腿神経ブロックの留置や関節周囲多剤カクテル注射などが併用され、できるだけ**早期の荷重開始**と**リハビリテーションの開始**をめざす。
- 出血、感染、静脈血栓症、神経障害などの**術後合併症に注意**が必要。

観察項目	看護ケア
• 創部のガーゼ汚染、ドレーン排液の量・性状、ドレーンの屈曲 • 尿量、頻脈、血圧低下、輸液量、顔面蒼白、末梢冷感、意識レベル • 抗凝固薬内服の有無、血液データ（RBC・Hb）	• ドレーン管理 ❶ • 輸液管理 • 不安の軽減
• 創部痛、表情、言動、持続大腿神経ブロックの刺入部、流量、下肢挙上できるか、気分不良、膝折れの有無	• 転倒転落予防 • 持続大腿神経ブロックのカテーテル管理 • 環境整備 • CPM（持続的他動運動）前に鎮痛薬を使用、冷罨法
• 腫脹、発赤、紫斑	• リハビリテーション、CPM後に冷罨法 ❷
• 発熱、発赤、腫脹、熱感、全身倦怠感、気分不良、血液データ（WBC・CRP） • 既往歴、内服薬	• 創部の観察 • 抗菌薬の副作用と効果の観察
• 皮膚に紅斑、紫斑がないか • 手術体位（仙骨部） • 弾性ストッキングが触れる位置の確認	• 皮膚の観察（フットポンプ装着部、弾性ストッキングの装着と除去後） • 術後安静時の踵部の除圧
• 腓骨神経麻痺の有無 （下腿外側、足背、第5趾を除く足趾背側の知覚異常の有無、足趾足背底背屈運動ができるか、外旋していないか、回旋中間位をとれているか、下垂足、脱力感の有無）	• 腓骨神経麻痺症状の観察 • 症状があれば、医師に報告 p.328 ドクターコール❷参照

ドクターより❶

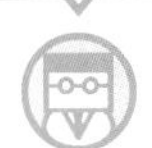

最近は術後にドレーンを留置しない施設も増えています。

先輩ナースより❶

人工膝関節全置換術後は術中のターニケット使用などにより、深部静脈血栓症を形成しやすくなります。理学療法士などと協働し、ベッド上でもできる下肢運動の指導や、下肢挙上を促しましょう。

先輩ナースより❷

人工膝関節全置換術は、術操作のため術後炎症や痛みだけでなく腫脹も強く出ます。腫脹は術後3週間程度は継続しますが、徐々に治まってくることを説明し、患者さんの不安を緩和しましょう。リハビリテーションやCPMの後に冷罨法を行い、患肢をやや挙上し過ごすように配慮します。

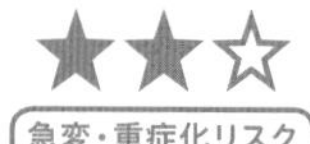

★★☆ 急変・重症化リスク

術後出血　神経麻痺　髄液漏

150 脊柱管狭窄症［手術］

ドクターコール❶

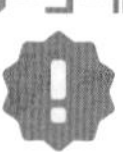

術後、ドレーンからの排液量が多い場合は医師に報告するが、排液が少ない場合も報告が必要。腰椎の手術で、ドレーンからの排液量が少ない場合、血腫を形成し、神経を圧迫し運動知覚障害が出る恐れがある。ドレーン管理を行い、閉塞を予防する。
排液の色にも注意。無色透明であれば髄液漏の可能性があり、医師に報告し指示を仰ぐ。

ドクターコール❷

術後の硬膜外血腫により、膀胱直腸障害をきたすことがある。早期に発見し、内服や治療などが必要。患者への問診や肛門周囲の知覚障害、排泄状況などを確認し、症状があればすぐに医師に報告する。

ドクターより❶

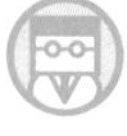

手術は金属使用の有無、手術する脊椎レベル、数など患者さんによって変化するので、術前から術式を理解しておくと、術後の観察の手助けとなります。

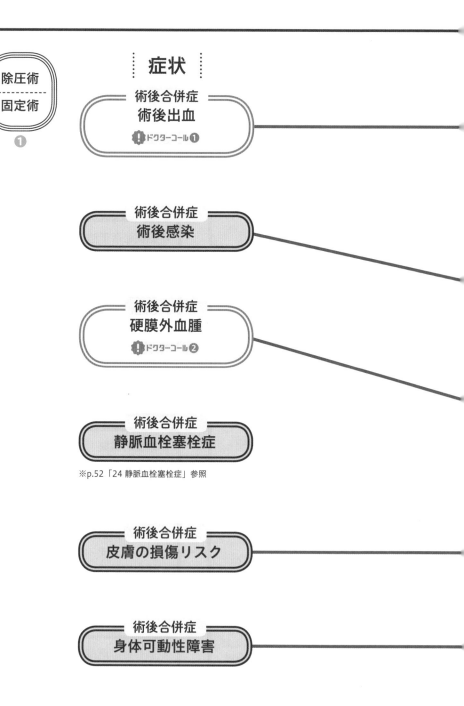

除圧術
固定術
❶

症状

術後合併症
術後出血
ドクターコール❶

術後合併症
術後感染

術後合併症
硬膜外血腫
ドクターコール❷

術後合併症
静脈血栓塞栓症

※p.52「24 静脈血栓塞栓症」参照

術後合併症
皮膚の損傷リスク

術後合併症
身体可動性障害

疾患のココに注意！

- 間欠性跛行、下肢痛、運動麻痺、膀胱直腸障害などがみられる。
- 診断にはMRIが必要である。
- 投薬、ブロック治療でも**症状の改善がみられない場合は手術**を行う。

観察項目	看護ケア
• 創部のガーゼ汚染、ドレーン排液の量・性状 • 尿量、頻脈、血圧低下、輸液量、眼瞼結膜、顔面蒼白、末梢冷感、意識レベル • 抗凝固薬内服の有無、血液データ（RBC・Hb）	• ドレーン管理 • 輸液管理 • 不安の軽減 • 急変時対応
• 発熱、発赤、腫脹、創部痛、熱感 • 血液データ（WBC・CRP） • 既往歴、内服薬	• 創部の観察 • 抗菌薬の副作用と効果の観察
• 知覚障害 （しびれの増強、知覚鈍麻、創部痛、下肢痛出現、運動障害、ドレーン排液の量・色） • 膀胱直腸障害 （排泄状況、膀胱や腹部の緊満、尿意、便意の有無）	• ドレーン管理 （ドレーン閉塞を起こさないように） • 膀胱直腸障害の場合 ・間欠的自己導尿の指導 ・下剤の使用 ・退院後の社会的支援の調整
• 術中体位によるリスク （顔面、前胸部、腸骨部、下腿全面） • 皮膚の発赤の有無 • 水疱形成の有無	• 圧迫の予防 • 体位交換
• 神経圧迫症状 ❶ （両下肢のしびれ、痛み、運動障害、知覚障害、歩行状況、間欠性跛行の有無）	• コルセットの装着指導 ❷ • 腰に負担をかけない体位指導 （腰部の前屈・後屈・捻転は禁忌 ❸） • 転倒転落予防

先輩ナースより❶

腰部脊柱管狭窄症などの脊椎疾患は、術後もしびれや痛みが残る可能性があります。術前から神経症状を観察し、術前より改善しているか確認しましょう。術前に患者さんの手術に対する理解度を確認することも大切です。
できることを探し、意欲的にリハビリテーションに取り組めるようかかわりましょう。

先輩ナースより❷

コルセットは患者さんの骨癒合状態によって装着期間が違います。入院中は腰部への負担軽減のため、臥床し装着し、退院後は座位で装着するように指導しましょう。

先輩ナースより❸

腰椎の手術後、前屈・後屈・捻転は禁忌となります。患者さんの生活様式を確認しながら、理学療法士と協働し、退院後の生活の中で禁忌肢位を避けることができるように指導しましょう。

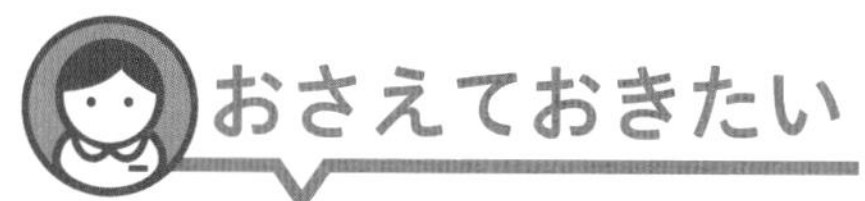

入院患者に共通する症状への看護ケア

【❶不安】

対象がはっきりしない漠然とした恐れや緊張感などの不快な感情で、動悸や発汗などの自律神経症状を伴います。がん患者さんやその家族が経験する代表的な心理症状の1つです。
非がん（COPD、心不全、神経難病）の患者さんとその家族にも「いつ再発して入院してしまうか」という、先行きのわかりにくい不安を認めます。

★正しい情報を提供し、今後の見通しを示す

不安に対しては、まず非薬物療法を行います。不安はある程度は通常の反応で、それがあったからといって、ただちに治療が必要なわけではありません。がん患者さんとその家族の不安の多くは、原因がわかれば解決可能な「心配事」であることが多いです。
正確な情報提供を行い、今後の見通しを示すことが重要です。患者さん・家族が理解できれば、大半が解決できます。

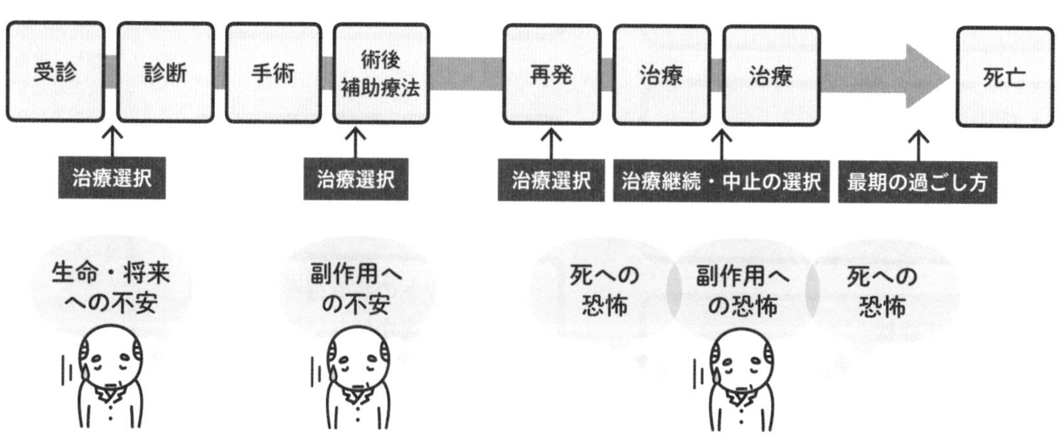

★不安の内容・原因を正しくアセスメントする

患者さんが、安全・安楽に手術などの治療を受けることができるように、患者さん・家族が抱えている不安の内容を正しくアセスメントすることが重要です。

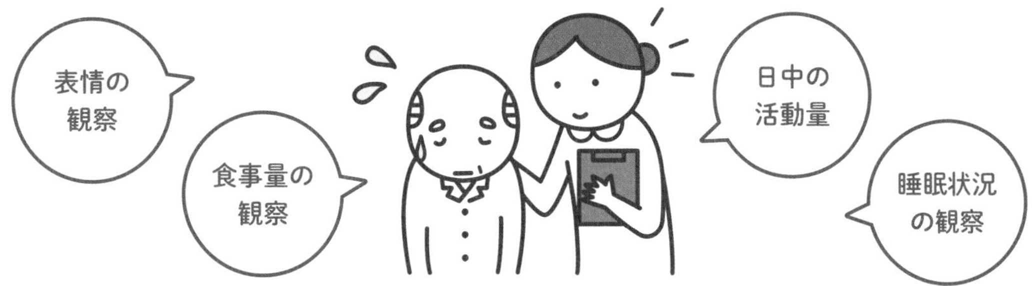

表情の観察
食事量の観察
日中の活動量
睡眠状況の観察

★患者・家族が気持ちを表出できるように

病状進行や再発に対する不安、終末期の孤独感など、患者さん・家族の思いや感情の表出を促し、悩みや不安をよく傾聴し、それを理解して支えていきましょう。患者さんが話しやすい環境づくりも大事です。

★強い不安には積極的に介入し、多職種で連携・対応する

生活に支障をきたすような不安に対しては、医療者が積極的に介入し、場合によっては多職種に連携を図ることも必要となります。

【❷せん妄】

せん妄とは、注意の障害を主体とした軽度の意識障害のことで、急性に発症します。記憶や見当識などの認知機能障害がみられるため、特に高齢の患者さんは認知症になったと間違われることもあります。

★手術・治療を行う患者さんは、せん妄のリスクがある

せん妄の要因

直接因子
感染、脱水、薬剤などせん妄を生じさせる

準備因子
高齢、脳梗塞の既往、認知症、アルコール多飲など脳の脆弱性

誘発因子
痛みなど不快症状、不安など心理的な状態、身体拘束などせん妄の直接的な原因ではないが、発症を誘発し重症化させやすい

手術、治療を行う患者さんは、年齢に関係なくせん妄リスクがあると考え対応する必要があります。

せん妄の種類

過活動型せん妄
活動性の増加や制御が難しく不穏とも称される

低活動型せん妄
活動量の低下、行動速度の低下など無気力にみられる

混合型せん妄
過活動型、低活動型両方の症状がみられる

★せん妄は予防が大切

せん妄の直接的な原因となる身体疾患による症状の早期発見、早期対処、また苦痛症状を緩和しましょう。薬剤については、ベンゾジアゼピン系の内服など、せん妄を起こしやすい薬を内服していないか確認し、あれば医師に報告し、代替薬の検討など行いましょう。脱水の予防、生活機能の維持、周囲の状況を把握しやすいようなコミュニケーションや環境調整も大切です。患者さんが安心できるコミュニケーションや安全な環境を整えるなど、ていねいに普段のケアを行うことがポイントです。

★せん妄には前駆症状がある

そわそわとし落ち着きがないなどいつもと違う症状があれば、症状緩和やせん妄に対する薬剤の使用の検討を医師に相談するなど対処し、悪化を予防しましょう。

★せん妄が起こってしまったときは――

まずは患者さんの安全を守ることができるような環境の調整が必要です。同時にせん妄の要因を検索しながら要因の除去に努めましょう。薬物療法を行うことがありますが、同時に不快症状の緩和、不要な身体抑制の解除、見当識支援、生活機能維持などせん妄予防と同様のケアが大切です。

【❸化学療法（がん薬物療法）の副作用】

化学療法（がん薬物療法）とは、薬剤を用いて行うがんの治療法です。薬剤を内服や点滴・注射で投与し、血液を介して全身に作用します。
治療の目的は、がんの種類・病期によって異なりますが、①治癒、②延命、③症状の緩和です。これらの目的を達成するために、手術や放射線治療と組み合わせて行われることもあります。
使用される薬剤は、抗がん薬、分子標的薬、ホルモン療法薬、免疫療法薬があります。薬剤は分裂が活発な細胞に作用する特徴があるため、がん細胞だけではなく正常な細胞にも影響を及ぼし、副作用症状として現れます。

★治療スケジュール、投与経路・時間・薬剤・方法を確認する

★使用する薬剤の副作用症状・組織障害の程度を確認し、セルフケアの方法を説明する

主な副作用	
症状	悪心、下痢、便秘、末梢神経障害、皮膚障害、脱毛、口内炎など
血液データ	骨髄抑制による白血球や血小板の低下、貧血など

骨髄抑制

- 検査データ、自覚症状（発熱・咳嗽・倦怠感・排尿異常・下痢・悪心・口内炎など）を観察する。
- 転倒・外傷・打撲を予防する。
- 感染予防対策（例：うがい・手洗い・マスクの装着・口腔ケア・身体の保清）を説明する。

悪心・食欲低下

- 悪心・嘔吐の出現の有無、食欲、食事量を観察する。
- 制吐薬の使用方法を説明し、指示どおりに制吐薬を投与する。
- 患者の症状、食事摂取状況・好みに合わせ、水分摂取や食事の工夫について説明する。

便秘・下痢

- 排便回数・性状・腹部症状を観察する。
- 整腸薬、便秘時は下剤、下痢時は止瀉薬を使用して排便コントロールを行う。
- 食事の工夫・水分摂取を促すことや内服薬の使用方法を説明する。

末梢神経障害

- しびれ・感覚低下・運動障害の程度や部位を観察する。
- 手足の保温、寒冷刺激の予防方法を説明する。
- 転倒・外傷に注意することや、靴の選択を説明する。

皮膚障害

- 皮疹・皮膚乾燥・亀裂・掻痒感など症状を観察する。
- 保湿剤やステロイド軟膏の塗布方法、皮膚の保清・保護方法を説明する。

【❹ステロイド療法の副作用】

ステロイドとは副腎からつくられる副腎皮質ホルモンの1つです。ステロイドホルモンは薬として使用し、炎症や免疫力を抑制する作用があります。
膠原病などの自己免疫疾患や間質性肺炎などの呼吸器疾患など、さまざまな疾患の治療に使われています。
ステロイド薬には、経口ステロイド薬、ステロイドパルス療法（点滴注射）、貼付薬、吸入薬があります。

★ステロイド療法中の副作用の早期発見に努める

副作用出現時期	主な副作用
投与後数時間（1mg/kg/日以上）	高血糖・不整脈
投与後数日（0.5mg/kg/日以上）	高血圧・浮腫・不整脈・高血糖・精神障害
投与1～2か月後（0.5mg/kg/日以上）	細菌感染症・無菌性骨壊死、骨粗鬆症、満月様顔貌、脂質異常症、緑内障、ステロイド筋症、消化性潰瘍、高血糖
投与3か月以上後（少量でも）	真菌・ウイルス感染症、満月様顔貌、二次性副腎不全、骨粗鬆症、脂質異常症、動脈硬化、白内障、緑内障、消化性潰瘍、高血糖

高血糖・糖尿病

- 血液データ、尿量、口渇感、易疲労感を確認する。
- 食事指導を行う。

不整脈・胸部不快感・呼吸困難

- 心電図モニタリング、意識レベル、心疾患の既往を確認する。
- 点滴の滴下速度は速すぎないように注意する。

頭重感・頭痛・悪心

- 高血圧の可能性がある。
- 降圧薬の使用、塩分制限の指導、排便時に血圧上昇を軽減のため排便コントロールをする。

多弁・多動・躁状態・うつ状態・不眠・せん妄

- 精神障害を懸念し症状の経過を観察する。
- 訴えを傾聴し医師に報告する。

発熱・全身倦怠感・頭重感・咳嗽・喀痰

❶ 感染徴候のため医師に報告する。

- 血液検査、X線撮影、血液培養検査などが必要となる。
- 感染予防として清潔の保持、手洗い、うがいを指導する。

大腿部痛・違和感

- 無菌性骨壊死症を疑う。
- 予防法はなく、疼痛緩和と転倒転落予防に努める。

腰部痛

- 骨粗鬆症による圧迫骨折を疑う。
- 疼痛緩和、移動時の車椅子介助、転倒転落予防に努める。

満月様顔貌

- ボディイメージの変化による精神的ケアを行う。

食欲増進・体重増加

- 脂質異常症や動脈硬化を助長させる。
- カロリー制限や食事療法を行う。

視力低下・眼痛

- 頻度は少ないが、定期的な眼科受診が必要となる。
- ADLを確認し転倒転落を予防する。

ステロイド筋症

- ADL低下がみられる。
- 転倒転落予防を行いながら、筋力維持のため理学療法と連携しリハビリテーションを行う。

腹部痛・食事摂取量減少・黒色便

❶ 消化性潰瘍を疑うため、医師に報告する。

不安 (p.334 参照)

- 患者さんは、ステロイドと聞くと副作用があり危険な薬だと不安を抱くことがある。患者さんの思いを傾聴し、正しい知識提供や療養方法をていねいに説明する。
- 自己判断で減量や中止しないよう説明する。

意識障害、けいれん、血圧低下

- 長期間ステロイド投与後に中止すると、コルチゾール分泌不足で起こる。

❶ 医師に緊急コールする。

おさえておきたい

医師が「こうしてほしい」ドクターコールのポイント

ドクターコールは看護師にとって勇気がいる行為です。深夜の場合、仮眠中の医師に「こんなことでコールして！」と怒られるのではないかとドキドキして、特に新人であれば一大決心がいるでしょう。熟睡しているところを無理やり起こされるのは、だれでも気分はよくありません。医師にとって、それが仕事であっても、です。

しかし、ドクターコールを躊躇してしまうと、患者さんの状態が悪くなり、もっと責められます。使命感と勇気をもってコールしてください。患者さんのためです。

“こんなとき”はドクターコール！

ドクターコールには、コール基準のようなものがあります。
それは、“全身状態が急速に悪化したとき”です。すぐに何らかの手を打たなければ、患者さんの命にかかわります。

1 意識障害が起こっているとき

明らかに様子がおかしいときです。頭部や全身に何か急激に変化が起こったことがうかがわれます。

2 ショック状態のとき

血圧が急に低下（おおむね収縮期血圧90mmHg以下）したときです。全身に何か急激に変化が起こっています。

3 無尿のとき

尿量をカテーテルで厳しくチェックしているときは特に注意が必要です。何か原因があるはずです。

4 ❗頻呼吸または無呼吸（呼吸困難）のとき

頻呼吸は呼吸困難を伴います。すぐに処置が必要です。

5 ❗急激で強度の痛みを訴えるとき

急速で強度の頭痛、胸痛、背部痛、腹痛といった症状は、
血管閉塞などが疑われます。

6 ❗大量の出血があったとき

たとえば、術後などではおおむね１時間に100mL以上の出血
があれば処置が必要です。

7 ❗不穏で暴れているとき

患者さん自身や看護師に危害が及びます。

8 ❗術後や疾患特有の合併症が起こっている可能性があるとき

例１　肝切除後にドレーンから胆汁が出てきている

例２　膵切除後に膵管チューブからの排液がストップした

例３　直腸がんで低位前方切除後にドレーンから便汁が流出した

例４　狭心症で入院した患者の心電図波形が危険な波形になった

その他、いろいろな状況がありますが、共通しているのは、「すぐに何らかの処置が必要」で、「確認すべきことがある」という点です。上記に挙げた状態が「異常であり、急いで対応しなければならない」とわかるまでは、ある程度勉強や経験が必要でしょう。

ドクターコールしなくてもいいとき

1 いったん急変したが、すぐに症状が回復したとき

たとえば、一過性脳虚血性発作や胸痛、腹痛があったけれど、すぐによくなったときは、後で医師に報告すればよいと思います。ただし、急変後に熱が続いているなど、何か異変があるときは、医師に報告する必要があります。

2 急変した原因が明らかで、すでに対処済で症状が回復したとき

カテーテルが屈曲していて排液が得られなかった、カテーテルが閉塞していて点滴が入っていなかったなど、明らかに原因がわかっているときは、すぐ対処できるはずです。何も症状がなくなったときは、看護記録に記載しておく程度でよいでしょう。

3 急変を先輩ナースに相談して、すぐに手を打ち、症状が回復したとき

ただし、経過は医師にすぐ報告する必要があります。すぐに指示を得なくても報告だけでよいでしょう。

4 医師から条件指示が出ているとき

○時間で尿量○mL以下のときは点滴○○を追加、熱が38℃以上のときは○○を投与など、医師から条件指示（包括的指示）*があるのにドクターコールをすると怒られます。ただし、条件指示を遂行してもよくならなければ、ドクターコールが必要です。

＊たとえば術後などで、よくコールされることをあらかじめ指示しておくこと。

ドクターコール前の患者チェックのポイント

誰が	どんな患者で
いつ	発症したのは何分前か？　何時間前か？
どこで	ベッド上で起こっているのか？　トイレで起こっているのか？

何が	腹部か？　胸部か？　頭か？
どうした	激しく痛む、高熱が出る　など
なぜ	トイレに行こうとして転倒した　など
その結果どうなった	何か処置をした場合、その反応は？

こういったことを、手短に要領よくまとめておく必要があります。相手の医師は深夜、仮眠中に起こされるのです。うまくまとめておかなければ、相手は何を言っているのか状況がつかめません。

ドクターコール後の医師の指示を受ける際のポイント

1 嫌がられても指示は復唱する

特に薬の間違いが起こりやすいです。

2 明らかに間違った指示だと思ったら、もう一度聞く

先輩とも相談して、もう一度確認する勇気をもちましょう。

3 指示の処置を行ったら、必ず反応を確認する

反応が悪ければ、もう一度ドクターコールする勇気をもちましょう。

4 診察が必要なのに医師が来ないときは、しつこくコールする

他の処置中だったり、なかには悪気はなく、寝ぼけてまた寝てしまう医師もいます。診察が必要なら強く訴えましょう。

参考文献

1　呼吸器

1）医療情報科学研究所編：病気がみえる vol. 4 呼吸器 第 3 版. メディックメディア, 東京, 2018.
2）讃井將満, 加茂徹郎, 宇都宮明美, 他：ナーシング・グラフィカEX 疾患と看護① 呼吸器. メディカ出版, 大阪, 2020.
3）長尾大志：レジデントのためのやさしイイ呼吸器教室 ベストティーチャーに教わる全29章 第 3 版. 日本医事新報社, 東京, 2019.
4）医療情報科学研究所編：病気がみえる vol. 7 脳・神経 第 2 版. メディックメディア, 東京, 2017.
5）木村謙太郎, 松尾ミヨ子監修：ナーシングセレクション①呼吸器疾患. 学研メディカル秀潤社, 東京, 2003.
6）さいたま赤十字病院看護部編著：本当に大切なことが 1 冊でわかる呼吸器. 照林社, 東京, 2021.

2　循環器

1）落合慈之監修, 山﨑正雄, 柴田講編：循環器疾患ビジュアルブック 第 2 版. 学研メディカル秀潤社, 東京, 2017.
2）立石実：こどもの心臓病と手術 改訂 2 版. メディカ出版, 大阪, 2020.
3）田口智章編：ナースのための小児・新生児の外科疾患　完全マスターガイド. メディカ出版, 大阪, 2018.
4）久保健太郎, 濱中秀人, 徳野実和, 倉岡賢治編著：先輩ナースが書いた看護のトリセツ. 照林社, 東京, 2019.
5）三角和雄監修, 飯塚大介, 須藤麻美編：日ごろの？をまとめて解決 循環器ナースのギモン. 照林社, 東京, 2017.
6）新東京病院看護部編著：本当に大切なことが 1 冊でわかる循環器 第 2 版. 照林社, 東京, 2020.
7）久保健太郎, 濱中秀人, 植村桜, 豊島美樹編著：先輩ナースが書いた看護の鉄則. 照林社, 東京, 2021.
8）大八木秀和：まるごと図解 循環器疾患. 照林社, 東京, 2013.
9）医療情報科学研究所編：病気がみえる vol. 2 循環器 第 5 版. メディックメディア, 東京, 2021.
10）岩瀬三紀監修：循環器の疾患・治療・ケア・ビジュアル図説107（ハートナーシング2019年春季増刊）. メディカ出版, 大阪, 2019.
11）香川大学医学部附属病院 看護部 標準看護計画検討会編：現場ですぐ使える標準看護計画 第1巻. 日総研出版, 愛知, 2010.
12）百村伸一監修, 越智芳江, 八木橋智子編：見てできる臨床ケア図鑑 循環器ビジュアルナーシング. 学研メディカル秀潤社, 東京, 2014.

3　消化管

1）西口幸雄, 久保健太郎編著：日ごろの？をまとめて解決 消化器ナースのギモン. 照林社, 東京, 2017.
2）渡邊五朗, 宗村美江子編：消化器看護ケアマニュアル. 中山書店, 東京, 2014.
3）山口瑞穂子, 関口恵子監修：疾患別看護過程の展開 第 4 版. 学研メディカル秀潤社, 東京, 2013.
4）医療情報科学研究所編：病気がみえる vol. 7 脳・神経 第 2 版. メディックメディア, 東京, 2017.
5）医療情報科学研究所編：病気がみえる vol. 1 消化器 第 6 版. メディックメディア, 東京, 2020.
6）久保健太郎, 濱中秀人, 植村桜, 豊島美樹編著：先輩ナースが書いた看護の鉄則. 照林社, 東京, 2021.

4　肝胆膵

1）医療情報科学研究所編：病気がみえる vol. 1 消化器 第 6 版. メディックメディア, 東京, 2020.
2）田中雅夫監修：消化器外科ナースの 1 day 1 テーマ速修プログラム. メディカ出版, 大阪, 2009.
3）国立がん研究センターホームページ：がん情報サービス 膵臓がん 治療.
http://ganjoho.jp/public/cancer/pancreas/treatment.html（2021.10. 1 アクセス）
4）久保健太郎, 濱中秀人, 植村桜, 豊島美樹編著：先輩ナースが書いた看護の鉄則. 照林社, 東京, 2021.

5　代謝・内分泌

1）日本糖尿病学会編：糖尿病治療ガイド2020-2021. 文光堂, 東京, 2020.
2）日本糖尿病療養指導士認定機構編著：糖尿病療養指導ガイドブック2021. メディカルレビュー社, 東京, 2021.
3）落合慈之監修, 渋谷祐子, 志賀淑之編：腎・泌尿器疾患ビジュアルブック 第 2 版. 学研メディカル秀潤社, 東京, 2017.
4）繪本正憲, 西山博之, 習田明裕, 他編：ナーシング・グラフィカEX　疾患と看護8 腎／泌尿器／内分泌・代謝. メディカ出版, 大阪, 2020.
5）橋本信也：最新内科疾患事典. 照林社, 東京, 2000.
6）吉岡成人著者代表：成人看護学 6 内分泌・代謝 第15版. 医学書院, 東京, 2019.
7）東海大学医学部付属八王子病院看護部編著：本当に大切なことが1冊でわかる脳神経. 照林社, 東京, 2020.
8）田上哲也, 伊藤公一, 成瀬光栄編：甲状腺疾患診療マニュアル 改訂第 3 版. 診断と治療社, 東京, 2020.
9）池田匡, 井山壽美子監修：NURSING SELECTION 代謝・内分泌疾患. 学研メディカル秀潤社, 東京, 2002.

6　腎・泌尿器

1）甲田英一, 菊地京子監修：腎・泌尿器疾患 疾患の理解と看護計画. 学研メディカル秀潤社, 東京, 2013.
2）道又元裕監修, 奴田原紀久雄, 山田明, 坂口真紀子, 他編：見てわかる腎・泌尿器ケア. 照林社, 東京, 2015.
3）井上智子, 佐藤千史編：病期・病態・重症度からみた疾患別看護過程＋病態関連図 第 3 版. 医学書院, 東京, 2016.
4）井部俊子, 佐藤エキ子編：臨床看護実践マニュアル 内科編 改訂第 2 版. 南江堂, 東京, 2006.
5）篠原信雄監修：患者さんへの説明に使える！泌尿器科の疾患＆治療の知識（泌尿器ケア2008年夏季増刊）. メディカ出版, 大阪, 2008.

6）落合慈之監修, 渋谷祐子, 志賀淑之編：腎・泌尿器疾患ビジュアルブック 第２版. 学研メディカル秀潤社, 東京, 2017.
7）細谷龍男, 岡美智代：成人看護学 腎・泌尿器. 医学書院, 東京, 2013.
8）日本糖尿病学会編：糖尿病治療ガイド2020-2021. 文光堂, 東京, 2020.
9）日本糖尿病療養指導士認定機構編著：糖尿病療養指導ガイドブック2021. メディカルレビュー社, 東京, 2021.
10）繪本正憲, 西山博之, 習田明裕, 他編：ナーシング・グラフィカEX　疾患と看護8 腎／泌尿器／内分泌・代謝. メディカ出版, 大阪, 2020.

7　脳神経

1）岡崎貴仁, 青木志郎：患者がみえる「病気の教科書」かんテキ脳神経. メディカ出版, 大阪, 2019.
2）丸山博文, 百田武司編著：神経内科看護の知識と実際. メディカ出版, 大阪, 2015.
3）波多野武人編著：まるごと図解ケアにつながる脳の見かた. 照林社, 東京, 2016.
4）百田武司, 森山美知子編：エビデンスに基づく脳神経看護ケア関連図. 中央法規出版, 東京, 2014.
5）医療情報科学研究所編：病気がみえる vol. 7 脳・神経 第２版. メディックメディア, 東京, 2017.
6）東海大学医学部付属八王子病院看護部編著：本当に大切なことが１冊でわかる脳神経. 照林社, 東京, 2020.
7）六角僚子, 種市ひろみ, 本間昭：認知症のある患者さんのアセスメントとケア. ナツメ社, 東京, 2018.
8）中島紀惠子：認知症の人びとの看護 第３版. 医歯薬出版, 東京, 2017.
9）小川朝生：あなたの患者さん, 認知症かもしれません. 医学書院, 東京, 2017.

8　血液

1）神田善伸：血液内科レジデントマニュアル. 医学書院, 東京, 2019.
2）渡邉純一：イラストで理解する みんなの血液内科学. 中外医学社, 東京, 2018.
3）医療情報科学研究所編：病気がみえる vol. 5 血液 第２版. メディックメディア, 東京, 2017.
4）金倉譲編：最新ガイドライン準拠 血液疾患 診断・治療指針. 中山書店, 東京, 2015.
5）堀田知光監修：血液・造血器疾患エキスパートナーシング. 南江堂, 東京, 2015.
6）須永真司：みるみるナットク血液疾患. 文光堂, 東京, 2011.

9　膠原病

1）山口瑞穂子, 関口恵子監修：疾患別看護過程の展開 第４版. 学研メディカル秀潤社, 東京, 2013.
2）医療情報科学研究所編：病気がみえる vol.6 免疫・膠原病・感染症 第２版. メディックメディア, 東京, 2018.
3）勝呂徹, 中村卓司, 他：リウマチ性疾患の治療とリハビリテーションの位置づけ. 臨床スポーツ医学 2006；23：241-247.
4）安藤徳彦：関節リウマチ診療におけるQOLの評価－ADL・社会的活動性・福祉利用が主観的QOLに与える影響およびQOLを考慮したリハビリテーションプログラムについて. 臨床成人病 2001；31：107-112.
5）近藤啓文, 田中住明, 他：早期リウマチの診療のコツ. 臨床リウマチ 2004；16：68-73.
6）宮坂信之編：最新膠原病・リウマチ学. 朝倉書店, 東京, 2001.
7）竹原和彦, 近藤信文編：膠原病1 全身性エリテマトーデス. 医薬ジャーナル社, 東京, 2004.
8）橋本博史：全身性エリテマトーデス 臨床マニュアル 第２版. 日本医事新報社, 東京, 2012.
9）石ヶ坪良明：ベーチェット病 眼・口・皮膚・外陰部の炎症をくり返す　病気のことから最新治療までこの一冊でしっかりわかる　難病と「いっしょに生きる」ための検査・治療・暮らし方ガイド. 保健同人社, 東京, 2011.
10）日本ベーチェット病学会監修：ベーチェット病診療ガイドライン2020. 診断と治療社, 東京, 2020.

10　感染症

1）井上智子, 佐藤千史編：病期・病態・重症度からみた疾患別看護過程＋病態関連図 第３版. 医学書院, 東京, 2016.
2）西口幸雄監修, 白石訓, 森坂佳代子編：大阪市立十三市民病院がつくった新型コロナウイルス感染症もっと対応BOOK. 照林社, 東京, 2020.
3）厚生労働省新型コロナウイルス感染症診療の手引き検討委員会編：新型コロナウイルス感染症（COVID-19）診療の手引き 第6.0版. 2021.

11　女性生殖器・乳腺

1）井上智子, 佐藤千史編：病期・病態・重症度からみた疾患別看護過程＋病態関連図 第３版. 医学書院, 東京, 2016.
2）医療情報科学研究所編：病気がみえる vol. 9 婦人科・乳腺外科 第３版. メディックメディア, 東京, 2013.
3）阿部俊子監修, 山本則子編：エビデンスに基づく疾患別看護ケア関連図 改訂版. 中央法規, 東京, 2019.

12　眼

1）井上智子, 佐藤千史編：病期・病態・重症度からみた疾患別看護過程＋病態関連図 第３版. 医学書院, 東京, 2016.
2）水流忠彦編：看護のための最新医学講座 第20巻 眼科疾患 第２版. 中山書店, 東京, 2008.
3）安川力編：めめ子と学ぶ 新・まるごと眼科入門. 眼科ケア2020年春季増刊, メディカ出版, 大阪, 2020.
4）小出良平, 大音清香編：眼科エキスパートナーシング. 南江堂, 東京, 2002.
5）永井由巳, 東野正明, 中嶋正博, 他編：ナーシング・グラフィカEX 疾患と看護⑥ 眼・耳鼻咽喉・歯科口腔・皮膚. メディカ出版, 大阪, 2020.
6）医療情報科学研究所編：病気がみえる vol. 12 眼科. メディックメディア, 東京, 2019.
7）水流忠彦編：看護のための最新医学講座 眼科疾患 第２版. 中山書店, 東京, 2008.
8）内堀由美子, 永田万由美編著：日ごろの？をまとめて解決 眼科ナースのギモン. 照林社, 東京, 2020.

13　耳鼻咽喉

1）春名眞一監修, 飯野佳美編：日ごろの？をまとめて解決 耳鼻科ナースのギモン 耳鼻咽喉科・頭頸部外科. 照林社, 東京, 2021.
2）井上智子, 佐藤千史編：病期・病態・重症度からみた疾患別看護過程＋病態関連図 第３版. 医学書院, 東京, 2016.
3）森山寛編：耳鼻咽頭科看護の知識と実際 改訂３版. メディカ出版, 大阪, 2001.

14　皮膚

1）永井由巳, 東野正明, 中嶋正博, 他編：ナーシング・グラフィカEX 疾患と看護⑥ 眼・耳鼻咽喉・歯科口腔・皮膚. メディカ出版, 大阪, 2020.
2）瀧川雅浩, 白濱茂穂編：皮膚科エキスパートナーシング 第２版. 南江堂, 東京, 2018.
3）真田弘美, 宮地良樹編著：NEW 褥瘡のすべてがわかる. 永井書店, 大阪, 2012.
4）日本創傷・オストミー・失禁管理学会編：スキンケアガイドブック. 照林社, 東京, 2017.
5）日本創傷・オストミー・失禁管理学会編：ベストプラクティス スキン-テア（皮膚裂傷）の予防と管理. 照林社, 東京, 2015.
6）日本創傷・オストミー・失禁管理学会編：IADベストプラクティス. 照林社, 東京, 2019.
7）高木永子監修：看護過程に沿った対症看護 病態生理と看護のポイント 第５版. 学研メディカル秀潤社, 東京, 2018.

15　精神

1）厚生労働省ホームページ：こころの病気を知る
https://www.mhlw.go.jp/kokoro/know/index.html（2021.10.1 アクセス）
2）蜂矢百合子：自閉スペクトラム症. 小児内科 2019；51（12）：1909-1912.
3）松下年子：放送大学教材 ①精神看護学. 放送大学教育振興会.

16　運動器

1）井上智子, 佐藤千史編：病期・病態・重症度からみた疾患別看護過程＋病態関連図 第３版. 医学書院, 東京, 2016.
2）船橋整形外科病院看護部編著：日ごろの？をまとめて解決 整形外科ナースのギモン. 照林社, 東京, 2020.
3）関西労災病院看護部：はじめての整形外科看護. メディカ出版, 大阪, 2016.

おさえておきたい 入院患者に共通する症状への看護ケア

1）鈴木美穂, 濱敏弘編著：がん化学療法看護 はじめの一歩. 照林社, 東京, 2016.
2）勝俣範之, 足利幸乃, 菅野かおり編著：がん治療薬まるわかりBOOK. 照林社, 東京, 2015.
3）三嶋秀行監修：そのまま使える がん化学療法 患者説明ガイド（プロフェッショナルがんナーシング2015年臨時増刊）. メディカ出版, 大阪, 2015.
4）宮坂信之編著：新版 ステロイドがわかる本 病気別　使い方と副作用の正しい知識. 法研, 東京, 2016.
5）浦部晶夫, 島田和幸, 川合眞一, 他編：今日の治療薬 解説と便覧 2021. 南江堂, 東京, 2021.
6）福井次矢, 高木誠, 小室一成総編集：今日の治療指針 2018年版. 医学書院, 東京, 2018.

本書に出てくる主な略語

	略語	和訳	フルスペル
A	ABI	足関節上肢血圧比	ankle brachial index
	ACLS	二次救命処置	advanced cardiovascular life support
	ACT	活性化凝固凝血時間	activated clotting time
	AED	自動体外式除細動器	automated external defibrillator
	AKI	急性腎障害	acute kidney injury
	Alb	アルブミン	albumin
	ALS	筋萎縮性側索硬化症	amyotrophic lateral sclerosis
	ALT	アラニンアミノトランスフェラーゼ	alanine aminotransferase
	AMI	急性心筋梗塞	acute myocardial infarction
	AP	狭心症	angina pectoris
	APC	アルゴンプラズマ凝固法	argon plasma coagulation
	APTT	活性化部分トロンボプラスチン時間	activated partial thromboplastin time
	ARDS	急性呼吸窮迫症候群	acute respiratory distress syndrome
	ASD	心房中隔欠損症	atrial septal defect
	ASD	自閉スペクトラム症	autism spectrum disorder
	ASK	抗ストレプトキナーゼ抗体	anti-streptokinase
	ASO	抗ストレプトリジンO	anti-streptolysin O
	ASO	閉塞性動脈硬化症	arteriosclerosis obliterans
	AST	アスパラギン酸アミノトランスフェラーゼ	aspartate aminotransferase
	ASV	調整補助換気（適応補助換気）	adaptive support ventilation
	ATG	抗胸腺細胞グロブリン	anti-thymocyte globulin
B	BADL	基本的日常生活動作	basic activities of daily living
	BHL	両側肺門縦隔リンパ節腫脹	bilateral hilar-mediastinal lymphadenopathy
	BLS	一次救命処置	basic life support
	BUN	血清尿素窒素	blood urea nitrogen, urea nitrogen
	BVM	バッグバルブマスク	bag valve mask
C	CAS	頸動脈ステント留置術	carotid artery stenting
	CCRT	同時化学放射線療法	concurrent chemoradiotherapy
	CD	クローン病	Crohn’s disease
	CEA	頸動脈内膜剥離術	carotid endarterectomy
	CK	クレアチンキナーゼ	creatine kinase
	CKD	慢性腎臓病	chronic kidney disease
	COPD	慢性閉塞性肺疾患	chronic obstructive pulmonary disease
	CPAP	持続的気道陽圧法	continuous positive airway pressure
	CPM	持続的他動運動	continuous passive motion
	CPK	クレアチンフォスキナーゼ	creatine phosphokinase
	CPR	心肺蘇生	cardiopulmonary resuscitation
	Cre	クレアチニン	Creatinine
	CRP	C 反応性タンパク	C-reactive protein
	CRT	毛細血管再充満時間	capillary refilling time
	CRT	心臓再同期療法	cardiac resynchronization therapy
	CTR	心胸郭比	cardio thoracic ratio
	CV	中心静脈	central vein

	略語	和訳	フルスペル
	CVA	肋骨脊柱角	costovertebral angle
D	D-Bil	直接ビリルビン	direct bilirubin
	DCM	拡張型心筋症	dilated cardiomyopathy
	DDS	ドパミン調節異常症候群	dopamine dysregulation syndrome
	DIC	播種性血管内凝固症候群	disseminated intravascular coagulation
	DIV	点滴静脈注射	intravenous drip
	DOTS	直接服薬確認療法	directly observed treatment short-course
	DP	膵体尾部切除術	distal pancreatectomy
	DP-CAR	腹腔動脈合併膵体尾部切除術	distal pancreatectomy with en-bloc celiac axis resection
	DPPHR	十二指腸温存膵頭切除術	duodenum preserving pancreas head resection
	DVT	深部静脈血栓症	deep venous thrombosis
E	EF	駆出率	ejection fraction
	EIS	内視鏡的硬化療法	endoscopic injection sclerotherapy
	ELISA	酵素免疫測定法	enzyme-linked immunosorbent assay
	EMR	内視鏡的粘膜切除術	endoscopic mucosal resection
	ENBD	内視鏡的経鼻胆道ドレナージ	endoscopic nasobiliary drainage
	ERCP	内視鏡的逆行性膵胆管造影	endoscopic retrograde cholangiopancreatography
	ESD	内視鏡的粘膜下層剥離術	endoscopic submucosal dissection
	EST	内視鏡的乳頭括約筋切開術	endoscopic sphincterotomy
	ESWL	体外衝撃波砕石術	extracorporeal shock wave lithotripsy
	EVL	内視鏡的静脈瘤結紮術	endoscopic variceal ligation
F	FDP	フィブリン・フィブリノゲン分解産物	fibrin fibrinogen degradation product
	FT_3	遊離トリヨードサイロニン	free triiodothyronine
	FT_4	遊離サイロキシン	free thyroxine
G	GBS	ギラン・バレー症候群	Guillain-Barre syndrome
	GER	胃食道逆流症	gastroesophageal reflux
	GCS	グラスゴー・コーマ・スケール	Glasgow Coma Scale
	GFR	糸球体濾過量	glomerular filtration rate
H	Hb	ヘモグロビン（血色素）	hemoglobin
	HCM	肥大型心筋症	hypertrophic cardiomyopathy
	HCO_3^-	重炭酸イオン	bicarbonate ion
	HFNC	高流量鼻カニュラ酸素療法	high flow nasal cannula oxygen
	HOT	在宅酸素療法	home oxygen therapy
	HPV	ヒトパピローマウイルス	human papillomavirus
	Ht	ヘマトクリット	hematocrit
I	IAD	失禁関連皮膚炎	incontinence associated dermatitis
	IADL	手段的日常生活動作	instrumental activities of daily living
	IC	虚血性大腸炎	ischemic colitis
	ICD	衝動制御障害	impulse control disorder
	ICT	感染対策チーム	infection control team
	ICU	集中治療室	intensive care unit
	IE	感染性心内膜炎	infectious endocarditis
	IIPs	特発性間質性肺炎	idiopathic interstitial pneumonias

	略語	和訳	フルスペル
	IPF	特発性肺線維症	idiopathic pulmonary fibrosis
	ITP	特発性血小板減少性紫斑病	idiopathic thrombocytopenic purpura
J	JCS	ジャパン・コーマ・スケール	Japan Coma Scale
L	LDH	乳酸脱水素酵素	lactate dehydrogenase
	LEP	低用量エストロゲン・プロゲスチン配合薬	low dose estrogen-progestin
M	MCHC	平均赤血球ヘモグロビン濃度	mean corpuscular hemoglobin concentration
	MCT	マイクロ波凝固療法	microwave coagulation therapy
	MCV	平均赤血球容積	mean corpuscular volume
	MDRPU	医療関連機器圧迫創傷	medical device related pressure ulcer
	MG	重症筋無力症	myasthenia gravis
	MMSE	ミニメンタルステート検査	mini-mental state examination
	MMT	徒手筋力テスト	manual muscle test
	MP	膵中央切除術	middle pancreatectomy
	MS	多発性硬化症	multiple sclerosis
	MSW	医療ソーシャルワーカー	medical social worker
N	NIHSS	脳卒中重症度評価スケール	National Institutes of Health Stroke Scale
	NH_3	アンモニア	ammonia
	NPPV	非侵襲的陽圧換気	non-invasive positive pressure ventilation
	NRS	数値評価スケール	Numerical Rating Scale
	NSAIDs	非ステロイド性抗炎症薬	non-steroidal anti-inflammatory drugs
	NST	栄養サポートチーム	nutrition support team
O	OC	低用量経口避妊薬	oral contraceptives
P	$PaCO_2$	動脈血酸素分圧	partial pressure of arterial oxygen
	PaO_2	二酸化炭素分圧	partial pressure of carbon dioxide
	PCPS	経皮的心肺補助装置	percutaneous cardiopulmonary support
	PD	膵頭十二指腸切除術	pancreaticoduodenectomy
	PD	パーキンソン病	Parkinson disease
	PICC	末梢挿入式中心静脈カテーテル	peripherally inserted central catheter
	PLT	血小板数	platelet
	PNL	経皮的腎砕石術	percutaneous nephrolithotripsy
	PPI	プロトンポンプ阻害薬	proton pump inhibitor
	PPPD	幽門輪温存膵頭十二指腸切除術	pylorus-preserving pancreatoduodenectomy
	PS	パフォーマンスステータス 全身状態を評価する指標の1つ	performance status
	PSA	前立腺特異抗原	prostate-specific antigen
	PSG	終夜睡眠ポリグラフ検査	polysomnography
	PT	プロトロンビン時間	prothrombin time
	PTCD	経皮的経管胆道ドレナージ	percutaneous transhepatic cholangio drainage
	PTE	肺血栓塞栓症	pulmonary thromboembolism
	PTGBD	経皮経肝胆嚢ドレナージ	percutaneous transhepatic gallbladder drainage
Q	QOL	生活の質	quality of life
R	RAS	レニン-アンジオテンシン系	renin angiotensin system
	RBC	赤血球	red blood cell
	RFA	経皮的ラジオ波焼灼療法	radiofrequency ablation

	略語	和訳	フルスペル
	RTBD	逆行性経肝的胆道ドレナージ	retrograde transhepatic biliary drainage
S	SAH	クモ膜下出血	subarachnoid hemorrhage
	SAS	睡眠時無呼吸症候群	sleep apnea syndrome
	SHBG	性ホルモン結合グロブリン	sex hormone-binding globulin
	SLE	全身性エリテマトーデス	systemic lupus erythematosus
	SPDP	脾温存膵体尾部切除術	spleen-preserving distal pancreatectomy
	SpO_2	経皮的動脈血酸素飽和度	saturation of percutaneous oxygen
	SSPPD	亜全胃温存膵頭十二指腸切除術	subtotal stomach-preserving pancreatoduodenectomy
T	TACE	肝動脈化学塞栓療法	transcatheter arterial chemo embolization
	TAE	肝動脈塞栓療法	transcatheter arterial embolization
	TAVI	経カテーテル大動脈弁留置術	transcatheter aortic valve implantation
	T-Bil	総ビリルビン	total bilirubin
	TIBC	総鉄結合能	total iron binding capacity
	TLS	腫瘍崩壊症候群	tumor lysis syndrome
	TOF	ファロー四徴症	tetralogy of Fallot
	TP	膵全摘術	total pancreatectomy
	TP	総タンパク	total protein
	TPN	中心静脈栄養	total parenteral nutrition
	TSH	甲状腺刺激ホルモン	thyroid stimulating hormone
	TT	トロンボテスト	thrombo test
	TTP	血栓性血小板減少性紫斑病	thrombotic thrombocytopenic purpura
	TUL	経尿道的尿管砕石術	transurethral Ureterolithotripsy
	TUR-Bt	経尿道的膀胱腫瘍切除術	transurethral resection of bladder tumor
	TUR-P	経尿道的前立腺切除術	transurethral resection of the prostate
U	UC	潰瘍性大腸炎	ulcerative colitis
	UIBC	不飽和鉄結合能	unsaturated iron binding capacity
V	VAS	視覚アナログスケール	Visual Analogue Scale
	VF	心室細動	ventricular fibrillation
	VSD	心室中隔欠損症	ventricular septal defect
	VT	心室頻拍	ventricular tachycardia
	VTE	静脈血栓塞栓症	venous thromboembolism
W	WBC	白血球	white blood cell
	γ-GTP	γ-グルタミルトランスペプチダーゼ	γ-glutamyl transpeptidase

索引

病名とキーワード

症状・観察項目・看護ケアを見わたす
病気の見取図

2022年2月23日　第1版第1刷発行
2023年12月10日　第1版第3刷発行

監　修　西口　幸雄
編　集　堀井　小百合
発行者　有賀　洋文
発行所　株式会社　照林社
〒112-0002
東京都文京区小石川2丁目3-23
電話　03-3815-4921(編集)
　　　03-5689-7377(営業)
https://www.shorinsha.co.jp/
印刷所　共同印刷株式会社

検印省略（定価はカバーに表示してあります）
ISBN978-4-7965-2551-0